한국 전통의료의 민속지 I

- 원로 한약업사의 삶과 약업 생활문화 -

박 경 용

景仁文化社

이 책은 2005년도 한국학술진흥재단의 지원에 의하여 저술되었음.
(KRF-2005-050-A00004)

책머리에

이 연구는 2005년도 정부재원(교육인적자원부 학술연구사업비) 으로 한국학술진흥재단에서 지원한 학술연구교수 연구비에 의해 이루어졌다. 필자는 영남대학교 박현수 교수(문화인류학)가 지난 6년 동안 한국과 일본의 여러 연구기관 및 연구진을 조직하여 추진해온 20세기 민중생활사연구단의 제1기(2002.8~2005.7) 연구과정에 참여하는 동안 지난 한 세기 민중의 생활사에 대한 연구의 시급함을 절실히 인식했다.

역사의 주체이면서 역사로부터 배제된 민중들의 삶의 모습들이 제대로 조망되지도 못한 채 사람의 인멸과 더불어 시야에서 차츰 사라져가고 있음은 정말 안타까운 현실이다. 민중생활사 연구는 역사에서 소외된 민중들에게 자신들의 생활의 경험과 생각을 스스로 말하게 함으로써 역사의 복권과 민주화를 달성함과 동시에 생활문화사의 정립을 지향한다는 점에서 인문학의 시대적 소명이기도 하다.

이 연구는 이와 동일한 연구 배경과 시각, 방법론을 바탕으로 '원로 한의약업인의 구술 생애사를 통해 본 한국 전통의약의 지속과 변화ㅡ한약업사, 한의사, 침구사를 중심으로ㅡ'라는 주제 아래 3년(2006.1~2008.12) 동안 연차적으로 진행되었다. 전통의료를 담당해온 이들 또한 주류 역사에서 비껴난 민중에 다름 아니다. 한약업사와 한약방이라는 하나의 직업세계와 공간이 곧 사라지고 말 것이라는 절박감에서 한약 생활문화를 이해하고 또 기록으로 남겨놓으려는 것이 이 책을 엮게 된 가장 큰 목적이다.

1차년도(2006.1~2006.12)에는 '구술 생애사를 통해 본 원로 한약업사의 약업과 생활문화'를 주제로 전통의약의 지속과 변화를 살펴보았다. 필자는 이 기간 동안 발로 뛰는 현지조사를 통해 원로 한약업사들의 약업 일생에 대한 구술과 관련 문서, 생활물증 등의 자료를 조사 연구하였다. 한약업사들은 연령에 관계없이 비교적 오랜 기간 현업에 종사하므로 연로하더라도 한약방을 방문함으로써 면담이 가능하였다. 한약업사 회원 명부의 연락 정보를 기초로 필자의 거주지와 가까운 대구, 경북, 경남, 부산 등지의 제보자를 하나 둘 찾아 나섰다.

필자는 현지조사 과정에서 수집된 자료들을 정리해나가면서 일부는 논문 형식으로 해석, 재구성하여 학술대회 발표를 하고 또 여러 학술지에 게재하였다. 이 중 원로 한약업사의 삶과 생활문화에 대한 글들은 다음과 같다.

- "구술생애사를 통해 본 韓藥業士의 한약 입문과 전승방식" 「지역과 역사」 제19호, 부산 : 부경역사연구소, 2006. 10, 235~265쪽.
- "한약업사의 '한약 처방'에 대한 민속지적 연구" 「韓國民族文化」 제 29집, 부산 : 부산대학교 한국민족문화연구소, 2007. 4, 419~455쪽.
- "한약업사의 지위 공인과 태생적 강제" 「지방사와 지역문화」 제10권 1 호, 역사문화학회, 2007. 5, 461~511쪽.
- "한약업사의 약업 일상을 통해 본 전통의료의 민속지적 이해" 「민

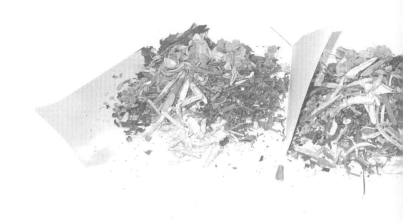

속학연구」제20호, 서울 : 국립민속박물관, 2007. 6, 53~74쪽.
· "전통의약에서 '비방'의 습득과 실천, 현재적 의미-한약업사의 구술
자료를 중심으로-"「대동문화연구」제58집, 서울 : 성균관대학교 대
동문화연구원, 2007. 6, 381~417쪽.
· "한약 전통의 계승과 단절-한약업사의 가업 계승을 중심으로-"
「民族文化論叢」제36집, 경산 : 영남대학교 민족문화연구소, 2007.
12, 395~431쪽.
· "사라져가는 직업과 생업공간의 민속지(1)-한약업사와 한약방-"
「수행인문학」제38집 제1호, 서울 : 한양대학교 수행인문학연구소,
2008. 5, 5~36쪽.
· "한약방의 일상사와 생활물증"「民族文化論叢」제40집, 경산 : 영남
대학교 민족문화연구소, 2008. 12, 633~667쪽.

이 책은 이상의 글들을 중심으로 아직 발표되지 못한 나머지 자료들
을 한데 엮어 만들어졌다. 발표된 기존의 글들은 형식과 지면의 한계로
인해 수집한 자료를 효율적으로 담아내는 데 상당한 한계를 갖는다. 따
라서 일부 논문은 그 틀을 헐어 책의 전체 흐름에 알맞은 형식으로 재
구성하였다.

본서는 총 11개의 상호 연결되면서 독립된 장이 5개의 뭉치(편)로 묶여
져 있다. 내용은 한약업사의 약업 생활사를 계통적으로 보여주기 위해
기(1편), 승(2편), 전(3·4편), 결(5편)의 형식으로 전개된다. 이는 한약의 역사
적 맥락에 대한 이해를 바탕으로 한약업사가 한약에 입문하여 지식·기

능을 습득한 후 자격을 취득해서 한약방을 개업·운영하는 가운데 지속적으로 한약문화를 창조, 전승해나가는 변화과정을 보여주기 위함이다.

제1편에서는 연구개황과 한약업사의 역사적 기원을 서술하였다. 제2편은 한약업사의 한약 입문과 관련 지식·기능의 습득 및 한약업사 자격 취득과정을 담고 있다. 제3편에서는 한약방 운영전략과 처방 기술의 축적 및 응용의 내용을 살펴보았다. 제4편에서는 한약업사의 일과 여가 및 사회관계를 비롯하여 물질전승의 맥락을 이해하고자 했다. 그리고 제5편에서는 한약 전통의 단절 원인과 계승양상을 결론과 함께 제시함으로써 마무리했다.

이상의 연구는 시류에 뒤떨어진 채 자연 도태의 기로에 서 있는 한 부류의 직업인과 생업공간의 일상문화사에 대한 단순한 기술에 불과할지도 모른다. 하지만 도요지와 도공陶工, 조산원과 산파, 양조장과 주조사酒造士, 방앗간과 그 주인, 공방工房과 장인, 대장간과 대장장이, 엿 공장과 엿장수, 천일염전과 염부鹽夫 등 차츰 시야에서 멀어져가는 생업공간과 사람들에 대한 생활문화 연구에 조그마한 시사가 되길 바란다.

이 책이 나오기까지는 여러 사람들의 도움과 은혜가 있었다. 바쁜 와중에서도 필자를 따뜻하게 맞이하여 지나온 한평생의 약업 일상들을 소상하게 이야기해주신 원로 한약업사들은 이 책을 세상에 나오게 한 최대의 공헌자이다. 박현수 교수님과 유명기 교수님은 민중생활사와 전통

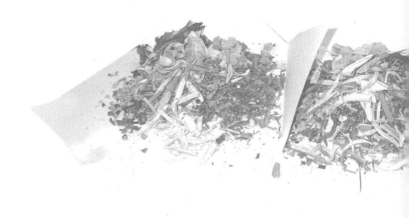

의료가 만나는 지점에서 이 연구가 가능하도록 끈을 이어주시고 또 학문의 자양분을 흠씬 쏟아주셨다. 필자의 인류학 공부를 이끌어주신 경북대학교의 윤용진(퇴임), 이덕성, 김춘동 교수님과 영남대학교의 김택규(작고), 권이구(작고), 여중철, 박성용 교수님께도 감사드린다. 이 연구가 원활하게 이루어질 수 있도록 돌봐주시고 또 많은 격려를 해주신 영남대학교 민족문화연구소의 이동순 전 소장님과 이형우 현 소장님을 비롯한 여러 소원들께도 감사드린다. 이 책이 제 모습을 갖추어 간행될 수 있도록 도와주신 경인문화사 한정희 사장님과 심혈을 다해 편집과 교정을 봐주신 안상준 님께도 감사드린다.

2009년 10월
박경용 씀

일러두기

1. 구술자료 목록은 '20세기민중생활사연구단' 표기법에 따라 자료 종류, 지역 구분, 생애사, 수집년월일, 제보자 이름, 자료 일련번호 순으로 표시하였다. 예컨대, <3-05LH09042006홍길동001>은 음성자료(3)로서 대구경북 지역(05)에 거주하는 제보자 홍길동의 생애사(LH)를 2006년 4월 9일에 채록한 첫 번째 자료(001)이다. 다만 여기서는 자료의 일련번호를 백 단위로 표시하였다. 부산과 울산이 포함된 경남지역은 04로 표시되었다.

2. 구술자료 인용문의 각주 표기는 제보자의 기본 인적사항과 면담 일시, 자료의 출처를 중심으로 다음과 같은 순서대로 명시하였다. 홍길동(1919년생, 홍길동 한약방) 제보, 2006년 4월 9일.(3-05LH09042006홍길동001)

3. 본문의 제보자 나이는 출생년도로 표시하였다. 하지만 구술인용문에는 나이 및 연도를 비롯한 모든 시간대가 조사 시점인 2006년도를 기준으로 되어 있다. 또 나이와 출생년도가 1~2년 정도 차이 나는 것은 호적과 실제 나이가 동일하지 않기 때문이다.

4. 구술 인용문에서 생략된 말은 [ ]로 표시했다. 그리고 사투리나 간단한 보충 설명, 화자의 동작이나 느낌 등은 ( )로 표시했다.

차 례

제1편 연구 개황과 한약업사의 역사적 기원

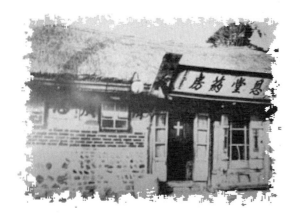

제 I 장 서 론

1. 연구목적 및 배경

1) 문제제기

우리나라의 전통의약인 '한의약韓醫藥'은 일제 강점기 민족문화 말살 정책의 일환으로 심각하게 왜곡·폄하되었을 뿐만 아니라, 한편으로는 파괴적이기까지 했다. 이는 선진 신문물의 과시를 통한 지배의 정당화 와 선망의 순응을 강요할 요량으로 선수용한 서양의료를 적극 조선에 받아들이려 했던 이른바 '의료정치'의 일환이기도 했다.

이에 민족의약을 담당해온 당시의 전통의약 전문인들은 '의생규칙'과 '약종상 규칙'(1913년)에 의해 '의생醫生'과 '약종상藥種商'으로 그 지위가 격하되어 주변으로 밀려났다. 국내외 각종 약재를 집산하던 약령시藥令 市의 기능도 '조선시장규칙'(1914년)과 '한약업조합규약'(1923년), '조선 물 품판매가격 취체규칙'(1938년), '조선 물가 등 통제령'(1939년), '약품 및 위 생재료 생산배급 통제규칙'(1942년) 등에 의해 크게 약화되었다. 이와 같 은 식민지 의료정책에 의해 전통의약은 인력양성과 약재의 생산 및 공 급, 의료기술의 개발 등 거의 모든 측면에서 제약을 받음으로써 퇴행적 발전을 거듭하지 않을 수 없었다.

더욱 심각한 문제는 광복 이후에도 전통의약을 폄하하는 이러한 의료정책 기조가 거의 방임되다시피 할 정도로 지속됨으로써, 독자적으로 심화·발전할 수 있는 역량을 키우기가 어려웠다는 점이다. 1952년 한의사 자격검정제도가 정착되고 1960년대 들어 체계적으로 인력을 양성할 수 있는 교육기관이 설립되기는 했을지라도, 전통의약을 진작시킬 수 있을 정도로 적극적이지 못했다.

'한약업사' 자격시험은 간헐적으로 실시되다가 1980년대 초에 완전 단절되었다. 2000년부터 '한약사'가 대체인력으로 배출되기는 하지만, 연한의 일천함과 수효의 열세에 더하여 태생적 한계로 인해 한약 전통의 계승은 '절름발이' 상태나 다름없다. 작금에 중의약中醫藥에 비해 한의약의 과학화와 현대화, 세계화가 더딘 이유 중의 하나도 이러한 전통의약에 대한 억압 및 폄하의 역사와 그 지속에 있다.

이처럼 파괴적이고 억압적인 식민지 의료정책과 광복 후에도 오래도록 지속된 정부의 자유방임적 태도로 인해, 전통의약이 온전히 전승되기에는 많은 어려움이 있었다. 전통의약 발전을 위한 제도적, 물·인적 기반이 제대로 갖추어지지 않음은 물론이려니와 기능과 지식의 전승 및 약재의 생산과 유통을 포함하는 전통의약의 상징적, 문화적 사상事象의 집성 또한 등한시되었다.

한의약적 '전통'은 한민족의 자연관과 우주관, 인체관, 과학관을 포함하고 있는 민족과학의 중요한 지적자산일 뿐만 아니라, 의료생활문화의 집적체이기도 하다. 그럼에도 불구하고 일제 강점과 광복 이후 한의약의 전문화가 이뤄지는 동안 한의약 '전통'의 사회문화적, 담론적 실재(realities)는 아직까지 제대로 정립되지 않고 있다. 특히 평생을 오로지 의약업에 몸담아 오면서 전통의약의 변화와 지속의 전 과정을 일상의 경험과 의식 속에 각인해온 원로 한의약업인들의 의약업과 생활문화에 대한 학술적 관심은 거의 전무하다시피 하다.

2) 연구 목적과 필요성

이와 같은 현실에서, 이 연구는 한약업사와 한의사, 침구사 등 80대 이상의 원로 한의약업인(한의약 전문인)의 구술 생애사를 통해 한국 전통 의약의 지속과 변화를 고찰해 보는 것이 목적이다. 여기서 전통의약의 지속과 변화는 전통의약의 유지·존속을 위한 지식과 기술(혹은 기능), 도구와 물상, 이념과 사상, 제도와 정책, 조직과 규범·관행, 행위양식과 상징, 사람과 사회관계 등이 시간의 경과에 따라 변화되어온 정도와 양상을 의미한다. 한의약의 '전통'을 구성하는 이와 같은 다양한 층위들은 전통의약의 생활문화로 수렴되는 하위 영역들로서, 지배 권력의 의도나 목적에 따라 그리고 대항 집단 간의 이해관계나 경쟁구조에 따라 각기 다른 양상을 보여 왔다. 게다가 이들 문화 층위들은 근대성의 진전 및 한의약 이론과 치료기술의 발전, 의식과 일상생활의 변천 등에 따라서도 점진적으로 변화되어 왔다.

원로 한의약업인의 생애사 고찰을 통해 전통의약의 지속과 변화를 살펴보려는 이 연구는 서로 연결되는 다음과 같은 몇 가지 연구목적을 갖는다.

첫째, 사회변화 혹은 역사적 계기에 따른 한의약 전문인의 범주와 존재 양상의 변천과정을 살펴보고자 한다. 18~19세기에는 의관醫官과 의녀醫女, 침의鍼醫, 종의腫醫, 약의藥醫, 유의儒醫 등으로 분화되어 있던 전통의약 전문인들은 일제 강점(의생 및 약종상 규칙)과 광복 이후(국민의료법) 범주와 기능면에서 많은 변화를 나타낸다. 이러한 기능의 분화는 한의약 전문인들의 정체성 인지와 업권 의식, 나아가서는 내부 결속과 타 업권에 대한 배타의식을 갖게 하여 상호 경쟁관계를 형성한다. 따라서 역사적으로 전통의약 전문인의 기능 분화와 존재양상을 파악해 봄으로써 한의약 공동체 내부의 역동성을 더욱 잘 이해할 수 있다.

둘째, 지배 권력의 의도나 목적, 태도, 인식에 따라 달리 나타나는 의약

정책과 제도, 거대담론 그리고 이해관계 집단의 강령이나 실천전략
들이 한의약업인 개개인의 생업과 삶에 미친 영향과 개인 혹은 집
단 차원의 대응전략을 살펴본다.

셋째, 원로 한의약업인의 경험과 인식을 통해 드러나는 당대 전통의약의
위상과 지위변화 및 이에 영향을 미친 역사적 계기를 살펴본다. 이
러한 과정에는 근대와 전통, 과학주의, 합리성 등의 거대담론을 매
개로 하는 서양의학과의 경쟁과 갈등, 지배 권력의 지향과 의도,
근대성의 수용과 의식의 변화문제 등이 복잡하게 얽혀있다.

넷째, 원로 한의약업인 개인의 경험과 인식을 중심으로 의약업과 일상에
대한 심층구술을 채록하고, 관련되는 각종 생활 자료의 수집과 분
석을 통해 전통의약의 생활문화지生活文化誌 혹은 민속지民俗誌
(ethnography)를 구성한다.

다섯째, 근대성의 진전과 더불어 전문화를 심화시킨 교사, 건축사, 측량사,
기관사, 간호사 등 여러 전문직 종사자의 생활문화에 대한 연구가
미흡한 현실에서, 전문직 종사자의 근대적 표상과 일상의 문화연구
를 위한 방법론적 모델을 탐색한다.

여섯째, 질병의 종류와 특정 질환의 이환 빈도, 건강과 질병에 대한 인식,
질병 이환시의 대처방식 등을 전통의약의 맥락에서 살펴봄으로써
건강과 질병에 대한 전통의약의 사회문화사를 고찰한다.

이상의 연구목적을 갖는 본 연구가 이 시점에서 수행되어야 하는 필
요성은 다음과 같다.

첫째, 원로 한의약업인의 주체적인 문화적 실천과 경험에 주목하는 이
연구는 근대성과 전통성, 과학주의 등과 같은 거대 담론과 문헌,
제도와 정책 등에 기초한 기존의 근·현대 전통의약에 대한 연구
성과를 질적으로 심화시킬 것이다.

둘째, 전통의약을 평생 동안 담당해온 주체인 원로 한의약 전문인의 생애
사를 중심으로 전통의약의 변화와 지속을 새로운 각도에서 조망해
볼 필요가 있다. 이는 일상의 문화적 주제와 의미체계에 주목하여
전통의약의 생활문화를 중심으로 그 변화와 지속을 살펴보는 것으
로서, 근·현대 한의약 '전통'에 대한 생생한 민속지가 될 것이다.

셋째, 일제강점과 광복, 6·25전쟁과 분단 등 역사의 격변기를 살아온 원로 한의약업인의 의약업과 일상적 삶을 생생하게 증언 받을 필요가 있다. 일제 강점기를 포함하여 전통의약에 대한 생활문화의 전모를 생생하게 이야기해 줄 수 있는 원로 한의약 전문인들은 손가락으로 꼽을 정도이다. 80대 이상은 당대 전통의약의 위상과 실천양상, 지식과 기능의 전승양태를 포함하는 전통의약의 생활문화 전반에 대해 이야기해 줄 수 있는 마지막 세대가 된다. 따라서 더 늦기 전에 이들 원로 한의약업인들의 일상과 생활문화에 대한 사실 발견적 탐구를 해야 한다.

넷째, '전통'의 보존과 재구성 차원에서 근·현대 전통의약의 일상적 담론과 경험을 포함하는 생활문화 자료들을 발굴·수집·정리·보존할 필요가 있다. 전통의약 전문인들의 경험과 기억을 포함하는 생활의 물증物證들은 당사자의 사멸과 함께 대부분 멸실되어 버린다. 전통의약이 한국 근·현대 민중생활의 중요한 한 부분임에도 불구하고, 이들 자료들에 대한 사실 발견적 작업조차 전무한 현실에서 이 연구의 의의는 상당하다.

2. 연구 동향과 배경

지금까지 수행된 전통의약에 대한 연구는 임상 영역에 집중되었다. 전통의약에 대한 인문·사회과학적 연구는 크게 의료사적인 측면과 의료사회학, 의료인류·민속학 등의 측면에서 이루어져 왔다.

의료사적인 측면의 연구는 역사학과 한의학 관련 연구자들에 의해 수행되었다. 역사학계에서는 근대 이전 사회의 의료제도[1]와 의관[2], 의

---

1) 손홍렬, 『한국 중세의 의료제도 연구』, 서울 : 수서원, 1987b.
2) 손홍렬, "조선 전기 의관의 임용과 그 사회적 지위" 「史叢」 제30집, 1986 ; 손홍렬, "조선 전기 의관의 試取" 「崔永禧先生華甲記念史學論叢」, 1987a ; 김준, "조선 후기 醫官 연구 － 18세기 醫科榜目을 중심으로 －", 고려대학교 교육대학원 석사학위논문, 1990 ; 이규근, "조선 후기 내의원 의관 연구 －「內醫先生案」의 분석을 중심으로 －" 「조선근대사논집」 제3호, 1998 ;

원3), 의녀4) 및 이들에 대한 교육과정5) 등의 연구에 치중해 왔다. 그러면서 일부 연구자들에 의해 전근대사회 민중6)과 사족7)의 의료생활에 대한 연구가 수행되었다. 의료체계의 변화와 관련해서는 관과 사족 중심에서 영리 목적의 시장경제로 의약생활이 변화되는 양상8)과 일제 강

이규근, "조선시대 의료기구와 의관-중앙 의료 기구를 중심으로-"「동방학지」 제104집, 1999 ; 허재혜, "18세기 의관의 경제적 활동 양상"「한국사연구」 제71집, 1990, 85~127쪽.

3) 이상협, "의원들의 생활과 환자 진료"「조선시대 서울사람들은 어떻게 살았을까?」, (사)서울문화사학회, 2001, 3~11쪽 ; 신동원, "조선 후기 의원의 존재 양태"「한국과학사학회지」 제26집 2호, 2004b, 197~246쪽.

4) 김두종, "근세조선의 의녀제도에 관한 연구"「아세아여성연구소」 제1호, 숙명여대 아세아여성문제연구소, 1962 ; 김성균, "韓國醫女制度創設略考"「백산학보」 제3집, 1967 ; 박선미, "조선시대 의녀교육 연구", 중앙대학교 박사학위논문, 1994 ; 문성희, "조선후기 의녀의 활동과 사회적 지위", 숙명여자대학교 석사학위논문, 1997.

5) 佐藤剛臟, "朝鮮醫育史"「朝鮮學報」 第1輯, 1951 ; 三木榮, "朝鮮醫教育史"「朝鮮學報」 第14輯, 1959 ; 손홍렬, "조선시대의 의료제도(Ⅱ)-鮮初의 의학교육을 중심으로-"「歷史教育」 제33집, 1983 ; 손홍렬, "조선시대의 의료제도(Ⅲ)-鮮初 의녀교육과 의학 교과서를 중심으로-"「籃史鄭再覺博士古稀記念東洋史論叢」, 1984.

6) 이덕일·이희근, "조선의 무당은 왜 의사 역할까지 했을까"「우리 문화의 수수께기②」, 서울 : 김영사, 1999, 197-204쪽 ; 김호, "약국과 의원"「조선시대생활사 2」, 서울 : 역사비평사, 2000, 263~283쪽 ; 김미엽, "고려인들은 어떤 의료혜택을 받았나"「고려시대 사람들은 어떻게 살았을까」, 서울 : 청년사, 2000, 131~144쪽 ; 신동원, "한국 의료사에서 본 민중의료"「사회비평」 제29집, 2001a.

7) 김호, "18세기 후반 京居士族의 의생과 의료-『欽英』을 중심으로-"「서울학 연구」 제11집, 1998 ; 김호, "16세기 후반 京·鄕의 의료 환경 : 『眉巖日記』를 중심으로-"「大邱史學」 64집, 2001 ; 김성수, "16세기 향촌의료 실태와 사족의 대응"「韓國史研究」 113호, 2001.

8) 신동원, "조선 후기 의약생활의 변화-선물경제에서 시장경제로-"「역사비평」 75집, 역사비평사, 2006a ; 신동원, "조선시대 지방의료의 성장 : 관 주도에서 사족 주도로, 사족 주도에서 시장 주도로-강릉 약계(1603-1842)의 조직과 해소를 중심으로-"「한국사연구」 135, 한국사연구회, 2006b.

점기의 한의학정책9)에 대한 검토가 행해졌다.

　한편 의학계에서는 근대사회로의 이행기 서양의약의 유입과 혼종, 이원화된 의료체계로 정착되는 우리나라 의학사10)를 두루 정리하는 가운데, 전통의약의 역사를 부분적으로 고찰하였다. 반면 한국한의학연구소에서는 상고시대부터 삼국시대와 통일신라시대를 거쳐 고려시대, 조선시대(전·후기), 고종시대, 일제시대, 광복 후로 나누어 한국 한의학의 흐름을 일목요연하게 고찰하였다11). 일제 강점기 전통의약의 파괴적인 분위기에 대한 반응12) 및 그 연장선에서 다루어진 광복 전후 시기의 의료체계 변화와 한의학계의 동향13)에 대한 관심은 한의약의 정체성 유지와 존립의 문제와도 직결되는 중요한 사안으로 인식되어 왔다. 이 연장선에서 1980년대부터 간헐적으로 유발된 의료체계 내의 업권 분쟁에 대한 연구자들의 관심14) 또한 지속적으로 나타났다.

　전통의약에 대한 의료사회학적 측면의 연구는 사회학을 비롯하여 행

9) 신동원, "1910년대 일제의 보건의료정책 : 한의약 정책을 중심으로"「한국문화」제30집, 2002 ; 신동원, "조선총독부의 한의학 정책－1930년대 이후의 변화를 중심으로－"「대한의사학회지」제12권 2호, 2003, 110~128쪽.
10) 三木榮, 『朝鮮醫學史及疾病史』, 思朝社, 1963 ; 김두종, 『한국의학사』, 서울 : 탐구당, 1966 ; 정민성, 『우리 의약의 역사』, 서울 : 학민사, 1996.
11) 한국한의학연구소, 『한국한의학사재정립「상」』, 1995a ; 한국한의학연구소, 『한국한의학사재정립「하」』, 1995b.
12) 임병묵, "조선시대 한의학 부흥논쟁", 서울대학교 보건대학원 석사학위논문, 1996 ; 신동원, "조선 후기의 서양의학, 한의학에 도전하다"『호열자, 조선을 습격하다』, 서울 : 김영사, 2004a, 294~311쪽.
13) 이종형, "일제시대의 한의학"「한국 한의학사 재정립」, 한국한의학연구소, 1995, 152~203쪽 ; 신순식, "해방 후의 한의약학(1945－1994)"「한국 한의학사 재정립」, 한국한의학연구소, 1995, 204~306쪽 ; 조형근, "일제시대 한국에서 의료체계의 변화와 그 사회적 성격", 서울대학교 석사학위논문, 1997.
14) 공동철, 『한약은 죽었다 : 한약분쟁 해결과 한의학의 도약을 위한 제언』, 서울 : 학민사, 1993.

정학, 경제학, 의·약학 등 여러 분야의 연구자들에 의해 이루어졌다. 한
의학의 전문화15) 과정을 비롯하여 근대화 시기 전통의료 제도의 양
상16)과 일제 강점기 동서의학 논쟁17)에 대해서도 검토되었다. 특히 한
약분쟁은 사회적인 높은 관심도만큼이나 분쟁의 본질과 전개과정 및 사
회학적 진단18)과 경제학적 평가19)가 잇따랐다. 게다가 분쟁의 핵심 사
안인 한약조제권의 해결을 위한 여러 방면의 견해와 대책들20)이 논의
되었다.

인간의 의료관행을 사회와 문화의 맥락에서 고찰하는 의료인류·민속

15) 이현지, "한의학의 전문화 과정에 관한 연구", 계명대학교 대학원 사회학
    과 박사학위논문, 2000 ; 이현지·홍승표, "대구지역 한의학의 전문화 과정
    에 대한 연구-제한의료원을 중심으로-"「동의병리생리학」제19집,
    2005, 52~60쪽.
16) 홍승표, "근대화 과정에서의 전통의료제도(한방)에 대한 태도 연구"「사회
    연구」제1집, 1991, 81~94쪽.
17) 정근식, "일제하 서양의료체계의 헤게모니 형성과 동서의학논쟁"「한국사회
    사학회」제50집, 1996, 290~305쪽 ; 조헌영 외, 『韓醫學의 批判과 解說』,
    서울 : 소나무, 1997.
18) 조병희, "한약분쟁의 사회학", 이종찬 엮음, 『한국의료 대논쟁』, 서울 : 소
    나무, 1993, 262~283쪽 ; 이충렬, "한의계 입장에서 본 한약분쟁", 이종찬
    엮음, 『한국의료 대논쟁』, 서울 : 소나무. 1993, 208~231쪽 ; 지옥표, "끝
    날 수 없는 한약분쟁", 이종찬 엮음, 『한국의료 대논쟁』, 서울 : 소나무.
    232~261쪽, 1993.
19) 임수진, "한약분쟁에 대한 경제학적 고찰", 연세대학교 석사학위논문,
    1995.
20) 박순기, "정책분쟁에 있어서 이익집단의 역할에 관한 연구-한약조제권
    분쟁사례를 중심으로-", 경희대학교 행정대학원 석사학위논문, 1994 ; 이
    영희, "한의사와 약사집단간 갈등의 원인과 관리방안에 관한 연구 : 한약
    조제권 분쟁을 중심으로", 숙명여자대학교 산업대학원 석사학위논문, 1994 ;
    김완주, "한약조제권에 관한 한의사·약사간의 한약분쟁 연구-정책논증모
    형의 적용-", 성균관대학교 행정학과 박사학위논문, 1996 ; 정현철, "한의
    약 갈등에 관한 조정방안의 연구"「지역발전연구」제97집, 조선대학교 지
    역발전연구소, 1997, 209~234쪽.

학에서는 농촌사회에서 전통의료의 변용 문제[21]와 풍토병을 비롯한 화
병, 당뇨병, 치매 등 특정 질환의 인지구조와 문화적 함의[22]에 대한 연
구가 진행되어 왔다. 전통의약의 저변을 이루면서 한의약으로 수렴되는
이른바 민간의료에 대한 사실 발견적(heuristic) 자료 수집 작업 또한 민속
종합조사의 일환으로 전국적으로 이루어진 바 있다[23]. 한편 심리적, 정
신적 부조화를 무격巫覡의 연행을 통해 완화시킨다는 입장에서 한국 샤

---

21) 윤순영, "현대의료와 한국 농촌의 의료문화 : 의료인류학적 고찰", 이화여
   대 의료원 보건위원회, 1978 ; 김성례, "한국농촌의 전통의료문화와 그 변
   화의 수용 : 농촌 육아과정의 의료인류학적 고찰"「인류학논집」제4집, 서
   울대학교 인류학연구회, 1978, 3~57쪽.
22) 전경수, "서남해 도서지역의 풍토병 : 의료인류학적 접근"「한국문화인류
   학」제15집, 1983, 275~280쪽 ; 박정석, "열성풍토병 환자의 의료이용과
   정에 관한 연구−의료인류학적 접근−", 경북대학교 대학원 고고인류학과
   석사학위논문, 1991 ; 김준권, "홧병을 통해본 민속의료관념과 관행−경상
   북도 금릉군 대덕면 덕산리의 사례를 중심으로−", 경북대학교 대학원 고
   고인류학과 석사논문, 1994 ; 김순미, "질병의 담론과 경험간의 괴리와 매
   개−당뇨병 관리를 위한 자조모임을 중심으로−", 경북대학교 대학원 고
   고인류학과 석사학위논문, 1995 ; 박성용, "치매에 대한 의료지식의 문화
   적 구성−청도 노인 치매요양원의 환자가족을 중심으로−"「한국노년학
   회」제27집, 한국노년학회, 2007a, 121~136쪽 ; 박성용, "치매노인에 대한
   수발과 제어행동−청도 A치매노인 요양시설의 사례−"「민족문화논총」
   제36집, 2007b, 359~393쪽.
23) 문화공보부 문화재관리국, "민간의료" "한국민속종합조사보고서−경남
   편−", 1972 ; 문화공보부 문화재관리국, "민간의료 및 금기"「한국민속종
   합조사보고서−경북편−」, 1974 ; 문화공보부 문화재관리국, "민간의료
   및 금기"「한국민속종합조사보고서−충청남도편−」, 1975 ; 문화공보부
   문화재관리국, "민간의료 및 금기"「한국민속종합조사보고서−충청북도
   편−」, 1976 ; 문화공보부 문화재관리국, "민간의료 및 금기"「한국민속종
   합조사보고서−강원도편−」, 1977 ; 문화공보부 문화재관리국, "민간의료
   및 금기"「한국민속종합조사보고서−경기도편−」, 1978 ; 문화공보부 문
   화재관리국, "민간의료 및 금기"「한국민속종합조사보고서−황해·평안남
   북도편」, 1980 ; 문화공보부 문화재관리국, "민간의료 및 금기"「한국민속
   종합조사보고서−함경남북도편−」, 1981.

머니즘의 신앙 치료적 기능24)이 검토되기도 했다.

　의료인류·민속학은 문화적 맥락에서 전통의약에 접근하는 학문영역
이기 때문에 전통의료의 치료적 차원 외에도 제액구복과 오신娛神, 유희
의 차원까지 포함한다. 게다가 전통의약의 유지·존속을 위한 약령시 공
간구성25)과 역사적 변천 및 그 구성원들의 행위양식26)도 간과할 수 없
는 관심거리다.

　한편 전통의약 전문인에 대한 연구는 역사학계를 중심으로 수행된
조선시대 의관과 의원, 의녀에 대한 고찰이 주를 이룬다. 의관에 대해서
는 시취試取와 임용, 사회적 지위27) 및 역할28), 경제생활29)에 대한 연구
가 이루어졌다. 민간 의료인을 포함하는 의원에 대해서는 그 존재양상
과 일상생활30)의 검토와 더불어서 사설 의원과 약국의 발전 및 사대부

---

24) 김광일, "한국 샤머니즘의 정신분석학적 고찰"「신경정신의학」제11집 제2
　　호, 1972 ; 김태곤, "민간의료의 실태와 원리-신앙치료를 중심으로-"「정
　　신건강연구」제1집, 한양대학교 정신건강연구소, 1983, 51~61쪽 ; 최길성,
　　"샤머니즘의 입장에서 본 정신건강의 개념"「정신건강연구」제2집, 1984,
　　1~11쪽.
25) 고삼숙·이병기, "서울시 한의·약종상 거리의 형성과정-종로4·5·6가와 경
　　동시장을 중심으로-"「지리논총」제7집, 경희대학교 지리학과, 1979,
　　35~43쪽 ; 조용헌, "대구약령시의 지리학적 고찰-남성로 한약종상을 중
　　심으로-", 경북대학교 교육대학원 석사학위논문, 1985.
26) 최영숙, "대구약령시 연구-갑오경장 이후의 변천-", 숙명여자대학교 대
　　학원(경제학과) 석사학위논문, 1976 ; 약령시부활추진위원회, 『大邱藥令市』,
　　대구 : 경북인쇄소, 1984 ; 권병탁, 『정통대구약령시』, 경산 : 성암출판사,
　　1992 ; 권병탁·윤일홍, 『대구약령시론』, 경산 : 영남대학교출판부, 1986.
27) 손홍렬, "조선 전기 의관의 임용과 그 사회적 지위"「史叢」제30집, 1986 ;
　　"조선 전기 의관의 試取"「崔永禧先生華甲記念史學論叢」, 1987a.
28) 이규근, "조선 후기 내의원 의관 연구-「內醫先生案」의 분석을 중심으로-",
　　「조선근대사논집」제3호, 1998 ; 이규근, "조선시대 의료기구와 의관-중앙
　　의료 기구를 중심으로-"「동방학지」제104집, 1999.
29) 허재혜, "18세기 의관의 경제적 활동 양상"「한국사연구」제 71집, 1990,
　　85~127쪽.

가의 의료생활 등과 관련하여 이들의 생업활동 양상이 부분적으로 논의
되고 있다. 의녀에 대해서는 의녀제도[31]와 교육 시스템[32], 활동양상과
사회적 지위[33]등이 고찰되었다. 아울러서 최근 역사적 인물에 대한 다
양한 '평전'류의 간행 분위기에 편승하여 의성醫聖으로 칭송받는 허
준[34]과 이제마[35]의 일대기가 간행되기도 했다.

현대 한의사를 대상으로 해서는 세칭 '명의'로 소문난 한의사들의 임
상적 성취[36]와 한의사 의식[37], 직업 전문성[38] 등이 검토되었다. 특히
신동원[39]은 17~19세기 영국의 의료 사회사와 미국사회의 역동성을 의
술 종사자를 중심으로 파악한 서구사회 연구 성과들[40]에 주목하여 조

30) 이상협, "의원들의 생활과 환자 진료"『조선시대 서울사람들은 어떻게 살
    았을까?』, (사)서울문화사학회, 2001, 3~11쪽 ; 신동원, "조선 후기 의원의
    존재 양태"「한국과학사학회지」제26집 2호, 2004b, 197~246쪽.
31) 김두종, "근세조선의 의녀제도에 관한 연구"「아세아여성연구소」제1호,
    숙명여대 아세아여성문제연구소, 1962 ; 김성균, "韓國醫女制度創設略考"
    「백산학보」제3집, 1967.
32) 박선미, "조선시대 의녀교육 연구", 중앙대학교 박사학위논문, 1994.
33) 문성희, "조선후기 의녀의 활동과 사회적 지위", 숙명여자대학교 석사학위
    논문, 1997.
34) 신동원,『조선사람 허준』, 서울 : 한겨레신문사, 2001b.
35) 김종덕 외,『이제마』, 서울 : 한국방송출판, 2002.
36) 김덕문,『한국의 名한의사』, 서울 : 우연기획, 1994 ; 홍서여·이승희 엮음,
    『한방의 명의』, 서울 : 서지원, 1999 ; 강석만 외,『진실과 사랑-한의사
    10인의 사랑-』, 서울 : 대한매일신보사, 1999.
37) 박용신, "전문 한의제도에 대한 한의사 의식조사 및 도입방법에 관한 연
    구", 원광대학교 석사학위논문, 1996.
38) 송진욱, "한의사의 전문직업성 연구", 서울대학교 보건대학원 석사학위논
    문, 1994.
39) 신동원, "조선 후기 의원의 존재 양태"「한국과학사학회지」제26집 2호,
    2004b, 197~246쪽.
40) Starr, Paul, *The Social Transformation of American Medicine,* New york : Basic
    Books, 1982 ; Digby, Anne, *Making a Medical Living -Doctors and Patients
    in the English Market for Medicine, 1720~1911,* Cambridge University Press,

선 후기 의원의 존재양태를 의약 입문과 지식 습득 과정, 상호 경쟁, 세간의 평가, 전문화 등 일상의 측면들을 중심으로 고찰한 바 있다. 한약업사에 대해서는 법령 및 판례상의 지위에 대한 연구[41]가 법률적 측면에서 이루어진 것을 제외하고는 전무하다.

전통의약에 대한 이상의 연구들은 한의약의 기본 원리와 이념, 생성과 발전, 유지·존속의 전략과 실천으로 수렴된다. 이들 연구 성과들은 통시적 혹은 공시적 맥락에서 전통의약의 변화와 지속을 이해하는 데 일정한 공헌을 하고 있다. 하지만 분석의 틀이 너무 거시적이고 설명방식 또한 사변적이어서 전통의약을 담당해온 한의약업인 개개인의 경험과 인식을 반영하지 못한다. 게다가 전통의약에 대한 변화와 지속의 거시적 계기와 운동, 담론들이 개인의 생업과 일상으로 어떻게 연계되는지에 대해서도 잘 설명해주지 못한다. 이는 기존의 논의들이 주로 구조나 거시 역사 혹은 담론의 틀 내에서 이루어진 반면, 전통의약을 담당해온 구성 주체들의 일상과 생활문화를 등한시했기 때문이다.

전통의약 전문인에 대한 연구들도 제한된 문헌 및 단편적인 면담이나 양화된 통계자료에 의존하고 있을 뿐만 아니라, 연구내용 또한 제도사적 맥락과 역사적인 인물의 일대기, 주요 임상적 성취 등에 한정되고 있어 전통의약의 생활문화에 대한 생생하고도 총체적인 이해에는 이르지 못한다. 비록 의약 전문인들의 일상과 생활문화에 초점을 맞춘 연구가 일부 행해졌을지라도, 이들 역시 시기상으로 너무 앞서거나 문헌 위주의 연구로 인해 자료상의 한계가 분명하여 한국 근·현대 전통의약의 지속과 변화를 설명해 주기에는 많은 한계를 갖는다.

따라서 전통의약을 평생 동안 담당해온 80대 이상의 한약업사와 한의사, 침구사 등 원로 한의약업인을 대상으로 의약업과 일상적 삶에 대

1994.
41) 배병일, "한약업사에 대한 법령 및 판례상의 지위"『영남법학』10집 1호, 영남대학교 법학연구소, 2004, 117~136쪽.

한 기억의 재현을 통한 '전통의약의 민속지'(an ethnography of traditional medicine) 구성방법은 이와 같은 한계를 상당 부분 보완해 줄 것이다. 이는 전통의약을 담당해온 개인의 주체적 의지와 삶의 전략에 주목함으로써 일상적 삶과 생활문화에 기초하여 전통의약의 문화사를 이해·해석하고 기록하려는 전략이다.

3. 연구내용, 범위와 방법

1) 연구내용

이 책의 내용은 한약업사와 한의사, 침구사 등 제도권의 원로 한의약업인을 대상으로 3년간(2006.1~2008.12)에 걸쳐 연차적으로 이루어진 연구 중의 일부이다. 2006년도에는 "구술 생애사를 통해 본 원로 한약업사의 약업藥業과 생활문화"를 주제로 근·현대 전통의약의 지속과 변화를 살펴보았다.

한약업사는 전통의약에서 한약의 전문인을 일컫는 지위로서, 1971년에야 비로소 기존의 한약종상으로부터 지금의 명칭으로 전환되었다. 이들의 약사법상의 지위는 한방의약서에 수재되어 있는 처방의 범위 내에서 여러 가지 약재를 혼합하여 소매하는 데 있다. 한의약의 전문화가 이루어지기 이전에는 의약이 명확하게 구분되어 있지 않아, 이들이 침구 시술과 한약 제조, 첩약과 도매 유통 기능을 겸하였다.

한약업사는 한약방을 통해 약재를 유통시킴으로써 국민 건강의 증진과 한방문화 전승은 물론 국내외의 각종 약재를 대량으로 매집·보급하여 보건·경제사적인 측면에서 상당한 역할을 해왔다. 특히 일부는 일제강점기 전국의 약령시를 중심으로 독립자금 제공 및 지사들의 은신과

연락의 거점 역활을 함으로써 국권회복운동에 직·간접적으로 관여하기
도 했다.[42)]

　이들은 누대에 걸쳐 가업을 계승하거나 어려서부터 도제徒弟 형식으
로 주인과의 전인적 관계 아래 기능과 지식을 학습·전수하는 독특한 전
승양식을 유지하였다. 그러면서 대규모로 약재를 수집하여 정제하고 보
관, 수치, 조제, 유통시키는 고유 업무의 수행과 관련한 일련의 기능과
지식, 조직과 관행, 물증, 행위양식 등을 전승시켜 왔다.

　이러한 인식의 지평에서 필자는 한국 전통의료의 지속과 변화를 이
해하기 위해 원로 한약업사의 삶과 생활문화를 다음과 같은 내용을 중
심으로 고찰하였다. 첫째, 한약업사의 역사적 기원과 법적·사회적 지위
를 비롯하여 한약 입문과 지식·기능의 습득방식에 대해 살펴보았다. 둘
째, 한약업사 자격 취득과 한약방 개업 및 운영전략, 비방을 비롯한 한
약 처방의 도출 과정과 문화적 의미를 살펴보았다. 약재의 구입과 감별,
정제, 수치(법제), 저장을 비롯한 전반적 관리방식 및 유통의 전략과 거래
관행 등은 한약업사의 일상과 한약방 문화를 이해하는 데 특히 주목되
는 부분이다. 셋째, 한약업사의 일과 여가, 사회관계를 고찰해본 후 한
약방의 일상 속에서 남겨진 생활물증을 사진자료와 비교해가면서 살펴
보았다. 마지막으로는 한약업사들의 가업 계승 양상과 한약업계의 현실
에 대한 인식을 이들의 시각에서 정리해 보았다.

　이러한 탐색은 개인의 삶과 일상에 초점을 맞춘 미시적이자 일상사
적인 접근방법이지만, 사적인 기억과 경험은 때로는 집단적이고 공적인
담론을 말해줄 수 있는 더 넓고 깊은 질문의 영역으로 확장될 수 있다.
이를 위해 필자는 당대 의료체계의 성격 및 전통의약의 이념과 사유체
계, 한의약의 전문화 과정을 포함하여 서양의약과의 경합과 상보, 전통

---

42) 박경용, "대구약령시의 문화사적 의의와 가치"「향토문화」16집, 대구향토
　　문화연구소, 2001, 1~42쪽.

의료 공동체 내의 업권 갈등과 협력, 보건의료체계의 사회정치적 측면
등에 대해서도 개인의 경험과 기억의 여과장치를 통해 살펴보았다. 아
울러서 한약방의 공간 구성과 기능, 종사자의 업무, 하루 혹은 연중 생
활주기, 고객 대하기, 환자 집증(執症)과 처방 도출과정, 소속집단이나 단
체 활동 등에 대해서는 참여관찰을 실시하였다.

2) 연구방법과 범위

필자는 이상의 연구내용을 고찰하기 위해 인류학적 현지조사에 기초
한 구술 생애사 방법을 채용하였다. 구술사口述史는 '개인의 과거 경험
을 구술의 기억장치를 통해 기록한 것'[43]이다. 구술사 연구는 문헌 중
심의 역사학이 외면하는 '역사 없는 사람들'의 삶과 생활역사를 기록하
는 유효한 방법으로서 구전(oral tradition), 구술증언(oral testimony), 구술 생
애사(oral life history) 등에 주목한다.

이 중 구술 생애사는 태어나서 지금까지 경험한 사실들을 기억을 통
해 현재로 불러내어 일목요연하게 엮어낸 개인의 생애 이야기를 의미한
다. 구술 생애사는 개인적 서술의 사회적 대표성과 주관성, 진실성 등의
측면에서 비판을 받기도 했다[44]. 하지만 개개인은 역사적 산물이며, 개
인의 삶은 사회적 과정이나 구조에 의해 구성되고 또한 그 구조물을 만
들어 나가기 때문에 개인적 기억의 특수성은 오히려 과거를 더욱 잘 이
해하도록 도울 수 있다[45]. 따라서 구술사 연구 방법은 일련의 민중자서

43) Popular Memory Group, Popular Memory : Theory, Politics, Method, in R. Johnson etal. eds., *Making Histories,* Minneapolis : University of Minnesota Press, 1982, p. 216.
44) Geiger, Susan, Women's Life Histories : Method and Content, *Review Essay, Signs,* Winter, 1986.
45) Vansina, Jan, Memory and Oral Tradition, in J. Miller, ed., *The African Past Speaks,* Dawson : Archon, 1980, p. 272.

전 간행과 일본군위안부, 제주 4·3사건, 광주 민주항쟁, 민주화 운동 등 근·현대사에서 문서기록으로 증명될 수 없는 역사적 사건들을 이해하는 데 활용되어 왔다.

이러한 입장에서 이 연구에서는 구술 생애사 방법을 거대 담론에서 비껴나간 사소한 일상의 이야기 또는 생활문화사를 이해하기 위한 주효한 방법으로 간주한다. 개인의 사적 기억은 당대의 사회적 기류나 특정 집단의 사회적 정체성을 반영하므로, 때로는 공공영역에서 집단기업으로 발전될 수 있다[46].

원로 한의약업인의 과거의 일상적 삶에서 드러나는 문화적 주제들과 의미체계들에 주목함도 결국 이러한 문화적 주제들과 의미들이 한의약 '전통'의 씨줄과 날줄로 엮어짐으로써 전통의약의 지속과 변화를 설명해주기 때문이다. 이런 점에서 원로 한의약업인에 대한 구술 생애사 방법은 전통의약의 지속과 변화를 살펴보기 위한 '밑으로부터의 생활역사와 문화 연구' 방법[47]인 셈이다.

이 연구에서는 원로 한약업사를 발굴·선정하여 경험 속의 약업 일상을 생애구술을 통해 드러내고, 또 구술자가 소장 중인 공·사문서와 사진, 일기, 증서, 약재 거래장부 의료(진료) 혹은 약업 일지, 처방전, 비방 秘方, 물증 등의 자료들을 함께 수집·분석했다.

의약업에 종사해온 이들 대부분은 문자 해독 능력은 지녔으되, 신분 상으로는 중인층에 속하여 역사로부터 배제되기는 민중계급이나 마찬가지였다. 일제 강점기나 광복 이후 국가 형성기에도 각각 민족문화 말살과 전통의 폄하 기류에 의해 배제의 대상이 되거나 혹은 주변부로 밀

---

46) Jun Jing, *The Temples of Memories : History, Power, and Morality in a Chinese Village*, Stanford, California : Stanford University Press, 1996.

47) Wachtel, Nathan, Introduction, M. Bourguet, L. Valensi, and N. Wachtel, eds., *Between Memory and History*, New york : Harwod Academic Publishers, 1996.

려났다. 따라서 이들 또한 '역사 없는 사람들'(people without history)에 다름 아니어서 사적인 경험과 기억의 구술, 소장 중인 문서와 물증, 소재가 된 영상이나 문학작품 등의 자료들은 이들의 삶을 이해하고 역사를 기록하기 위한 유용한 사료史料로서의 지위를 갖는다.

일차적으로는 발로 뛰는 연구 활동을 통해 합당한 연구대상자(자료제보자)를 발굴한 다음 친밀관계(rapport)에 기초한 심층적인 면담(interview in depth)을 실시하였다. 필자는 제보자의 구술내용을 녹음기기(net‐MD)로 채록한 후 전사하여 해석을 위한 텍스트(문자 자료)로 생산했다. 사진첩 속의 생애사진(a lifetime photographs)에 대해서는 소장자의 해석 내용을 채록과 함께 디지털 카메라로 접사하거나 스캐닝한 다음 사진과 내용을 조합한 한 쌍의 텍스트로 만들었다.

소장 문서나 물증 또한 유사한 방식으로 수집하였다. 한의약업인을 소재로 한 영상자료(방송 콘텐츠)나 문학작품 또한 여러 경로를 통해 수집·분석한 후 유사한 방식으로 정리했다. 필자는 이러한 모든 사료들을 일정한 방식으로 집성(archiving)한 후 궁극적으로는 근·현대 한국 전통의약의 지속과 변화를 이해·해석하고 기록하는 데 활용하였다.

이와 같이 발로 뛰는 제보자 중심의 현지조사 외에 전통의약의 지속과 변화에 직·간접적인 영향을 미친 사건이나 인물, 관련 기관이나 단체의 실무자 등에 대해서도 주목하였다. 국가의 정책 과업으로 추진되어온 의약 관련 사무의 특성상, 상당수의 공적인 문서자료가 남아있을 것으로 판단하여 관련 기관이나 단체 혹은 도서관을 통해 공문서나 연구자료, 기사(신문·잡지), 문헌, 제도나 법령 등도 수집·분석하였다.

연구의 범위는 다루고자 하는 내용의 시간적 깊이와 연구대상자의 수와 연령, 소재지 등으로 나누어 정리할 수 있다. 첫째, 이 연구의 시간 축은 일제 강점기부터 광복과 6.25전쟁, 남북분단, 산업화, 민주화시기를 포함하는 지난 한 세기(20세기)가 된다. 연로한 상태에서도 업을 계속할 수 있는 연구대상자들의 특성상, 전통의약의 지속과 변화에 대한 이들의 생애 구술은 한국 근·현대를 포괄한다.

둘째, 연구대상자 수는 10인 내외이며, 연령은 80대 이상으로 하였다. 심층구술 중심의 연구 특성상 너무 많은 제보자를 조사 대상으로 할 경우 심층연구가 어렵다. 빠르면 10대 중반에 의약업에 입문하므로 80대 이상의 제보자는 일제 강점 말기의 전통의약 사정까지 이야기해 줄 수 있다.

셋째, 연구지역은 조사의 효율성을 고려하여 필자의 연고지인 대구·경북을 중심으로 부산, 경남지역에 한정하였다. 대구에는 350년의 역사와 한의약업인이 밀집한 약령시가 존속함은 물론 3~4대에 걸친 가업 계승업소가 상당수 존재한다.

4. 연구과정과 제보자 개요

1) 연구과정

이 연구는 2006년 1월부터 12월까지 1년 동안 진행되었다. 필자는 이 기간 동안 아래 <표 Ⅰ-1>의 '연구 공정표'에 따라 연구를 진행시켰다. 01월에는 연구진행의 기초를 다지기 위한 준비 작업을 수행했다. 우선 지역의 해당 업권 단체(한약협회 대구지부)를 방문하여 관계자들에 대한 기초 면담을 통해 연구에 합당한 제보자의 소재를 파악하였다. 아울러서 <한약업사 명부>를 비롯한 관련 자료를 수집하고 제보자 발굴과 면담을 효율적으로 추진하기 위해 한약협회에 도움을 요청하였다.

〈표 I -1〉 연구 공정표(01 - 12월)

01	02	03	04	05	06	07	08	09	10	11	12
·제보자 선정 ·문헌자료 수집 및 분석		·심층 면담을 통한 구술자료 채록 ·소장 자료(사진·물증·문서) 수집 ·참여관찰					자료 정리 · 집성	자료 분석		보충 조사	집필

02월부터는 한약업사 <명부>[48]에 나와 있는 연락처와 주소를 근거로 우선 대구지역의 원로 한약업사들을 차례로 찾아 나섰다. 이들과의 면담을 통해서는 한약업사의 약업과 생활경험 전반에 대한 구술 내용을 채록하는 외에 소장 문서나 생활물건, 사진 등의 자료들을 수집했다. 문서자료는 스캔이나 복사 위주로, 생활물건이나 사진자료는 내용 채록과 함께 디지털 카메라로 촬영 혹은 접사한 후 제목을 달아 제보자별로 정리했다. 구술 자료는 주요 내용을 '구술자 언어' 중심으로 가능한 채록 후 1주일 이내에 문자 자료로 전환시켰다.

03~07월까지는 매월 3~7회씩의 면담과 이를 통해 수집된 자료를 1차 집성하는 작업을 진행시켰다. 08월에는 이제까지의 연구내용과 방법을 재점검하고, 여러 유형의 수집 자료들을 종합적으로 정리하였다. 09월부터 10월까지는 정리된 자료를 바탕으로 소주제로 나누어 분석했다. 11월에는 새로운 제보자에 대한 발굴과 조사 및 기존 제보자에 대한 보충조사를 실시하였다. 12월 마지막 연구 월차에는 그동안 수집, 정리, 분석된 자료를 종합함으로써 1차년도 연구과정을 최종적으로 마무리하는 작업을 진행시켰다.

수집된 자료들은 원로 한약업사의 약업 활동을 중심으로 채록된 생애사 구술 자료와 소장 중인 공·사문서, 생활물건, 사진을 비롯한 물증,

---

48) 대한한약협회, "대구광역시지부" 『2004회원명부』, 2004, 70~79쪽.(회원 명부는 수년마다 한 번씩 갱신되므로, 2004년의 것이 가장 최근에 간행된 명부이다.)

기타 자료 등을 망라한다. 구술 자료는 연구자의 시각에서 정리, 분석한 것과 '축어의 원칙', '구체의 원칙', '기록자-구술자 구분의 원칙'에 의해 문서자료 형태로 변형시킨 것을 포함한다.

사진자료는 스캐닝 혹은 디지털 카메라 접사방식으로 수집했다. 사진자료는 각 제보자의 생애사실의 단편들을 이미지로 남겨놓은 것과 현재의 삶을 연구자가 직접 촬영한 것으로 나뉜다. 후자는 제보자 초상과 한약방 내외 공간, 각종 생활물건, 문서 등을 포함한다. 이들 사진자료는 이미지와 내용을 상호 연계시켜 제보자별로 분류·집성했다. 각종 공·사문서와 생활물증은 복사 혹은 디지털 카메라로 접사한 후 영상물과 자료내용을 관련 지워 정리했다.

2) 제보자 개황

2004년 현재 전국적으로는 총 1,725명의 한약업사들이 현업에 종사하고 있다.[49] 경기도와 경북이 각각 216명과 211명으로 가장 많으며 대구는 91명이다. 대구의 경우 이를 구·군별로 살펴보면, 다음 <표 Ⅰ-2>에 나타나 있는 것처럼 중구 54명, 동구 10명, 수성구 7명, 서구 6명, 달성군 5명, 북구 4명, 남구 3명, 달서구 2명 등으로 분포한다. 특히 중구에 59%에 달하는 많은 한약업사가 밀집해 있는 것은 350년의 역사를 갖는 대구약령시가 이곳에 있기 때문이다.

대구의 한약업사들은 대부분(87%)이 60세 이상으로서 최고령자와 최연소자가 각각 92세와 50세이다. 91명의 한약업사 중 1명의 여성을 제외하고는 모두 남성이다. 이를 연령대별로 세분해 보면, 90대 1명(1%), 80대 9명(10%), 70대 33명(36%), 60대 36명(40%), 50대 12명(13%)으로서

---

49) 2006년에는 1,566명으로 2년 사이에 159명이나 줄어들었다. 대한한약협회, 『大韓韓藥協會百年史』, 2006, 882쪽.

60, 70대가 76%로 추축을 이룬다.

<표 I-2> 대구광역시 한약업사 현황

구·군	중구	동구	수성구	서구	달성군	북구	남구	달서구	계
인원(명)	54	10	7	6	5	4	3	2	91
비율(%)	59	11	8	7	6	4	3	2	100
80세+	4	1	2	3	0	0	0	0	10

출처: 대한한약협회, '대구광역시지부', 『2004회원명부』, 2004, 70~79쪽.

위의 <표 I-2>에 의하면, 대구지역의 80세 이상 원로 한약업사는 총 10명이다. 이들 중 일부는 그동안 사망, 폐업, 이주, 발병하거나 인터뷰 거부 등으로 조사가 어려웠다. 이로 인해 조사 시점인 2006년 당시 연령이 79세에 해당하는 1928년 출생자 3명을 연구 대상자에 추가로 포함시켰다. 최종적으로 조사에 응한 대구지역 제보자는 원로 한약업사 8명과 오랫동안 가업을 조력 혹은 계승해온 종사자 2명이다. 연구의 신뢰도를 높이고 '긴급한 제보자'를 좀 더 확보할 필요성에서 경북(경산 1)과 경남(진주 2·사천 1), 부산(3) 등지의 제보자 7명을 추가했다.

필자가 만난 제보자는 아래 <표 I-3>, <표 I-4>와 같이 한약업사 14명(대구 8, 경북 1, 부산 3, 경남 2)과 한약 종사자 3명(대구 2, 경남 1) 등 총 17명이다. 이들 제보자의 연령은 한약업사의 경우 70대 후반(79세) 3명을 제외하면 모두 80대이고, 한약종사자는 40대, 50대, 60대가 각 1명씩이다. 이 중 종사원 1명은 여성 제보자다.

필자는 2006년 2월부터 11월까지 이들 제보자들과 차례로 만나 1인당 1~5회에 걸쳐 2~10시간씩의 면담을 각각 실시했다. 이들 원로 한약업사들은 당대 창업한 5명을 제외하고는 모두 2~4대씩 가업을 계승하고 있다. 4대 계승업소 1개를 비롯하여 3대와 2대 계승업소가 각각 6개와 4개이다. 이중 직계 3대 계승업소 1개는 종조부와 재종숙을 합쳐 방계 5대째 10명이 한의약을 계승하고 있다.

〈표 Ⅰ-3〉 제보자 개요

번호	지역	제보자	출생년도	한약방	비 고	번호	지역	제보자	출생년도	한약방	비 고
1	대구	이기인	1919	선인장	4대 계승	10	대구	박정순	1957	춘원당	3대 계승 종사자
2		홍준희	1919	상고당	3대 계승	11	경북	박경열	1928	동광	당대
3		조우현	1923	일제	2대 계승	12		조덕식	1922	장수당	당대
4		류경희	1924	인산	2대 계승	13	부산	김희정	1926	천일당	2대 계승
5		진영원	1925	진가	당대	14		이시호	1927	동강당	2대 계승
6		박기택	1925	온화당	당대	15		오대준	1921	천수당	3대 계승
7		양명주	1926	춘원당	3대 계승	16	경남	조한제	1928	강민당	당대
8		최종만	1928	향일	방계5대 계승	17		박유홍	1942	보생당	3대 계승 종사자
9		김종식	1948	복원당	3대 계승 종사자			—			

〈표 Ⅰ-4〉 지역별 제보자 현황

제보자	대구	경북	부산	경남	계
한약업사	8	1	3	2	14
한약방 종사자	2	-	-	1	3

제 II 장 한약업사의 역사적 기원과 법적, 사회적 지위

1. 한약업사의 정의와 역사적 기원

1) 한약업사의 정의와 업무 범위

한약업사韓藥業士는 우리나라 보건의료업자 중의 한 부류로서 '한의韓醫'에 대비하여 한약의 전문인을 총칭하는 말이다. 한자 표기인 '한약업사'의 의미는 '한韓', '한약韓藥', '약업藥業', '한약업韓藥業', '사士' 등과 같은 여러 관련 어의를 종합함으로써 설명 가능하다.

'한'은 '대한민국'에서 따온 말로써 근본이 이 땅임을 의미한다. '한약'은 이 땅에서 생산·유통되는 유형물로서의 약재와 그 가공물을 비롯하여 관련되는 약리적 지식과 근본 원리를 포괄한다. '약업'은 양약을 포함한 약 일반을 업으로 삼는 영업이며, '한약업'은 한약을 영업 행위의 대상으로 삼는 일체의 활동과 기능을 의미한다. 여기서 '업業'은 영리를 목적으로 한약을 매매하는 '상업'의 의미에 가깝다. 한편 '사'는 '선비'의 의미로서, 특정 분야의 전문 기능을 사회적으로 인정받은 사람을 일컫는다.

약사법 제37조 1항에 의하면, 한약업사는 '보건복지부령이 정하는 지

역에 한하여 대통령령이 정하는 한약업사 시험에 합격한 자'로 규정된
다. 한약업사는 한약 취급에 필요한 지식과 실무상의 기능을 갖춘 자임
을 특별시·도지사로부터 인정받았다. 이로써 한약업사는 상당한 전문적
지식을 바탕으로 각종 약재를 첩약 형태로 판매하는 한약의 전문인을
의미한다. 하지만 한약업사들은 '업' 글자가 '상업' 혹은 '업자業者'를
연상시킨다는 점을 지적하며, 지식 서비스의 전문성과는 거리가 먼 한
약을 단순 판매하는 상인 수준의 비하 격이자 차별의 명칭임을 주장한
다. 아울러서 제도권 보건의료 전문인을 지칭하는 '사師'와는 달리 운전
사, 이발사, 병아리감별사 등 단순 기능을 다루는 부류들에 비견되는 명
칭이라고 인식한다.

실제로 한약업사 자격은 특별시·도지사가 주관하는 시험에 의해 인
정되는 '영업 허가'의 성격으로서, 보건 관련 중앙부처의 장관이 지위를
인정하는 의사와 한의사, 치과의사, 약사, 간호사 등 다른 제도권 보건
의료인의 국가적 공인과는 차이가 있다. 한약업사들은 1951년 의료법
제정 시 이 문제와 관련하여 한의사와 병립하는 '한약사' 제도 설정을
국회 보건 분과위원회를 통해 상정한 바 있으나 성사되지 못했다. 당시
보건사회부 약정국장(정경모)은 '의·약을 분리할 수 없는 한방의 특성상
한약사 제도는 불필요하다'는 입장을 내세우며 반대했다.[1]

이로 인해 이들은 1971년 '한약업사'로 개칭되기까지 광복된 지 25
년이 지나도록 일제 강점기에 만들어진 '한약종상漢藥種商' 명칭으로 줄
곧 일컬어져 왔다. '의생醫生' 명칭과 마찬가지로 일제 강점기 한약종상
명칭은 실제로 약재를 단순 매매하는 상인 수준의 한약업자로 지위가
격하되었다. 일제는 식민지 통치의 일환으로 서양의약 위주의 의료정책
을 추진하면서 전통의약의 고유성은 인정하지 않은 채 통제와 활용, 관
리의 대상으로만 인식했다.

---

1) 대한한약협회, 위의 책, 380쪽.

현행 약사법 제36조 2항은 한약업사를 의약품도매상과 함께 의약품 판매업에 종사하는 한 부류로 간주하며, 업무의 범위를 '환자의 요구가 있을 때 기성 처방서에 수재된 처방 또는 한의사의 처방전에 의하여 한약을 혼합 판매할 수 있다'고 명시한다. 여기서 '기성 처방서에 수재된 처방'이란 『동의보감東醫寶鑑』이나 『방약합편方藥合編』, 『향약집성방鄕藥集成方』, 『사상의학四象醫學』등 한의약계에서 인정하는 11종의 한방고서에 들어 있는 여러 처방을 의미한다.

한약의 '혼합 판매'는 한약업사의 법적인 업무 영역이자 권리에 해당하는 '업권業權'으로서, 각각의 처방에 나와 있는 대로 여러 가지 약재들을 일정 양만큼씩 혼합하여 첩약으로 판매함을 의미한다. 이러한 한약업사의 업무 영역은 '약을 지어 판다'는 말로 집약되는데, 자동식 약탕기가 보급되기 전에는 한약방에서 첩약으로 포장해서 팔았다. 관련 약사법 조항에 명시된 '한의사의 처방전에 의하여'라는 말은 한편으로는 한의약의 분업화를 함의하면서, 다른 한편으로는 한약업사의 전문성 훼손을 암시한다.

한약 처방은 집증을 통한 환자 진료와 병증의 판단을 전제하므로 현행 의료법의 '혼합 판매' 규정은 의미상 상당한 혼란을 야기한다. 업권의 이해관계와 관련하여 한의사 집단에서는 한약 판매를 위한 한약업사의 '진료'나 '처방' 행위는 있을 수 없다고 주장한다. 반면 한약업사들은 기성 처방대로 여러 약재를 섞어 판매하기 위해서는 먼저 합당한 처방을 정해야 하기 때문에 환자의 병증에 대한 판단이 선행될 필요가 있다고 본다.

의사에 의해서만 진료나 시술, 처방이 가능하다는 한의사 집단의 주장도 이해되지만, 병증에 적합한 약을 짓기 위해서는 반드시 진찰과 처방이 선행되어야 한다는 한약업사의 주장도 타당하다. 한약업사들도 의사만이 진료나 시술이 가능하다는 현행 의료법을 수용하나, 처방을 정해야 하고 또 병증과 체질에 따라 배합되는 약의 종류나 양이 각기 다르므로 최소한의 가미나 가감이 필요하다고 본다.

이와 더불어서 한약업사들은 일제 강점기부터 인정해온 '한약품의 처방제조' 업무 규정을 '혼합 판매'로 축소시킴은 기존의 관행에도 배치된다고 항변한다.[2] 특히 체질 변화와 약성 저하로 인해 기성 처방대로 할 경우 충분한 약효를 낼 수 없는 현실은 한약업사의 입지를 더욱 취약하게 만든다. "법대로 하면 약 한 첩 팔기 어렵다"는 한약업사들의 말은 '혼합 판매' 기능이 갖는 이와 같은 업무 범위의 경직성을 의미한다. 최근 한약업계에서 '혼합 판매' 기능을 '한약 조제판매'로 변경시켜 줄 것을 정부 당국에 요청함은 이 때문이다.[3]

2) 한약업사의 역사적 기원

위의 내용처럼 '한약업사' 명칭은 일제 강점기 한약종상으로부터 유래하여 1971년 지금의 것으로 변경되었다. 1986년에는 한의약의 자주성 확립 차원에서 '한漢'이 '한韓'으로 바뀌면서 '한약업사韓藥業士'로 최종적으로 굳혀졌다. 최근 한약업계에서는 한약업사의 고령화와 수적인 감소가 현저한 사정에서 2000년부터 배출되기 시작한 신진 한약사에 대비하여 '전통한약사' 명칭으로 변경시켜 줄 것을 당국에 건의하고 있어 향후 변화가 주목된다.[4]

오래 전부터 한의사와 한약업사 간에는 업권 확대라는 현실적 이해관계를 두고 업무 기능과 관련한 이른바 '뿌리논쟁'을 펼치기도 했다. 전자는 질병치료 기능과 관련하여 전산업사회의 '관의官醫' 전통으로부

---

2) 일제 강점기 한약종상의 업무권은 '한약품의 처방조제와 무역판매'로 설정되었다. 白石保成, 『朝鮮衛生要義』, 1918, 101~124쪽 참조.
3) "한약업사 운영 전반에 관한 실태조사" 「大韓韓藥新聞」 107호(1면), 2006년 2월 25일.
4) 위 기사 참조.

터 민간 '의원醫員' 혹은 일제 강점기 '의생'에 이르기까지 한의사의 기능은 일관된 맥이 있음을 주장한다. 이에 비해 후자는 장구한 민간의료 전통으로부터 자연적으로 약을 잘 아는 전문인이 생겨나 스스로 약재를 운용하여 사람들의 병을 치료해 주었으므로 기능상 한약업사가 한의약의 모태라고 본다.

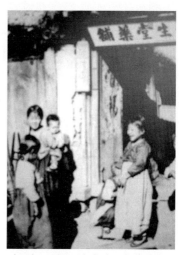

〈그림 Ⅱ-1〉 조선 후기~일제 강점기
한약방 ○生堂藥鋪 입구. 아이들이
널뛰기를 하고 있다.

조선 후기 사적인 의료체계의 괄목할만한 성장으로 민간인들이 의원으로부터 처방전을 받아 약방에서 약을 구입해 병을 치료한 것으로 보아, 오래전부터 의와 약의 분업체제가 상당히 진전되었다.5) 하지만 외형적인 직능의 분화에도 불구하고 환자를 대하여 집증과 처방 후 투약하는 기능은 양자 간에 분별되기 어려울 정도로 유사했다. 한약전문인들은 <그림 Ⅱ-1>의 '○생당약포○生堂藥鋪'처럼, 약방을 개설하여 건재를 판매하면서 때로는 진료를 하거나 각종 한약을 조제했다.

원로 한약업사들의 구술 내용처럼, 일부 한약방에서는 첩약 판매 외에 침구시술 및 환부 절개 후 고약을 붙이는 간단한 외과수술까지 이루어졌다. 전통의약이 한의사와 한약업사로 분화 및 전문화되는 과정에서

---

5) 김호, "18세기 후반 거경 사족의 위생과 의료-흠영을 중심으로-"「서울학연구」11호, 1998, 121~125쪽 ; 신동원, "1910년대 일제의 보건의료 정책-한의학 정책을 중심으로-"「한국문화」제30집, 2002, 354쪽 ; 신동원, "조선 후기 의약생활의 변화-선물경제에서 시장경제로-"「역사비평」75집, 2006a, 388쪽.

도 한의사의 경우 한약 도매 기능만 갖지 않는다는 점만 다를 뿐 양자 간에는 차이를 발견하기 어려웠다. 의료제도의 정비와 더불어서 일어난 업권 갈등은 이와 같은 한의약의 특성과 관련한 양자 간의 기능 미분화 현상과 밀접하게 관련된다.

이상의 사실로 봐서도 한약업사의 역사적 기원을 명징하게 밝혀내기란 쉬운 일이 아니다. 사람들의 건강을 도모하고 질병을 보살펴온 본원적 기능은 예나 지금이나 동일하지만, 이들 전문인의 존립 양태와 성격은 시대에 따라 상이하다. 사적 경제활동을 지향하는 오늘날의 한약업사와 유사한 기능을 갖는 한약전문인의 출현 시기는 언제쯤일까? 그럴 즈음 민간의료는 어떤 모습으로 존재하며, 의와 약의 기능과 분화 양상은 어떠한가? 한약 지식의 전승양상은 한약 전문인의 재생산 시스템과 어떤 방식으로 맞물리며 존재하는가? 이에 대한 명징한 대답은 한약업사의 역사적 기원을 규명하는 데 상당한 실마리를 제공할 것이다.

서울과 지방간에는 상당한 차이가 있었겠지만, 17C 중·후반을 지나면서부터는 지방 사족 중심으로 시작된 민간 약계藥契가 성행하여 영리 목적의 약포(약방) 형태로 차츰 전환되어 나갔다.[6] 이러한 현상이 서울지역에는 17C 중반부터 상당히 확산됨으로써 혜민서나 전의감 등 중앙관아의 의료시스템에 심대한 영향을 미칠 정도였다. 다음은 1659년도『승정원일기』에 기록된 내용이다.

> 또 계啓에 따르면, "근래에 사적인 영업이 성해 공적인 업무가 폐하게 된 것이 이루 헤아릴 수 없을 정도로 많다고 하는데, 이를테면 각 시장과 각 동리의 사약계私藥契가 사기를 쳐서 이익을 도모하는 자가

---

6) 신동원, "조선시대 지방의료의 성장 : 관 주도에서 사족 주도로, 사족 주도에서 시장 주도로-강릉 약계(1603~1482)의 조직과 해소를 중심으로-"「韓國史硏究」135집, 2006b, 1~29쪽(관과 사족 주도에서 영리 목적의 시장 주도로 조선시대 지방의료가 성장해 나가는 과정은 오늘날의 한약방과 같은 전문 약포와 한약 전문인의 시원을 밝히는 중요한 단서가 될 수 있다).

매우 많아 혜민서, 전의감에서 약을 파는 규칙이 거의 폐지될 정도에
이르렀습니다. 이에 약값이 매우 치솟아 그 폐가 이루 헤아릴 수 없습
니다. 청컨대 각 아문의 약방 이외의 사약계를 일체 금지토록 하시옵소
서.” 하니, 상이 말하기를 “계啓대로 하라”고 하셨다.[7]

　위 기사에서 ‘사적인 영업’이라 함은 약방 수준의 사약계의 영리적인
약업 활동을 의미한다. 이것이 각 시장과 동리에까지 성행하여 의료시
책에 혼선을 자아내므로 일정한 억제책까지 거론되고 있다. 영리 목적
의 약방 업태와 한약 전문인의 존재는 17C부터 지속적으로 확산되기
시작하여 18C 말쯤에는 지방에까지 널리 퍼졌다.

　18C 후반에 간행된 『청구야담靑邱野談』 ‘투신제병유년운投身劑病有年
運’에 실려 있는 다음 사례 (ㄱ), (ㄴ)은 당시 서울지역에서 전문지식을
바탕으로 약을 팔며 생계를 꾸려나가는 한약 전문인의 존재양상을 엿보
게 해준다.

> (ㄱ) 동현銅峴(서울 을지로 입구 구리개 ―필자―)에 큰 약국이 있더니 … 문득
> 일인이 와 가로되 “처가 바야흐로 해산하다가 졸연 일신이 뻣뻣하
> 여 불성인사하니 원하건대 양제良劑를 얻어 이 급함을 구하려 하나
> 이다.” 주인이 가로되, “그대가 무심하도다. 약 파는 자가 약간 의술
> 을 안다 하여 혹 병증을 묻는 이가 있으나, 내가 의원이 아니거니
> 어찌 이러한 대병大病에 방문方文을 내리요? 만일 의가醫家에 물어
> 화제和劑를 내어오면 즉시 지어주리다” ….

> (ㄴ) 그 선비가 가로되 “만일 곽향정기산藿香正氣散 3첩을 쓴 즉 즉시 나
> 으리라.” 주인이 웃어 가로되, “이 약은 막힌 것을 내리고 답답한 것
> 을 푸는 방법이니 해산병에 쓴즉 빙탄氷炭이라.”

　위 사례 (ㄱ)은 환자의 보호자가 상황이 다급하여 약국에 급히 달려

---

7) 『승정원일기』, 효종 10년 2월 8일(기사) 원본 154책/탈초본8책(23/30) 1659년
順治(淸/世祖) 16년, 신동원, 위의 글, 21쪽 재인용.

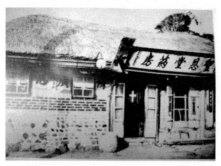

〈그림 II-2〉 조선 후기 한약방 聖恩堂藥房

와 응급약을 주문하자, 혹시 급한 증상에 약을 잘못 지어줌으로써 미칠지도 모를 책임 때문에 약방 주인이 약 짓기를 거절한다는 내용이다. 그러자 약국 주변에서 대화 내용을 엿들은 어느 선비가 곽향정기산 처방을 내린다. 이에 약방 주인은 선비의 처방에 대해 '해산병에 빙탄'이라고 응수함으로써 잘못임을 지적한다(ㄴ)[8].

이로써 당시에만 해도 상당한 본초 지식과 의술을 갖춘 한약 전문인이 약국을 운영하고 있었으며, 일반인들이 위급 상황에서 의술을 기대하고 곧바로 약국을 찾았다는 점이다. 당시 이와 같은 성격의 약국과 전문 종사인력이 전국적으로 상당수 분포했는데, 영·정조대에는 지금의 서울 수서水西 일대에 한국韓局, 약한藥韓, 수서약국水西藥局, 명국明局, 약임藥林, 임국林局, 동국洞局, 약보藥補 등의 한약국이 밀집해 있었다.[9]

이상의 사실을 종합해 볼 때, 서울지역에 국한되기는 하나 환자를 상대로 돈을 받고 약을 지어주는 오늘날의 한약업사와 유사한 한약 전문인들의 존재는 17C 무렵까지 거슬러 올라간다. 이 시기는 민간약계 형식의 약포를 중심으로 여러 약재들이 의약 지식을 갖춘 전문인에 의해 광범위하게 유통되었다. 상업화의 진전과 약령시 발달, '유의'의 전문직업화를 포함한 의약 전문인의 증가 등으로 18, 19C에 이르러서는 지방에까지 사설 약국이 들어섰다. 유득공의 『경도잡지京都雜誌』에 의하면, 약방은 갈대로 발을 만들어 문 앞에 늘어뜨리고 신

---

8) 김대원, "18세기 民間醫療의 成長" 「한국사론」 39집, 1998, 222쪽 재인용.
9) 김호, "약국와 의원" 「조선시대 생활사연구2」, 한국고문서학회 편, 2000, 263~283쪽.

농유업神農遺業, 만병회춘萬病回春 등
의 옥호를 내걸었으며, 이들 약 파는
사람들을 '봉사奉事'라고 불렀다.[10)]

위 <그림 Ⅱ-2>는 조선 후기 약
방의 모습으로 대문에 의료기관 표시
(+)가 있고, 유리창 벽에도 '신농유
업' 글자가 붙어있다. 구한 말 조선반
도를 정치적 목적으로 정탐할 겸해서
전국으로 여행했던 일본인 혼마 규스
케도 당시 지방의 한약방 모습을
<그림 Ⅱ-3>과 같이 스케치했다.[11)]
약방 내부에는 약장과 약연藥碾 및

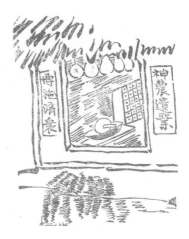

〈그림 Ⅱ-3〉 구한말 한약방 스케치, 1894

괘약한 모습이 보이고, 외벽에는 상징어인 '박시제중'과 '신농유업' 글자
가 새겨져 있다.

2. 한약업사의 법적, 사회적 지위

1) 전근대사회

전근대사회에는 의약이 크게 발달하지는 못했을지라도, 국가 차원에
서 의료제도를 정비하여 의료기관을 설치하고 의료인력官醫을 양성하였
다. 민간 차원에서는 국가 의료혜택을 충분히 받기 어려워 향약이나 전
래의 의료지식, 이른바 '민간의료'에 의해 질병을 다스렸다. 개중에는

---

10) 柳得恭, 『京都雜誌』 '市鋪'
11) 혼마 규스케(최혜주 역주), 『조선잡기』, 김영사, 2008, 34쪽.

민간의료 지식이 탁월하여 전문인으로서의 사회적 인정과 상응하는 지위를 누림으로써 전문 직업인으로 활동했다. 이들은 내방 환자를 맞거나 왕진을 통해 진료와 시술, 처방을 하거나 약국(혹은 약방)을 개설하여 약을 팔았다. 하지만 이와 같은 민간 의료인의 출현은 상업화의 진전에 따른 조선 후기쯤에나 나타난 현상이었다.

직업인으로서의 이러한 민간의료인 외에 학문(유학)을 하면서 익힌 의술을 가족과 이웃에 베풀어온 이른바 '유의'의 역할도 상당했다.12) 특히 양반 사족들은 자신과 가족의 질병 치료를 위해 약계를 조직하여 약재와 관련 정보를 교환함은 물론 당대 이름났던 민간의료 인력을 다방면으로 활용하였다.13) 유의를 비롯한 이와 같은 민간의료 전문가의 증가와 전국적인 약령시 발달에 따른 채약인採藥人과 약상藥商 등 약업 종사자의 증가는 민간 부문에서 전문 의료인의 탄생을 예고하였다.

따라서 조선시대까지만 해도 민간부문의 한약전문인에 대한 자격을 규정하는 시험제도와 약재 유통을 관리하기 위한 국가정책은 존재하지 않았다. 의약서적을 통독하거나 실물 경험을 쌓아 한약에 능통한 자들은 '주부主簿'14) 혹은 '봉사'15)로 존칭되며 전문성을 사회적으로 인정받

---

12) 김대원, 앞의 글, 222~229쪽.

13) 이문건의 「묵재일기」와 유희춘의 「미암일기」, 유만주의 「흠영」 등과 같은 사적 기록물은 당대 사족들의 이러한 의료생활의 일면을 엿볼 수 있게 해준다.[(김호, "18세기 후반 居京 士族의 위생과 의료−「흠영」을 중심으로−" 「서울학연구」 제11호, 서울시립대 부설 서울학연구소, 1999, 112~144쪽 ; 李揆大, "朝鮮時代 藥局契의 一考察"「又仁金龍德博士停年紀念史學論叢」, 1988 ; 이규대, "영동지방의 향약·동계"「한국의 향약·동계」(향촌사회사연구회), 서울 : 동화인쇄공사, 1996, 55~63쪽 참조.]

14) '주부'는 내의원이나 전의감 등 조선시대 중앙의료기관에서 약재를 관리했던 종6품 의관직에 해당한다.

15) '봉사' 또한 조선시대 중앙의료기관(내의원)의 말단(종9품) 약재관리였는데, 유득공의 「경도잡지」 '시포市鋪'에는 한약방 주인으로 지칭되고 있다. 1905년 큰불이 난 대구약령시의 복구 작업에 성금을 기탁한 사실을 기록한 비문에도 '봉사'라는 직함이 기탁자 이름 앞에 붙어 있다.

았다. 침구와 가전 비약 및 비방 등을 익혀 의술이 뛰어났던 피재길, 강명길 등 민간의료인 일부는 어의御醫로 등용되기도 했다.

대한제국 시기에는 '작고참금酌古參今'의 정신으로 전통의료와 서양의료가 함께 발전할 수 있는 시스템을 최초로 제도화해 나갔다. 특히 1900년에 제정된 '의사규칙醫士規則'과 '약종상규칙藥種商規則'은 이전에 전혀 논의되지 않았던 민간영역의 한의약에 대한 질 관리, 이를테면 이들의 지위와 행위를 최초로 규정했다. 한의를 지칭하는 의사의 경우 '천지기운天地氣運과 맥후진찰脈候診察 및 내외경內外景과 대소방大小方, 약품온량藥品溫涼과 침구보사鍼灸補瀉를 통달하여 대증투제對症投劑하는 자'로 정의16)되는 가운데 인허시험을 보아 자격을 부여하고자 했다.

한약을 취급하는 약종상에 대해서는 '약품을 판매하는 자'로 정의내리면서 별도의 시험을 거치지 않고 지방관청에서 인허를 내주도록 했다. 한편 대황大黃을 비롯한 63종의 독극약과 반하半夏를 비롯한 46종의 임신금기 약을 규정함으로써 이의 판매를 제한했다. 하지만 이와 같은 조처들은 일제의 국권 침탈과정에서 제대로 시행되지 못함으로써 한약 전문인의 자격과 지위를 제도적으로 정착시키지는 못했다.17)

2) 일제 강점기

비록 '자격'과 '인허'가 식민지 지배의 일환이기는 하나, 민간의료 전문인의 자격과 지위의 제도적 정착 및 사회적 실천이 구현된 것은 일제 강점기 들어서다. 일제는 메이지유신을 통해 이미 자국의 의료체계를 서구식으로 전환시킨 전례18)를 따라 식민지 조선에서도 이를 철저히

---

16) <의사규칙> 제1조. 대한제국 내부령 제27호.
17) 신동원, "1910년대 일제의 보건의료 정책" 「한국문화」 제30집, 서울대학교 규장각 한국학연구소, 2002, 336~340쪽.
18) 신동원, "일본 의료보건의 근대화과정" 「과학사상」 제32호, 2000, 199~217쪽.

실천하고자 했다. 특히 일제는 서구의료 체계의 장점을 활용하여 식민
지 지배체제의 공고화를 도모하고자 했다. 즉 질병 치료에 효과가 빠른
서구의료를 실천함으로써 선진문물의 도입에 따른 장밋빛 전망을 조선
국민들에게 심어주어 궁극적으로는 식민지배에 순응시키고자 했다.[19]

　일제의 식민지 의료정책은 철저하게 서양의료를 지향하면서 전통의
료를 종속시키는 쪽으로 나아갔다. 하지만 전통의료를 전면적으로 말살
하지 못한 것은 식민지 조선국민의 전통의료에 대한 기존의 의존심리가
클 뿐만 아니라 아직 서양의료가 이를 대체할 만큼 뿌리를 내리지 못하
였기 때문이다.[20]

　또 하나 지적할 수 있는 점은 전통의료, 특히 민간부문의 의료에 대
한 일제의 관심은 이를 진흥시키기 위한 것이라기보다는 통제와 자원
수탈, 지배를 위한 ‘활용’의 성격이 강하다는 데에 있다. 아울러서 급격
한 전통의료의 말살은 조선 민중, 특히 예전부터 의료에 종사해온 기득
권 의료인들의 상당한 저항을 야기할지도 모르므로 이에 대비한 유화책
의 일환이기도 했다.

　이런 여러 이유와 목적에서 일제는 한약종상에 대한 ‘통첩’(1912년)과
‘의생규칙’(1913년), ‘안마술·침술·구술영업 취체규칙’(1924년)에 기초하
여 의생, 한약종상, 침술사, 구(灸)술사 등을 망라한 민간의료의 제도화
를 꾀하였다. 그러면서 전통문화의 폄하와 억압 및 식민통치 순응을
유도해 나가는 연장선에서 민간의료에 대한 간섭과 지배를 강화해 나
갔다.

　일제는 전통적인 민간의료 영역을 의와 약으로 분리시키는 가운데
‘의생’ 내지는 ‘한약종상’으로 그 지위를 격하시켰다. 이는 의사, 약제사
등 서양의료 전문가에 대해서는 명칭에서 전문성과 사회적 존경의 의미

19) 이종찬, 『동아시아 의학의 전통과 근대』, 서울 : 문학과 지성사, 2004,
　　51~53쪽.
20) 신동원, 앞의 글, 2002, 340~347쪽.

를 지닌 '사師' 자를 사용하는 반면, 전통의료 전문인에 대해서는 의술을 배우는 단계의 저급한 수준 내지는 영리 목적으로 약재를 매매하는 단순한 상인 정도의 '생生'이나 '상商'으로 표현하기 때문이다.

일제는 특히 한약에 대해서는 대단히 부정적이었으므로 한약종상에 대한 지위를 뚜렷하게 명시하지도 않았다. 그러면서 한약종상이 한의약 인력 중 다수를 차지하여 민중의 의약생활에 가장 밀접하게 관련되어 있었기 때문에 '법규에 허하는 범위 내에서 영업을 하도록 통첩'하였다. 의와 약의 기능 분화에도 불구하고 실제로는 확연한 구분이 이루어지지 않아 한약종상이 약을 팔기 위해 진맥과 진찰을 하는 일이 흔했다.[21]

일제는 한약 전문인의 제도화를 소홀히 한 채 한의 전문인도 영구의생永久醫生, 한년의생限年醫生, 한지의생限地醫生 등으로 분리하고 자격 연한을 제한함으로써 궁극적으로는 전통의료를 억제하였다. 아울러서 의사나 약제사 등 양의약 부문은 총독부 위생국에서 관장한 반면, 전통의약은 경무국 관할 하에 둠으로써 차별과 감시와 지배의 대상으로 전락시켰다.

3) 현대사회

일제의 전통의약에 대한 이와 같은 왜곡된 시선은 광복 이후 대한민국 정부의 의료정책에 상당 부분 투영·지속됨으로써 동서양 의료의 균형적인 발전을 가로막는 걸림돌이 되어 왔다. 전통의료의 경우, 1960년대 중반 이후부터 비로소 전문 인력을 양성하기 위한 공식적인 교육체계가 한의 중심으로 마련되었다. 하지만 서양 의료인력 양성기관이 대부분의 국립대학에 설립되어 있는데 비해, 한의약 관련 학과는 2008년 설립된 한의학전문대학원 단 1곳(부산대학교)에 불과하다.

---

21) 위의 글, 253~256쪽.

한약업사 충원은 특별시장이나 도지사 주관으로 간헐적인 시험에 의해 이루어지다가 1983년부터는 아예 중단되어 버렸다. 의료집단 간의 이해관계로 인해 한약 전문인을 양성하기 위한 교육기관의 설립 또한 오래 동안 실현되지 못하다가 최근에야 비로소 단 3개 대학에 개설되었을 뿐이다. '한의학과와 약학과가 동시에 설립되어 있는 대학이라야 한약학과 설치가 가능하다'는 규정 혹은 언설은 업권 이기주의에 의료정책이 편승한 듯한 인상을 준다.

한약의 정체성이 훼손된 이러한 의료정책은 한약업사의 약업 활동에 제약을 가함은 물론 법적, 사회적 지위를 애초부터 상당히 불안정하게 만들었다. 이는 한약업사를 주류 의료체계의 보완적, 한시적 지위로 규정한 의료정책의 결과였다. 다음은 이러한 사실에 대한 한약업사들의 공통된 인식이다.

> 동일한 약의 전문인으로서 판매업을 하고 있는데도 양약을 취급하면 '약사藥師'라는 면허자격을 주는 반면, 한약을 취급하면 '한약업사'란 명칭을 붙인다. 한약업사에게는 특정지역 내에서만 약업을 허가하는 '한약업사 허가증'을 교부함으로써 마치 비전문인 자격의 판매업자와 같은 인상을 심어주었다. 그리고 몇 가지 약재를 섞어 다른 효과를 내는 약을 만드는 것을 두고 양약의 경우에는 '조제 판매'라 하는 반면, 한약의 경우에는 '혼합 판매'란 용어를 사용케 함으로써 양약 판매에는 부가세를 면제시키고, 한약 판매의 경우 부가세를 부과하여 한약을 쓰는 서민 대중의 보건 부담을 가중시키고 있다. 법제상으로 한약업사가 영업허가를 취득하면 자격 면허를 주지 않은 채 실제로 한약을 지어서 판매할 수 있도록 하면서, 항상 한약업을 궁지로 몰아넣을 때는 한약업사들의 자질이 낮다는 점을 앞세워 부당한 대우를 한다. 그러나 한약업사들이 스스로 자격향상을 위해 약사들과 같은 전문교육기관의 설립을 요구하면 이를 묵살시켜 왔다.[22]

---

22) 약령시부활추진위원회, 앞의 책, 314~315쪽.

설상가상으로 1983년 이후 한약업사 충원이 중단됨으로써 기존 인력이 점차 감소함과 동시에 노령화가 가속화되고 있다. 한약업사의 지위가 법적으로 보장은 되나 기존 인력에 한정될 뿐, 이의 재생산시스템이 무너짐으로써 잠재적 지위는 상실된 것이나 마찬가지다. 최근 한약학과를 비롯한 유사 관련 학과들이 설치되기는 하지만, 계승 단절의 긴 공백을 메우기는 어렵다. 나아가 정체성 약화와 세력의 열세, 기능 축소 등으로 인해 기존의 한약 전통을 잇기에도 역부족이다.

한약학과는 약학대학 내에 소속되어 있어 정체성을 상당 부분 상실하고 있다. 한약사의 한약 취급 기능 또한 이른바 한약조제약사[23] 수준의 100가지 처방에 한정되고 있다. 전국적으로 3개 학과에서 연중 100명 내외의 졸업생이 배출될 뿐이어서 이들이 기존의 한약업사 기능과 지위를 계승하기는 어려운 실정이다.

이와 같은 사정에서 일부 한약업사들은 자녀에게 한의 쪽으로 가업을 계승시키고 있지만, 진학에 실패하는 경우에는 계승 의지가 있다 하더라도 불가능하다. 따라서 누대에 걸쳐 가업으로 전승되던 한약 전통이 단절됨으로써 가전家傳되어온 비방을 비롯한 소중한 민간지식과 한약 생활문화가 멸실되어 가고 있다. 일부 원로 한약업사들은 다음 구술 인용문처럼 업권 수호를 위한 투쟁을 일찍부터 왜 가열 차게 추진하지 못했는가에 대한 뼈저린 자성을 한다.

> 건국 직후에는 한약업사 수효도 많았거든요. 이럴 때 정부를 상대로 해서 로비도 좀 하고 조처를 취했으면 법도 이런 식으로 열세한 상태로까지는 되지 않았을 것인데 … 모두 자기들 먹고 살만 하니까, '법 이거야 어떻게 되든지 장사해가 내 식구 먹여 살리고 이렇게 하면 안 되겠나?' 이렇게 더욱 안일한 생각을 해왔기 때문에 우리가 현재 이런 고통을 당하고 있는 것 같아요.[24]

23) 한약을 조제, 판매할 수 있는 약사.
24) 박기택(1925년생, 온화당한약방) 제보. 2006년 3월 27일(3-05LH27032006박기택001).

아울러서 한약업사들은 정부의 의약정책 및 경쟁 업권의 이기주의 행태에 대해서도 강력하게 비판한다.

> 이거는 밑에 사람들이 조상에게 뺨때리는 격이다. 제국시대부터 한약방과 한약종상이 있어왔는데, 현재 이렇게 허세하게 해놓다니 말이 됩니까? 부산에 정부가 있을 때부터 한약업사들이 힘을 합쳐 한의과대학 만들었잖아요? 원리와 순서를 대한민국에서는 막 무너뜨려 버렸잖아요? 과거가 그렇다면 지금의 보사부(보건복지부)는 무엇 하는 것이냐? 과거에 우리도 [약]망태 둘러메고 약 캐러 다니면서 실물 조사를 많이 해보았어요. 약 캐서 팔려고 우리 집에 수십 명씩이나 오기도 했어요. 그런데 이제는 중국약이 있어야 처방을 낼 지경입니다. 중국 약은 금은화 金銀花 1근에 1,800원인데, 국산 약은 3,200원입니다. 하지만 나는 여태 중국 약을 써본 적이 없어요. 지금은 약을 많이 재배하잖아요? 입동 '전3일 후3일' 하는 시기에 채취해야 약성이 제대로 나는데 맘 대로입니다. 보사부에서는 무엇 하는지 모르겠어요. 이런 것을 관리·감독해주어야지요.25)

'밑에 사람들이 조상에게 뺨을 때린다'는 인류 파괴의 언설은 한약업사의 업권과 지위 훼손 사실을 비판하는 가장 극단적인 표현이다. 한약업사들은 지금까지의 의약정책에서 이처럼 '원리와 순리가 무너지도록' 방조한 책임이 일차적으로는 정부에 있다고 본다. 한약업사 시험 중단과 한약대학 설립의 무산 및 양약계의 한약조제약사 배출은 모두 상식과 원칙을 무시한 대표적인 정책사례로 인식된다. 나아가 정부의 한약 유통정책과 관련하여 외국산 약재의 무분별한 반입과 국내산 약재의 채취시기를 관계 기관에서 제대로 관리·감독하지 않음으로써 약성의 저하와 약가 상승을 부추긴다고 비판한다.

이러한 연장선에서 한약업사들은 한약방 영업소 이전 제한 규정을 들며, 현행의 한약정책은 가장 비민주적이고 전근대적인 것이라고 비판

---

25) 양명주(1926년생, 춘원당한약방) 제보. 2006년 4월 15일(3-05LH15042006양명주001).

한다. 즉 의사와 약사, 한의사는 신고만 하면 전국 어디든지 마음대로 영업할 수 있는데 비해, 왜 한약업사만은 이동의 자유를 제한받아 왔는가 하는 점이다. 한약업사들의 끈질긴 노력으로 그동안 상당히 완화되긴 했지만, 제한 규정의 뿌리는 여전히 남아 있다. 한약업사들은 영업지역 제한을 완전히 없애기 위해서는 현행의 한약업사 '허가제'가 '면허제'로 바뀌어야 한다고 주장한다.

 '한약업사 허가' 제도는 한약업사들로 하여금 특정 지역에서만 영업을 할 수 있도록 규정한 것이지요. 그런데 자격증만 있으면 지역에 구애 없이 영업할 수 있어야 해요. 이런 걸 정부에서 관여해서는 안 되는데, 한약업사들만은 자기 마음대로 움직이지 못하고 있지요. 이는 모순덩어리입니다. 시대적 분위기가 자유주의로 흐르는 상황에서 이는 시류에 완전히 역행하는 것이지요. 이런 시대에 오래 전의 이 같은 비민주적인 관행이 아직도 계속되고 있습니다.[26]

이와 같은 영업소 이전 제한조처는 무의면 의료의 보완정책과 관련되는 한약업사 지위의 태생적 동기이자 한계이기도 하다. 의사, 약사, 한의사는 영업소 개업 시 관계 기관에 신고만 하면 가능하나, 한약업사의 경우에는 시설규모와 적합성 등 규정 조건을 모두 갖추었는지를 검토한 후 이를 허락하므로 보다 엄격하고 까다로웠다. 아울러서 무의면의 당초 지정된 구역 내에서만 영업하도록 강제당해 왔다. 최근 한약협회에서는 때늦기는 하지만, 영업소 이전 제한의 완전 폐지와 자격제도의 면허제 변경 등 한약업사들의 지위 향상을 위한 몇 가지 사안을 정부 당국에 청원해 놓고 있다.[27]

---

26) 박기택(1925년생, 온화당한약방) 제보. 2006년 3월 27일(3-05LH27032006박기택001).
27) "한약업사 운영 전반에 대한 실태조사"「大韓韓藥新聞」107호(1면), 2006년 2월 25일.
  첫째, 광역시장이나 도지사 관할의 현행 한약업사 '자격제도'를 보건복지부장관이 관할하는 '면허제도'로 변경시켜 달라. 둘째, 한약업사가 과거 침

특히 한약업사들의 '혼합 판매' 기능은 한약 전문인으로서의 전문성이 결여된 단순한 한약의 판매자, 즉 상인 수준으로 격하시키는 의미로 인식된다. 이는 일제 강점기 '한약종상' 개념의 연장으로서 의사나 약사, 한의사처럼 공교육(전문 고등교육)을 받지 않음에 대한 차별화 기제에 다름 아니다. 실제로 한약업사는 환자의 병을 알아내기 위한 조처로서 행하는 진맥이나 문진조차 '의료행위'로 간주되어 금지된다. 처방의 경우에도 기성 의약서에 수재된 본방本方(혹은 고정방) 외에 가감을 통한 임상 경험방(후세방 혹은 비방)도 금지된다. 다음의 여러 언설들은 한약업사의 법적, 사회적 지위에 대한 차별적 시선이 상존함을 함의한다.

> 한의사도 신의사처럼 스승 '사師' 자를 붙여 부르지요. 한약업사들도 스승 '사'를 요구했지만, 이전처럼 약을 주로 판매하는 업종이라는 성격 때문에 결국 스승 '사' 자가 아닌 선비 '사士' 자를 붙였어요. 양의사, 양약사, 한의사는 공식적으로 교육을 받는다고 그런대요. 이거는 업권 간의 권력 문제와도 많은 관련이 있다고 봐요.28)

> 한약업사들의 현행의 약업 실천은 환자 개개인의 병증과 체질 특성, 약재의 성질을 고려한 가감과 온량溫涼, 보사補瀉 등에 기초하므로 상당한 전문성과 지적 판단을 필요로 해요. 하지만 한약재의 단순 '혼합 판매'라는 법적 규정은 한약업사의 지적 능력과 전문성을 인정하지 않겠다는 것이지요. 이는 일제시대 민족의약을 폄하시키기 위해 일제가 '한약종상'이라고 취급하던 것과 다를 바 없습니다.29)

구 시술까지 하던 기능에 준하여 한지한의사 자격을 부여하라. 셋째, 한약업사 명칭을 신규 배출 한약사와 대비하여 '전통한약사'로 변경하라. 넷째, 영업소 이전의 제한을 완전 폐지하라. 다섯째, 한약업사 허가증을 '한약방 허가증'으로 명칭을 변경하라. 여섯째, '혼합판매' 기능을 기성 처방에 따른 '한약조제'가 가능한 것으로 변경하라.
28) 홍준희(1919년생, 상고당한약방) 제보. 2006년 3월 25일(3−05LH25032006홍준희001).
29) 박기택(1925년생, 온화당한약방) 제보. 2006년 5월 10일(3−05LH10052006박기택001).

원칙적으로 한약업사는 처방전을 못 쓰게 되어 있습니다. 기성 처방 혹은 한의사가 낸 처방전에 의해서거나 환자의 요구에 의해 혼합 판매 할 수 있도록 되어 있어요. 내가 진맥, 진찰해 가지고 알아서 [약을] 짓도록 되어 있지 않습니다. 그러면 의료법에 위반이 되거든요. 만일 보건소에서 단속이라도 나오면 처방전을 없애야 합니다. 놔두면 안 되 거든요.[30]

이전에는 면허지역이 정해지면 절대 이전이 불가능했어요. 면 혹은 동 단위로 인원이 지정되었어요. 한의사들은 신고만 하면 어디든지 영업 을 할 수 있어요. 한의사와 한약업사 간에는 차별이 많아요.[31]

한약업사들도 과거 업권 수호와 지위 향상을 위한 노력을 결코 게 을리 하지는 않았다. 한약업사들은 광복이 되자마자 일제에 의해 폐시 된 약령시를 복구하고 한의사와 한약종상 시험 및 한의약대학 설립을 추진하였다. 아울러서 한약전문인의 지위를 규정하는 명칭과 영업장소 규제를 비롯한 기존의 약사법령 개정을 위한 투쟁은 물론 약사의 한약 조제권 침탈기도에 대한 한의사단체와의 공동투쟁도 전개하였다.[32]

한약업사들의 1차 법령 개정운동은 1961년 12월 한약사 제도 설치, 영업장소 이전절차 간편화, 한약종상 시험의 매년 실시 등을 골자로 하 는 '진정서 및 한약종상 허가규정 개정안'을 관계 요로에 제출하면서 시작되었다.[33] 이와 같은 노력이 아무런 성과가 없자, 한약업사들은 1969년 10월 '한약종상' 명칭을 '한약사'로 변경하는 것을 비롯하여 영 업장소의 자유로운 이전과 자가 판매용 환·산제丸·散劑 제조의 합법화, 신간 한의약서의 법정의약서 인정 등을 주장하며 제2차 약사법령 개정

---

30) 최종만(1928년생, 향일한약방) 제보. 2006년 8월 24일(3 – 05LH24082006최종만001)

31) 박기택(1925년생, 온화당한약방) 제보. 2006년 5월 10일(3 – 05LH10052006박기택001).

32) 자세한 내용에 대해서는 다음을 참조하시오. 약령시부활추진위원회, 앞의 책, 265~328쪽 ; 대한한약협회, 앞의 책, 769~827쪽.

33) 약령시부활추진위원회, 앞의 책, 266~273쪽.

운동을 전개하였다.[34] 이러한 운동은 업권 수호를 통해 한약업사의 법
적, 사회적 지위를 향상시키기 위한 노력에 해당하는데, 다음은 1차 법
령 개정운동의 '진정서' 일부이다.

> ~오등吾等 3천7백명의 한약종상들은 소위 의약품 판매업자라고 하
> 여 민주국가에서 볼 수 없는 주거의 자유를 박탈당한 자로서, 일평생을
> 제한된 '시市의 동洞' 또는 '일면一面' 내에서 이탈하지 못하는 법의 제
> 재를 받는 소위 '죄 없는 죄인생활'을 하지 않으면 아니 되는 억울한
> 환경에 처하고 있으며 … 한일합방 이전에는 한약 취급하는 사람들을
> 존칭하여 '한약주부漢藥主簿'라 통칭하여 오던 것을 일제 식민정책에 의
> 하여 부당한 '한약종상'이란 명사를 붙여 일개 '상인'으로 취급하여 오
> 던 습관화된 모순된 제도가 해방 이래 오늘에 이르기까지 존속되고 있
> 다 함은 실로 유감스런 처사라 생각되지 않을 수 없다.[35]

한약업사의 지위를 강화시키기 위한 이와 같은 노력에도 불구하고,
1971년의 약사법 개정에서 대부분의 요구들은 실현되지 못하고 기존의
한약종상 명칭을 한약업사로 개정하는 데 그쳤다. 한약업사 명칭에는
기존의 한약종상에 비해 지식집약적인 직업전문성의 의미가 더 많이 내
포되어 있다. 그럼에도 불구하고 한약업사들은 여전히 '장사'의 '업業'
자가 첨부되어 있고, 전문성과 존경의 의미를 지니는 '사師'가 아닌 운
전사나 토목기사와 같은 단순 기능인의 '사士'를 구별하여 사용하는 데
대해서는 차별적인 처사라고 항변한다. 실제로 한약업사들은 줄곧 의료
정책의 의사결정 구조에서 배제됨은 물론 한약 조제권이 양약사에게 분
점되는 등 권리의 많은 부분을 잠식당했다.

이상의 논의를 통해 볼 때 한약업사의 법적, 사회적 지위는 그 태생
적 한계와 업권 경쟁의 틈바구니에서 전문성을 위협받을 정도로 불안정

---

34) 같은 책, 273~275쪽.
35) 대한한약협회, 앞의 책, 2006, 393쪽.

한 상태를 유지해 왔다. 한약종상과 한약업사 명칭이 한약의 전문성을 제한하는 '상징적 강제'라면, 허가제에 의한 배치 인력과 영업소 이동의 제한 규정은 한약업사 지위를 지속적으로 주변화 하여 장기적으로는 무력화시켜온 '실질적 강제'에 해당한다. 1983년 이후 중단된 한약업사 시험 금지는 실제로 이들의 법적, 사회적 지위의 재생산을 불가능하게 함으로써 존립을 위태롭게 만들었다.

제2편 한약 입문과 지식·기능 습득, 자격 취득

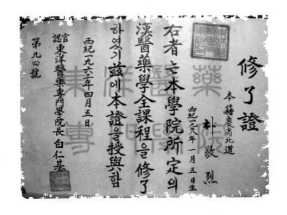

제Ⅲ장 한약 입문과 지식·기능의 습득

1. 가족사적 배경과 한약 입문

한약업사들이 한약에 입문하는 데는 보통 가업 계승 관행 및 한약업에 종사하는 친인척의 영향이 컸다. 한약업사들은 일반적으로 약업을 가家의 경제적 기반이자 사회적 평판과 정체성의 총체로 인식하여 가능한 이를 대대로 계승해나가는 것이 바람직한 것으로 인식했다. 친인척 관계의 사람들 또한 한약에 입문할 요량으로 약업을 하는 집안사람 밑으로 들어가 일을 거들어주며 한약을 익혔다. 제보자 중 이기인과 홍준희, 오대준, 조우현, 박유홍, 김종식 등은 가업 계승을 한 사례이며, 최종만과 진영원은 한약업사이던 5촌 당숙과 장인의 영향으로 한약에 입문한 경우이다. 가업을 계승하거나 가까운 친인척의 영향에 의해 한약에 발을 들여놓는 경우는 '연고 입문'에 해당한다.

1) 연고입문

원로 한약업사들의 한약 입문과정은 가족을 비롯한 친인척의 영향이 상당하므로 이를 가족사적 배경 속에서 살펴볼 필요가 있다. 전통적인 가족구조에서는 부자관계선이 발달해 있는 가운데, 그 중에서도 출생순

위가 빠른 장남과 부의 관계가 가장 밀접하다. 따라서 가족 중에서 한방 가업을 계승할 의무가 있는 일차적인 대상은 아버지와 가장 가까운 거리의 장남이었다. 가업 계승 한약업사 중 이기인과 양명주는 모두 장남이다. 하지만 차남 이하도 가업을 이었다. 홍준희는 3남 중 막내로 그리고 조우현은 세 손자 중 차손으로 각각 부와 조부로부터 한약업을 계승했다. 이로써 보건대, 전통적인 직계가족 구조에서 장남이 부모를 부양하는 특성상 가업을 계승할 가능성이 크긴 할지라도, 개인의 능력과 의지, 수종隨從 가능성 등의 복합적인 요인들이 작용한다.

11세 때 등창 치료를 계기로 일찍부터 조부의 한약방에 들어갔던 조우현의 한약 입문 사례는 조-손祖-孫 가업 계승을 나타낸다.

> 조우현은 1923년 김천시 감천면에서 3남2녀의 차남으로 출생하여 10세까지 그 곳에서 성장했다. 일찍이 조부가 대구로 나와 한약업에 종사한 반면, 부친은 고향에서 농사를 지으며 살았다. 그는 당시 심한 등창으로 고생했는데, 11세에 대구 대신동 서문교회 부근에서 '남강약방南崗藥房'을 운영하던 조부(조진환)에게로 와서 침과 약물 치료를 하여 병을 고쳤다. 그는 어린 나이에도 불구하고, 약방에서 약을 썰고 약첩을 싸고 약심부름을 하며 조부 곁에서 한약수업을 쌓아나갔다. 그는 한때 약방 일이 싫어 16세를 전후해서는 일본 유학을 포함한 다른 진로를 모색해보기도 했다. 하지만 자신의 의지와는 상관없이 조부의 뜻에 이끌려 할 수 없이 계속 한약방에 눌러앉을 수밖에 없었다.[1]

위 사례처럼, 조우현은 부친이 여러 이유로 가업을 계승할 수 없는 상황에서 손자인 자신이 조부의 약업을 이어받았다. 그는 11세의 어린 나이에 조부의 약방으로 들어왔기 때문에 약업 계승에 대한 아무런 주관적 판단이나 인식조차 없는 상태에서 입문하게 되었다. 따라서 한약을 배우면서도 때로는 현실을 벗어나고자 일본 유학까지 생각했지만,

---

1) 조우현(1923년생, 일제한약방) 제보. 2006년 3월 24일(3-05LH24032006조우현001).

손자에게 가업을 이어야겠다는 조부의 확고한 의지 앞에 눌러앉을 수밖
에 없었다. 위로 형이 있었지만, 일찍부터 일본으로 가서 양방 의술을
배웠기 때문에 차손인 그가 약방 계승자로 낙점된 것이다. 특히 그는
11세 때 심한 등창을 앓아 조부로부터 이를 치료하는 과정에서 결과적
으로 더 이른 시기에 한약에 입문한 셈이다.

한약업은 장남으로 계승되는 경우가 많지만, 계승자의 의지나 능력을
비롯하여 계승자-피계승간의 이른바 '심리적 궁합' 등 복합적인 요인
에 의해 차남 이하로 계승되기도 한다. 특히 한약은 약명과 약성, 처방,
법제, 한약가공 등 활용과 전승을 위한 모든 한약지식이 한학에 기초하
므로 일차적으로는 가정교육이나 서당 공부, 사사 등을 통해 한학에 대
한 기본지식을 쌓아야 한다. 아울러서 한약을 익히는 데도 다년간 선대
의 약방 일에 종사해야 한다. 이로 인해 아무리 장남이더라도 한약 공
부에 뜻이 없다거나 다른 일로 약방 수종이 어려운 경우에는 한약을 계
승하기 어렵다. 아래의 홍준희 사례는 비록 3남임에도 불구하고 다른
형제들보다도 머리가 뛰어나고 수종 태도가 좋았기 때문에 가업을 계승
한 경우이다.

홍준희는 1919년 10월 경북 군위군 부계면 동산동에서 3남1녀 중 3
남으로 태어났다. 집안 어른들의 반일감정으로 7~8세부터 여러 서당을
돌며 한학을 공부하느라 13세가 되어야 비로소 보통학교 3학년에 편입
학할 수 있었다. 그는 조부로부터 부친에 이르기까지 고향에서 한약방
을 운영했기 때문에 어릴 때부터 항시 약을 접해왔다. 부친은 한학에
능하고 약을 잘 알아 간판은 내걸지 않았지만, 사람들에게는 '홍가한약
방' 혹은 '홍약방'으로 통했다. 당시에는 대구의 경우에도 의료시설이라
고는 도립병원이나 남산병원 정도였으므로 시골에는 한약방의 역할이
컸다. 그가 부친의 약방 일을 도우며 한약에 본격적으로 입문한 것은
보통학교를 졸업한 17세 무렵이었다. 위로 2명의 형이 있었지만, 이들
보다 더 총기도 있고 어른들의 말에 순종적이었기 때문에 막내인 본인
이 결국 부친을 수종하며 약업을 계승하게 되었다.[2]

한약업을 가업으로 계승해야 할 당위성이 큼에도 불구하고, 자녀들이 다른 분야에 뜻을 두는 경우에는 계승이 순조롭지 못할 수도 있다. 이런 경우에는 누대로 이어오던 가업이 부득불 단절된다. 어떤 경우에는 이처럼 가업이 계승되느냐 아니면 단절되느냐의 갈림길에서 비록 늦기는 할지라도 아들 중 하나가 자신의 길을 접고 가업을 이어나가기도 한다. 30여 년 동안 대구시청과 경북도청에서 공무원 생활을 하다가 51세에 3대 가업 계승자로 한약에 입문한 이기인의 사례가 이에 해당한다.

> 이기인은 1919년 대구에서 조부 대부터 2대째 한약업에 종사해온 가정에 3형제 중 장남으로 출생했다. 그는 대를 이어 한약방을 하는 집에서 자랐기 때문에 어릴 때부터 자연스럽게 한약과 가까워지게 되었다. 그는 20세를 전후해서부터 경북도청에 공무원으로 일했다. 장남으로서 한약방을 운영하는 부친과 함께 줄곧 생활했던 그는 때때로 부친의 일을 거드는 과정에서 약재 관리와 처방을 비롯한 여러 가지 한약 지식을 어깨너머로 배워나갔다. 동생들도 각자 제 갈 길을 찾아나가고 자신 또한 한때는 섬유업에 종사하기도 하는 등 가업 계승과는 전혀 다른 길을 걸었지만, 마음 한구석에는 언젠가는 가업을 계승해야 한다는 생각이 항시 남아 있었다. 1960년대에는 함께 근무했던 지역의 동료 공무원들이 중앙 정부로 많이 진출했지만, 그는 대구에 그대로 남았다. 그러다가 51세 되던 1969년부터 비로소 공직생활을 접고 부친의 약업을 계승하였다.3)

이기인의 부친은 자식들이 가고자 하는 길을 존중하여 가업 계승을 해야 한다고 강요하거나 권유하지 않았다. 그렇지만 대를 이은 약업은 집안의 정체성과도 같은 것이어서 약업을 계승해온 집안 분위기는 그에게 상당한 영향을 미쳤다. 따라서 그는 장남으로서 줄곧 조부와 부친의

---

2) 홍준희(1919년생, 상고당한약방) 제보. 2006년 3월 25일(3-05LH25032006홍준희001).
3) 이기인(1919년생, 선인장한약방) 제보. 2006년 4월 9일(3-05LH09042006이기인001).

약업을 보아온 터라 언젠가는 자신이 이를 계승해야 하리라는 생각을 항시 지니고 있었다. 특히 박시제중博施濟衆의 정신으로 병들고 어려운 자들을 보살펴온 선대의 약업 활동은 그에게 가업으로서의 약업이 갖는 가치와 의미를 새롭게 각인시켜 주었다.

위의 조우현과 이기인의 사례는 모두 가업 계승이라는 측면에서 직계가족인 조부나 부의 영향에 의해 한약에 입문한 경우이다. 이에 비해 다음 사례들은 5촌 당숙이나 장인, 동서 등 방계친이나 처족의 연고관계에 의해 한약에 입문한 경우이다. 이들은 공통적으로 친인척이 운영하는 한약방에 들어가 일을 거드는 과정에서 한약을 배우고, 한약업사 시험을 통해 면허를 취득한 후 약방을 열었다. 최종만은 공무원 생활 3년 만에 5촌 당숙의 약방에 종업원으로 취직함으로써 한약에 입문했으며, 진영원은 장인의 약방 근무와 동서와의 한약건재상 동업 경험을 거쳐 본격적으로 한약에 입문했다.

> 최종만은 1928년 경북 청도군 금천면에서 3남매 중 장남으로 태어났다. 어릴 때 한학을 공부한 후 고모부가 있던 달성군 공산면으로 가서 심상소학교를 졸업했다. 그 후에는 일본에 있던 아버지에게로 가서 중학과정을 마쳤다. 광복이 되자 귀국하여 고향에 있다가 21세부터 경북 도청에 근무하던 5촌 당숙의 소개로 대구 서부출장소(현 서구청) 호적계 공무원으로 3~4년 동안 일했다. 당시 대구 약전골목에는 종조부로부터 한약업을 물러 받은 또 다른 5촌 당숙이 건재한약방을 운영하고 있었다. 2만원 남짓한 공무원 봉급으로는 먹고살기도 빠듯했는데, 일을 도와달라는 당숙의 권유로 그는 근무가 끝나는 토요일 오후부터 일요일까지 약방에 나가 약을 썰고 약첩을 싸는 일들을 거들었다. 그 과정에서 그는 장차 약을 배워야겠다고 생각하여 25세부터 당숙의 약방에 정식으로 취직하여 10년 동안 줄곧 한약 실물지식을 쌓았다.[4]

진영원은 1925년 경북 고령군 포동에서 2남2녀의 장남으로 태어났

---

4) 최종만(1928년생, 향일한약방) 제보. 2006년 3월 18일(3-05LH18032006최종만001).

다. 그는 보통학교를 졸업한 후 일본 유학을 마음먹기도 했지만, 장남에다 징집을 염려하여 포기한 채 고향에서 삼촌과 함께 포목장사를 했다. 그는 광복을 열흘 앞두고 결국 징집되었으나, 다행히 전쟁터로 내몰리지 않았다. 광복 후에는 대구로 이사 나와 서문시장 포목장사와 집장사를 했다. 하지만 일이 잘 되지 않자, 그는 당시 달성군 공산면에서 한약방을 운영하던 장인의 약방으로 들어가 한동안 일을 도왔다. 그러다가 손위 동서와 함께 6.25전쟁이 끝날 즈음까지 6~7년 동안 대구약령시에서 '덕신약업주식회사'를 운영했다. 그는 약을 구입하러 도매상을 자주 들렀던 이인제와의 교분으로 나중에는 약을 배우러 남산동 그의 약방(이인제약방)으로 들어갔다. 그는 4~5년간 이 곳에서 약방 일 외에 사적인 일까지 봐주며 약을 익히고 또 골동품에 대한 견문까지 넓혔다.[5)]

2) 개척입문

이상의 사례들이 한약방을 운영했던 가족 및 친인척으로부터의 영향에 의해 한약에 입문한 이른바 '연고입문'이라면, 다음의 사례들은 한약을 배워 평생의 직업으로 삼아야겠다는 자각과 결심에 의한 '개척입문'에 해당한다. 개척 입문자들 중 일부는 한약업에 종사하는 가족이나 친인척의 직접적 영향은 없었을지라도, 자신 혹은 가족이 양의약으로도 고치지 못할 정도의 심한 병을 앓다가 한약으로 거뜬히 치료되는 과정을 접한 후 매료되어 입문했다. 일부는 수입 수준과 사회적 평판에서 평생 직업으로 삼을 만하다고 생각하여 한약에 입문하였다.

다음은 젊은 시절 자신의 심장병을 치료하는 과정에서 한약의 놀라운 효능을 체험한 후 입문하게 된 박기택의 사례이다.

---

5) 진영원(1925년생, 진가한약방) 제보. 2006년 2월 4일(3-05LH04022006진영원001).

박기택은 1925년 5월 경북 청도군 각남면에서 3남2녀 중 장남으로 태어나 고향에서 보통학교를 졸업한 후 삼촌이 있던 일본으로 가서 중학교를 마쳤다. 19세(1944년) 때 징병2기로 신체검사까지 받은 상태에서 징집 대기 중이었으나, 마침 광복이 되어 무사했다. 이후 그는 23세부터 고향에서 초등학교 교사로 줄곧 근무했다. 40대 초에는 심장병을 얻어 온 몸에 땀이 자주 나고 심장이 두근거리는 등 건강상의 어려움을 겪었다. 그는 온갖 좋은 신약을 복용해도 일시적인 효과만 있을 뿐 말끔히 나아지지 않았다. 그래서 이전부터 관심을 가지고 한의약 서적을 독습해오면서 쌓은 지식을 바탕으로 대구 약전골목 건재약방에서 약재를 직접 구입해 와서 2제 반을 달여 복용했다. 이후 수년간이나 그를 괴롭혀 왔던 증상들이 말끔히 사라졌다. 이로 인해 그는 한약의 위력과 오묘함에 매료되어 깊이 연구해볼 마음을 먹었다.[6]

박기택은 24년 동안 교직에 종사한 후 40대 중반에 한약에 입문하였다. 그는 당시 시골에서 부인 명의로 신약국 허가를 내어 약포를 운영할 계획도 세우는 등 평소 약에 대한 관심이 많았다. 하지만 그가 한약에 입문하게 된 결정적인 계기는 신약포를 낼 집을 신축하는 과정에서 얻은 자신의 심장병을 한약으로 치료한 일이었다. 이로 인해 그는 한약의 효능에 매료되어 교직 이후의 평생직장으로 삼을 결심을 하게 되었다.

한편 아래의 류경희 사례는 다니던 직장을 잃고 새로운 일자리를 찾는 과정에서 신문광고를 보고 한의약 전문학원에 등록한 것을 계기로 한약에 입문하게 된 경우이다. 당시 같은 동네 친구 2명도 함께 등록하여 공부하다 중도에서 포기했지만, 그는 스스로 결정한 의지를 관철시키기 위해 경북 경산, 강원 춘천, 경기 강화 등 타 지역에 세 번씩이나 원서를 내어 삼수까지 한 끝에 한약업사 시험에 합격했다.

류경희는 1924년 대구시 동구 방촌동에서 태어났다. 어릴 때부터 3

6) 박기택(1925년생, 온화당한약방) 제보. 2006년 3월 27일(3-05LH27032006박기택001).

개월, 5개월, 1년 정도씩 여러 서당을 옮겨 다니며 한학공부를 한 후 보통학교에 들어가 4학년 때 그만두었다. 일제 강점 말기에는 징집되어 남양군도로 이동 중인 과정에서 광복이 되어 무사할 수 있었다. 20세 결혼 후 2명의 자녀까지 낳은 상태에서는 6.25전쟁으로 또다시 입대하여 포항전선에 배치되기도 했다. 제대 후에는 「민족시보사」 대구지부 기자로 8개월가량 근무했지만, 정간 처분으로 그만두게 되었다. 그는 미래 진로를 고민하던 중 대구 동성로의 '성화한의원'에서 개설한 한방전문과정 수강생 모집광고를 보고 한의약 공부를 해야겠다는 결심을 하게 되었다.[7]

스스로의 자각과 결심으로 '개척입문'한 양명주의 사례는 자신의 질병 치료 및 선대의 채약採藥 사업과 한약 중상, 녹용 장사를 했던 경험 등이 복합적으로 작용하였다. 그의 조모와 모친은 대를 이어가며 대구 인근의 비슬산과 앞산, 팔공산 등지로 다니면서 온갖 약초를 채집하여 대구약령시에 내다 팔았다. 결혼 후에는 부인까지 약초를 채집했는데, 그는 한약 중상을 하던 부친을 따라 녹용 판매를 하면서 한약에 차츰 눈을 뜨게 되었다. 결혼 직후부터 생긴 자신의 위장병을 치료하는 과정 또한 그로 하여금 한약에 관심을 갖도록 하는 하나의 계기가 되었다. 거기에다 어려서부터 접했던 한학 공부도 한약에 쉽게 접근할 수 있는 중요한 자산이 되었다.[8]

이상의 사실로 보아 한약업사들의 한약 입문 동기는 가업 계승 목적이나 약업을 하는 친인척의 영향을 비롯하여 자가 치병 체험 및 평생의 직업으로 삼기 위한 자각 등 복합적이다. 가업 계승은 한약업이 가의 경제적 기반이자 정체성의 상징이라는 점에서 구성원 간에 강한 전승의식을 갖는다. 입문과정의 공통점은 연고와 개척 입문을 막론하고 한학

---

7) 류경희(1924년생, 인산한약방) 제보. 2006년 3월 25일(3−05LH25032006류경희001).
8) 양명주(1926년생, 춘원당한약방) 제보. 2006년 4월 15일(3−05LH15042006양명주001). ;
   박정순(1957년생, 춘원당한약방) 제보, 2006년 4월 15일(3−05LH15042006박정순001).
   박정순은 23년째 약방에 수종하며 한약을 전승하고 있는 양명주의 자부이다.

적 기본 소양이 요구되었으며, 경제적 수익과 사회적 평판 모두에서 충분한 유인이 있었다는 점이다.

2. 한약 지식과 기능의 전승방식

1) 한약 지식과 기능의 영역

한약 전승은 한약 지식과 관련 기능을 도제徒弟 형식의 체득이나 독습, 전문인 사사와 집단 강습 등의 다양한 경로를 통해 앞선 세대로부터 배우고 또 이를 후대에 물려줌으로써 계속적으로 이어지는 현상을 의미한다. 한약은 다른 의료 영역과는 달리 이와 같은 전통적인 전승양식을 지속적으로 유지해 왔다. 이는 의료집단 간의 이해관계로 인해 한약 전승을 위한 제도적 장치가 오래 동안 구축되지 못한 때문이다.

고유의 특수성으로 인해 한약 전승은 다음과 같은 몇 가지 특징들을 동반한다. 첫째, 한약 지식과 기능의 전승은 전수자와 전승자간의 전인적 인간관계에 기초한 도제식에 의해 이루어진다. 둘째, 한약지식의 습득은 실물을 육안으로 보고, 손으로 만져 느끼고, 냄새를 맡아보고, 맛으로 느끼는 등 인체의 오감에 의한 경험이 중시된다. 셋째, 한약 전승은 일정한 커리큘럼과 학습교재가 필요 없이 전수자의 행동을 보고 말을 들으며 생각을 좇아가는 이른바 '어깨너머 식'의 학습방법을 따른다. 넷째, 한약 전승은 일상의 일이 몸에 익어지게 함으로써 관련 지식과 기능을 체득하기 때문에 비교적 장기간이 소요된다.

한약 지식과 기능의 전승은 '대물림 전승'과 '고용 전승'의 두 가지 유형으로 나뉜다. 전자는 앞 절에서 살펴보았듯이, 가업 계승 차원에서 위 세대로부터 아래 세대로 한약이 전승되는 것을 말하며, 후자는 전승자가 한약방의 종업원으로 들어가 업무를 수행하는 과정에서 한약 지식과 기능을 배워나가는 방식이다. 대물림 전승은 말할 것도 없거니와 고용 전승의 경우에도 전수자와 전승자 간에 일종의 사제관계 혹은 후견적(patron – client) 관계가 지속적으로 유지된다. 예전에는 대물림 전승이 한약에서 한약으로 이어졌으나, 1983년 한약업사 시험 중단과 한의사 제도의 전문화가 강화되고부터는 보통 한약에서 한의로 전승된다.

한약 지식과 기능은 아래 <표 Ⅲ-1>과 같이 분류된다. 한약지식은 500여종에 이르는 수많은 약재의 이름과 각각이 갖는 모양과 성질, 맛, 약성을 구별해내는 기초지식으로부터 정제와 수치(修治)[9], 관리, 처방, 진찰법 등으로 나뉜다. 한약은 약재의 생산시기와 건조 정도, 절단 방식 등에 따라 약성에 차이가 나므로 각 약재에 대한 최적의 정제 및 수치 방법에 대한 지식이 필요하다. 아울러서 한약은 특정 약재에다 술이나 소금, 식초 등 어떤 재료를 혼합하느냐에 따라 그리고 볶거나 찌고 끓이는 등 열을 가하는 방식과 정도에 따라 약성이 달라진다. 따라서 환자 병증의 정도와 체질에 따라 최대의 치료 효과를 낼 수 있도록 하기 위한 법제 방법에 대한 지식도 필수적이다.

한약 처방은 신체를 보(補)하거나 질병을 치료하기 위한 수만 가지의 약재 배합 방식을 의미한다. 여러 종류의 한의약서에 수재되어 있는 각종 경험방 중 가장 기본이 되는 것들을 종합하여 편찬해 놓은 『방약합편』에만 463종의 처방이 있다. 한약 처방은 여러 약재의 단순한 혼합 이상의 의미를 갖는다. 각각의 처방에는 약재 배합의 효능을 극대화시키기 위해 약재마다 배합의 량이 정해져 있을 뿐만 아니라, 환자의 체질적 특성과 병증의 정도에 따른 가미 내용까지 명시된다. 처방 과정에서 병증과 체질에 따라 본방에 일부 약재를 가감하는 기술은 오래 동안

---

9) '법제法劑'라고도 일컬으며, 약재를 불에 볶거나 찌고 술에 담그는 등의 일을 말한다.

축적된 해당 한약업사의 경험적 지식이 응용되는 부분이다.

〈표 Ⅲ-1〉 한약 지식과 기능

구분	지식·기능 범주	세부 지식과 기능	비 고
한약 지식	한의학 기본지식	해부학, 상한론, 침구학, 약물학	사사, 집단강습
	약재 기초지식	약명, 성상, 기미, 효능	500여 종
	정제 및 법제지식	약재 절단, 건조, 법제	
	관리 지식	약재 수급 및 보관, 고객관리	
	처방 지식	병별 처방내용, 가미처방, 비방	병약, 보약
	식별 지식	원산지, 진위, 품질, 건조 정도	관능 식별
	상담·진찰법	망진, 문(問·聞)진, 절진	4진법
한약 기능	정제 및 법제기능	약재 절단, 건조, 법제	종사원 담당
	중량 달기	약저울 달기	근, 냥, 푼, 리
	약 포장	약첩 싸기	
	제탕	자동약탕기, 약포장기 조작	
	한약 가공	환제, 고제, 산제, 정제	
	약재 관리	통풍, 방습, 방제	저장, 재고관리

약재에 대한 높은 식견은 탁월한 한약 전문인이 되기 위한 일차적인 요건이다. 각 약재는 원산지, 채취시기, 건조 정도, 크기, 수치방식 등에 따라 약성에 상당한 차이가 난다. 한약업사는 이러한 요소를 감안하여 시각과 촉감, 맛, 냄새 등으로 약재의 진위와 품질 및 효능의 정도를 정확히 식별할 수 있어야 한다. 이래야만 우선 양질의 약재를 선별하여 구입할 수 있고, 정확한 투약과 상응하는 약효를 내게 함으로써 개인은 물론 한약업계 전체의 공신력을 높일 수 있다.

한약업사에게는 내방객을 맞아 원활한 상담과 진찰을 통해 각자의 필요를 충족시키기 위한 소통기법도 필요하다. 한약업사는 상호 존중과 신뢰의 바탕 위에서 병증에 대한 허심탄회한 진술을 유도함으로써 정확한 진단과 이에 따른 합당한 처방을 내려야 한다. 상담 및 진찰방법은 크게 망진望診, 문진問診, 문진聞診, 절진切診 등 네 가지로 나뉜다.[10] 망

진은 환자의 신체거동과 안색 등을 육안을 통해 병증을 판단하는 방법
이다. 문진問診과 문진聞診은 병증에 대한 질문과 환자의 신체에서 나오
는 소리를 통해 증상을 판단한다. 절진은 촉진觸診이라고도 하듯, 환부
를 만져봄으로써 병증을 진단하는 방법이다. 여기에는 복부를 만지는
복진腹診과 손목의 맥을 짚어보는 맥진脈診이 있다. 현행 의료법상 한약
업사는 환자의 복부를 만지거나 맥을 짚어보는 등의 이른바 진료행위를
할 수 없다. 이로 인해 한약업사는 망진이나 문진에 의존하지만, 정확한
진단과 합당한 처방을 내리기 위해 대부분 맥진까지 활용한다.

약재의 절단과 건조, 법제, 약 무게 달기, 약첩 싸고 포장하기, 제탕,
각종 한약丸·湯·膏·錠·散劑 가공 등은 한약방 운영과정상 필요한 기능들
이다. 약재 절단기와 자동식 한약추출기가 보급되기 전에는 모든 약재
를 약 작두로 썰고, 처방한 약재를 한 첩씩 첩지에다 포장해서 팔았다.
특히 약을 써는 작업은 약방의 중요한 일거리 중의 하나로서 약 주문량
이 많을 때는 종업원들이 밤을 새워가며 작업했다. 일정 두께와 크기로
절단하되, 한정된 시간에 얼마나 많이 작업하느냐가 중요했다. 일부 한
약방에서는 종사원만으로 일을 쳐내기가 어려울 때는 약 써는 노동력을
고용하기도 했다.[11]

처방에 따라 일정량씩 약 무게를 달아 약첩을 싸는 일도 상당한 시간
과 기술을 요하는 한약 기능에 속한다. 가정에서 소형 약탕기로 약을
달여 복용하던 시절에는 약방에서 하루 분의 약을 '한 첩' 단위로 첩지
에 일일이 포장해서 팔았다. 처방에 따라 약장으로부터 일정량의 약을
꺼내 각각의 첩지에다 배합하는 일도 만만찮았다. 이때 약 무게를 육안
으로 식별할 수 있는 능력이 탁월할수록 약을 더하거나 덜어내는 수고

를 줄일 수 있다. 동시에 일의 효율성을 위해 약 첩지를 숙련되게 싸서 보기 좋게 포장하는 일도 요구되었다. 자동 약탕기와 약 써는 기계의 보급 및 한약재 규격화 사업으로 이와 같은 기능이 이제는 많이 쇠퇴되었다.

2) 장기 수종에 의한 도제식 체득

이러한 한약지식과 기능을 체계적으로 가르쳐 주는 교육기관이 없었기 때문에 한약업사 지망생들은 다년간의 현장 근무를 통해 이를 체득할 수밖에 없었다. 즉 한약방이나 한의원에 종업원으로 들어가 일상의 일을 해나가는 과정에서 어깨너머 식으로 다양한 한약 기능과 지식을 체득하였다. 처음에는 청소와 심부름 등의 허드렛일부터 시작하여 약을 썰고 포장, 작근, 법제하는 기능을 연마한 후 차츰 약재 관리와 처방, 상담 및 진찰법 등을 순차적으로 배워 나간다.

가업 계승을 염두에 둔 경우에는 전수자로부터의 이른바 '기획 전승'이 일부 이루어지기도 했다. 하지만 한약 지식과 기능의 전승은 속성상 일정한 커리큘럼에 의한 체계적인 교육이 어려울뿐더러, 설령 그렇게 한다손 치더라도 효율적이지 못하다. 왜냐하면 약재와 처방의 가지 수가 엄청날 뿐만 아니라, 수학공식처럼 배운 바를 그대로 대입해서 답이 나오지도 않기 때문이다. 따라서 가업 계승의 경우를 포함하여 어느 누구도 애써 가르치려고도 하지 않으며, 배우고자 하는 자도 단기간에 모든 것을 익힐 욕심을 부릴 수 없다.

한약은 '직감의 과학'이자 '경험의 과학'이기 때문에 보통 장기간의 체험적인 실물 수련을 요한다. 한약업사 자격을 얻은 이후에도 꾸준한 연구와 임상적 경험이 축적되어야 함은 이 때문이다. 모두 10대의 어린 나이로 조부와 부친의 약방에 오랜 기간 동안 수종하며 한약을 전승한 조우현과 홍준희의 다음 사례는 이를 잘 말해준다.

조우현은 11세의 어린 나이 때부터 조부의 약방에서 약을 썰거나 약
첩을 싸고 약 심부름을 하며 한약을 배워 나갔다. 매일처럼 약방에만
있다가 오후에 간혹 골목에라도 놀러 나오면, 또래 아이들은 "저거는
아~(아이) 노인이다"라며 놀렸다. 그는 조부가 "무슨 약을 몇 근씩 사
오너라"고 시키면, 당시 대구 약전골목의 대표 격이었던 김홍조한약방
이나 제일한약방, 남성한약방 등에서 건재약을 사왔다. 이와 같은 일들
을 반복적으로 수행하는 과정에서 약의 명칭과 기미, 성상, 효능 등을
자연스럽게 익힐 수 있었다. 그는 낮에는 약방 일을 하고, 밤에는 이웃
의 서당을 다니며 한문공부를 했다. 약 짓는 처방 공부는 수시로 『방약
합편』을 보며 독습했다. 조부는 손자에게 한약업을 대물림시킬 생각을
하고는 있었으나, 특별한 방법으로 가르치기보다는 한약 일을 장기간
하는 과정에서 자연적으로 체득케 했다.[12]

홍준희가 한약에 본격 입문하던 1930년대 중반 무렵의 한약방 풍경
은 방 한 칸에 탁자를 놓고 약을 짓고, 천장은 앙장仰帳하여 괘약掛藥한
상태였다. 산약과 건재약방에서 구입한 약을 막론하고 예전에는 약방으
로 들어오는 약이 대부분 '엉망인 상태'였다. 약방에서는 이것을 씻어
말리고 썰고 법제하는 등의 정제와 수치과정을 거친 후 비로소 약으로
활용할 수 있었다. 그는 보통학교를 졸업한 17세부터 10년 이상 동안
이런 일을 지속적으로 하다 보니 약이 자연적으로 몸에 익어짐으로써
약명과 성상, 약성 등을 알 수 있었다. 처방 내용은 『동의보감』과 『의학
입문』, 『방약합편』 등의 의서를 통해 익혔다. 부친이 하는 대로 문진이
나 맥진 등의 진찰법을 그대로 따라 했다. 부친이 하는 것을 보고 들으
면서 처방 내는 방법도 익혔다.[13]

---

12) 조우현(1923년생, 일제한약방) 제보. 2006년 3월 24일(3-05LH24032006조우현001).
13) 홍준희(1919년생, 상고당한약방) 제보. 2006년 3월 25일(3-05LH25032006홍준희001).

이러한 현장학습을 통해 일이 몸에 익어져 '스스로 통하는' 정도가
되어야 비로소 한약을 '체득'하는 경지에 이른다. 이를 위해서는 비교적
오랜 기간 동안 약방에 종사하며 적극적인 자세로 체험학습을 행할 필
요가 있다. 어떤 이는 이와 같은 한약 지식의 습득 노력에 대해 "가르침
을 받는다는 수동적인 자세로는 아무 것도 몸에 붙지가 않는다. 훔치는
것이 아니면 안 된다"고 표현한다.[14] 3대째 가업을 계승해온 이기인과
한약에 '개척입문'한 류경희 또한 이러한 입장에서 체득하는 '경험적
지식'의 중요성을 다음과 같이 말한다.

> 한방은 옛날로부터 자체서 연구하고, 자체서 공부하고, 경험 얻고 시
> 험을 보고 합격되어 이렇게 나온 것인데 … 본래 나는 옛날 우리 가정
> 적으로 조부님께서도 [약을] 조금 알고 계셨고, 어른도 알고 계셨고 …
> 이래서 그기에 준해가지고 했는 것이지. 경험이란 건 견문이라. 어른들
> 견문에 준해가지고 비방이라든지 여러 가지 경험으로써 … 이거는 체
> 험으로 하는 것이지, 뭘 배워가지고 하는 게 아니라. 옛말에 "오래 동안
> 3대째 [한약]경험 있는 집의 약을 먹지, 그렇지 않은 경우에는 먹지 마
> 라"고도 했지요. 이거는 한방에선 [오랜] 경험방이 그만큼 중요하다는
> 의미라.[15]

> 한약 공부는 학술공부도 있고, 현장공부도 있지요. 이거는 학술적인
> 것도 중요하지만, 경험에 의한 임상공부가 더 중요하지요. 예를 들면,
> 『방약합편』에 나와 있는 '십전대보탕'을 그대로 해보면 마음먹은 것만
> 큼 효력이 나지 않거든요. 그기에 임상하는 거는 … '십전대보탕' 열 가
> 지에다 아픈 데 집중하는, 유도하는 약을 넣는 게 있거든요. 그게 아주
> 중요하거든요. 거기에다 한두 가지 넣으면 효력이 아주 잘 나는 게 있
> 고 … 또 열 가지에 가미를 잘 못하면 약 기운이 흩어져 버리기도 하거
> 든요. 그런 경우에는 '아무 효력이 없더라' 카거든요. 그러니까 학술적
> 으로만 배운다고 그게 모두 되는 게 아니고 임상(경험)이 중요하지요. 책

---

14) 大塚恭南, 앞의 책, 117~118쪽.
15) 이기인(1919년생, 선인장한약방) 제보. 2006년 4월 9일(3−05LH09042006이기인001).

만 보고 70% 된다면, 임상(경험)은 100%가 되거든요.[16]

이와 같은 경험적 지식은 누가 애써 가르친다고 이루어지는 것이 아니라, 전승자 스스로가 장기간에 걸쳐 적극적인 자세로 정제와 관리, 법제, 가공, 처방 등 제반의 한약 업무를 수행하는 가운데 체득된다.

비록 1983년의 마지막 한약업사 시험에는 실패했을지라도, 달성군 현풍에서 명의로 소문났던 부친(고 김희원, 1904년생)의 한약업을 한의사인 아들에게로 3대째 계승해오고 있는 김종식(1948년생, 복원당한약방)의 다음 사례는 이와 같은 사실을 잘 말해준다. 그는 5남매 중의 막내로서 어릴 때부터 약방 하는 집에서 자랐으므로 항시 보고 듣고 하는 것이 약에 관한 것이었다. 당시에는 시골에 군것질거리가 부족하여 달착지근한 맛을 지닌 숙지황熟地黃이나 감초甘草 등을 훔쳐다가 아이들과 나눠먹기도 했다. 방학 중에는 용돈을 받을 요량으로 절단과 건조 등 약재를 갈무리하거나 약 심부름을 하는 등의 일을 도움으로써 약명과 약성 등 기초적인 한약지식을 자연스럽게 익혔다.

체계적인 한약 수업을 시작하는 단계에서는 내방객들에 대한 부친의 상담과정을 옆에서 주의 깊게 경청함으로써 처방 지식을 쌓았다. 손님이 가고난 후에는 환자의 나이와 성별, 병증, 거주지, 처방내용 등을 자신의 노트에다 자세하게 기록해 두고 『방약합편』 등의 한의약서 내용과 비교해 보기도 했다. 이와 같은 한약 지식의 습득과정은 공식적인 교육과정이 아니라, 소위 '어깨너머'로 배우는 방식이다. 이를 수년간 지속하다 보면 어느새 나름대로의 처방지식이 체계적으로 쌓이게 된다. 따라서 이 단계를 넘어선 어느 순간부터는 부친이 내방객과 상담하는 이야기를 들어보면 스스로 낼 수 있는 처방이 떠오르기도 했다. 그는 이와 같은 한약 전승과정을 다음과 같이 말한다.

---

16) 류경희(1924년생, 인산한약방) 제보. 2006년 3월 25일(3-05LH25032006류경희001).

여러 의약서를 많이 보아왔기 때문에 내용에 대해서 아버지에게 질문도 하고, 때로는 토론도 했어요. 예를 들면, '이런 환자는 『방약합편』에 이런 처방을 해야 한다고 하는데, 왜 아버지는 그런 처방을 내립니까?' 라고 질문하지요. 그러면 아버지는 '네 생각은 그렇지만, 실제로 이 환자는 이러이러한 병으로 왔기 때문에 그기에 해당되지 않는다'고 말하지요. 어떤 때는 간혹 손님과 이야기하고 난 후에 시험 삼아 아버지가 저에게 '무슨 약을 쓰려고 하느냐?'고 물어보기도 했지요. 처방을요. 그러면 '이런 환자는 이걸 활용해야 되지 않습니까?' 라고 대답하지요. 맞으면 '그래. 그걸 쓰라'고 하시고, 틀리면 '그런 기 아닌데 … 그것 말고 다른 걸 쓰라'고 했지요. 그게 임상경험이지요. 한편으로는 [이런 아버지가 제게는] 가정교사 택이지요.[17]

수련 한의사로 3대 계승자인 그의 아들(32세)은 아직까지 한약방에서 이와 같은 실물경험을 할 수 있는 기회가 거의 없었다. 당연히 임상경험이 많이 부족한 상태이다. 따라서 아들이 개원하게 되면 김씨가 최소한 5년 정도는 뒤를 봐주면서 그의 부친 것까지 포함된 임상의 노하우를 전해줄 계획이다. 예를 들면, 그의 부친이 했던 것처럼, 환자를 함께 상담한 후 각자가 내린 처방 내용과 관점에 대해 서로 의견을 나누고 이를 통해 부친의 한약 지식과 비방秘方의 노하우까지 두루 전하는 식이다. 이와 같은 한약 전승의 의의를 그는 다음과 같이 정리한다.

첫째 한방은 임상경험이 중요하지요. 이론하고 임상하고 때로는 잘 맞지 않으므로 이런 방식으로 해야 나중에 명의로 이름을 낼 수 있지요. '3대 계승'이라는 의미도 있고요. 또 '약과 의醫의 결합'도 되고요. 이러한 계획은 이미 부자간에 합의된 사안입니다.[18]

---

17) 김종식(1948년생, 복원당한약방) 제보. 2006년 5월 11일(3-05LH11052006김종식001).
18) 김종식(1948년생, 복원당한약방) 제보. 2006년 5월 11일(3-05LH11052006김종식001).

한약업사 시험에 주로 활용되는 『방약합편』한 권에만 463종의 많은 처방이 나와 있다. 좀 더 많은 약을 알기 위해서는 이 외에도 『동의보감』이나 『의학입문』등 이른바 '육방전서六方典書'의 처방까지 공부해야 한다. 한약업사들이 이처럼 많은 처방을 익히려면 상당한 노력이 필요하지만, 가지 수가 많은 만큼 익힌 것도 시간이 지나면 혼동되거나 잊어 버리기도 한다.

공무원 생활 3년 후에 5촌 당숙의 한약방에 들어가 10년 동안 한약 수업을 했던 최종만은 훨씬 더 적극적인 자세로 한약 지식과 기능을 연마했다. 그는 건재한약방에 근무했으므로 경향 각처로부터 약재를 사러오는 한의사들에게 한약 공부방법과 모르는 것들을 묻곤 했다. 특히 그는 수많은 처방 내용을 효율적으로 익히기 위해 약재 명칭의 글자 하나씩과 배합의 양을 나타내는 숫자를 활용한 독자적인 암기방식을 개발했다.

15종의 기본 약재와 2종의 가미 약재로 이루어진 '오적산五積散' 처방을 예를 들면, '창이마진**일**하니, 후길지니라. 당건작복**팔** 천지반계**칠**하니, 감**육**강**삼**에 총삼이라'[19]는 5언 절구의 운율 형식으로 약재 종류와 양, 가미 정도 등의 내용들을 익혔다. 다음은 '오적산' 처방의 내용이다. '창이마진일'은 '창출蒼朮 2돈에 마황麻黃과 진피陳皮가 각 1돈'이라는 뜻이다. '감육강삼에 총삼'은 '감초甘草 6푼, 생강薑 3쪽, 파葱 3뿌리'를 나타낸다.

> '五積散': 蒼朮 二錢, 麻黃, 陳皮 各 一錢, 厚朴, 桔梗, 地殼, 當歸, 乾薑, 白灼藥, 白茯笭 各 八分, 川芎, 白芷, 半夏, 桂皮 各 七分, 甘草 六分, 薑 三片, 葱 三本.[20]

---

19) **이**, **일**, **팔**, **칠** 등의 검은 글씨는 약재의 양을 나타내는 숫자들이다.
20) 黃道淵, 『方藥合編』, 南山堂編輯局, 2000, 70~71쪽. 1錢(3.75g), 1分(0.375g), 片(쪽), 本(뿌리) 등은 약재의 단위를 나타낸다. 같은 방법으로 '소시호탕小柴胡

최종만은 이런 방식으로 처방을 익혔기 때문에 보다 쉽게 알 수 있었고 또 처방 간에 혼동이 되는 것도 피할 수 있었다. 이러한 적극성으로 인해 그는 3년 동안의 '주말 근무'를 끝내고 본격적으로 약을 만진지 약 한 달이 지나자 300여 종의 약명과 약성, 약재 시세 등에 대한 대략적인 이해가 가능했다. 5년 정도가 지나고부터는 눈대중으로도 약재 무게를 정확하게 알아맞힐 수 있었다. 눈대중보다 약 무게가 더 나가는 경우에는 반드시 약 뭉치 내부가 덜 건조되었거나 혹은 돌멩이나 흙덩이 같은 이물질이 섞여있었다. 실제로 덜 건조된 시호柴胡의 경우 4할씩이나 무게 차이가 났다. 건조와 법제 등 한약의 수치나 가공 후의 용량과 무게 변화에 대한 지식도 중요했으므로, 두충杜沖의 경우 법제 전후의 무게를 직접 저울에 달아본 후 대조하는 식으로 익혔다. 백반白斑은 솜처럼 잘 법제한 경우 무게가 ⅓가량 줄어든다는 사실도 알게 되었다.

이처럼 그는 다른 종사원들과는 달리 매사에 계획적으로 실물지식을 익혀나갔다. 약의 성상과 기미, 효능 등을 익히기 위해서는 약을 썰 때 『방약합편』 같은 한의약서를 옆에다 펴놓고 확인하곤 했다. 이리하여 그는 한약업사 시험에서도 약물(본초) 과목의 경우, 다른 사람이 40분이나 소요되는 것을 자신은 단 10분 만에 끝낼 수 있었다.[21]

이상의 사례는 처방 내용을 기계적으로 암기하는 방법이지만, 특정 처방이 어떤 병증에 쓰이는지에 대해서는 한의약서를 독습하거나 혹은 수업료를 지불한 후 유명 한의약업인에게 사사하기도 했다. 아울러서 한방과 인체의 기본 원리를 비롯하여 침구와 약물, 해부, 상한傷寒, 약사법규, 오행 등 한약에 대한 이해의 저변을 넓히기 위해 한의약 전문 학원과정을 이수하기도 했다. 한약 수련생들은 보통 한약업사 시험에 대

湯' 처방도 "시삼금이하니, 삼반일이오. 감오강삼에 조이니라"의 4.3조 운율로 익혔다(柴胡 三錢, 黃芩 二錢, 人蔘, 半夏 各 一錢, 甘草 五分, 薑 三片, 棗 二枚).
21) 최종만(1928년생, 향일한약방) 제보. 2006년 3월 18일(3-05LH18032006최종만001).

비하여 짧게는 6개월부터 길게는 3년까지 이들 사설학원을 다녔다. 부
산의 이시호와 경북의 박경열 등 일부 한약업사들은 1950년대 말 서울
까지 가서 1년 과정의 침구전문 학원(오행침구·대한침구)을 다녔다. 각각
60년, 50년의 한약 경력을 지닌 진영원과 류경희의 한약 전승 사례들을
살펴보자.

　　진영원은 '덕신약업'을 열어 건재약 장사를 하면서 약의 이름이나
약성 등 한약의 실물 지식을 어느 정도 익혔지만, 처방 내는 법에 대해
서는 알지 못했다. 그가 당시 '이인제약방'에 종업원으로 들어간 가장
큰 이유는 환자의 병증에 따라 처방을 내는 한약 지식을 쌓기 위해서
였다. 그는 처음에는 약을 정제 및 수치하고 배달하는 일을 주로 했는
데, 나중에는 처방전에 따라 약을 짓는 일을 했다. 그는 주인이 환자를
상대로 진찰하는 이야기를 잘 듣고 있다가 처방이 나오면 이를 대조하
는 방식으로 익혔다. 이와 같은 방법으로는 하루 이틀에 수많은 처방
을 익힐 수 없기 때문에, 그는 여기서 4~5년 동안 일했다. 그는 이 무
렵 한약업사 시험에 대비하기 위해 낮에는 약방 일을 하고 야간에 매
일 2시간씩 1년간 대구 약전골목의 동양의약전문학원을 다니며 이론
지식을 쌓았다.[22]

　　류경희는 29세(1952년)부터 대구 동성로의 '성화한의원'에 개설된
한방 강습과정에 등록하여 『동의보감』과 『황제내경皇帝內經』 등의 한
의약서를 바탕으로 내과학, 침구학, 약물학, 본초학, 한약법규, 오행학
등 한의약 일체를 3년 동안 공부했다. 학원 수료 후에는 실물 지식을
쌓기 위해 '정일성한의원'에 들어가 4년가량 종업원으로 일하였다.
처음에는 약심부름에다 약을 썰고 약첩을 싸거나 포장하는 등의 일
을 했다. 그러다가 약을 좀 안다는 것을 인정도 받고 또 주인의 신임
을 얻은 후에는 화제에 따라 약 짓는 일을 했다. 일하는 도중 틈틈이
여러 한의약서를 보면서 모르는 내용은 원장에게 묻기도 했다. 그는
한약업사 자격을 취득한 후에도 수 년 동안 대구 신암동의 '동인한의
원'에서 종업원으로 일을 하며 약방 운영에 필요한 임상지식과 관리

---

22) 진영원(1925년생, 진가한약방) 제보. 2006년 2월 21일(3-05LH21022006진영원001).

방법을 더 익혔다.[23]

이 외에도 자신의 심장병을 한약으로 다스린 후 그 위력과 오묘함을 깨달은 박기택은 『방약합편』을 중심으로 『동의보감』과 『의학입문』 등의 한의약서를 독학하면서 대구의 약전골목에서 건재약을 구해다가 스스로 보약을 지어 복용하는 등으로 실물공부를 했다.[24] 3대 한약 계승자인 이기인은 공직생활 도중 한약 처방과 약물을 망라한 이른바 '육방전서'를 낭독하며 독학하는 가운데, 부친이 행하는 한약 일을 눈으로 보고 귀로 들으면서 처방 지식과 환자의 병을 알아내는 방법을 체득했다.[25] 대구향교 사무장의事務掌儀 출신의 양명주는 처방 공부를 위해 저녁마다 당시 명의로 소문난 대구 동촌의 '곽약국'이나 '삼산약방' 등의 몇몇 선생들을 찾아다녔다.[26]

3) 한약 전문학원 수강

대부분의 한약업사 시험 응시 예정자들은 한약방이나 한의원에 종사원으로 장기간 근무하면서 체득하는 형식으로 한약 실물지식을 쌓았다. 반면 이론시험에 대비해서는 한의약 전문학원을 다니며 1~2년씩 집중적인 공부를 했다. 가정 형편이 나은 경우에는 지방과 서울을 오가며 동양의약전문학원(대구)이나 오행침구학술연구원(서울), 대한침구학원(서울) 등 2~3개의 학원을 다녔다. 대부분은 연고지 업소에서 일을 하며 야간으로 학원을 다녔다. 경제적인 문제로 일을 해야 하는 사정도 있겠지만, 현장 근무와 이론 공부를 병행함으로써 얻는 시너지 효과도

---

23) 류경희(1924년생, 인산한약방) 제보. 2006년 3월 25일(3-05LH25032006류경희001).
24) 박기택(1925년생, 온화당한약방) 제보. 2006년 3월 27일(3-05LH27032006박기택001).
25) 이기인(1919년생, 선인장한약방) 제보. 2006년 4월 9일(3-05LH09042006이기인001).
26) 양명주(1926년생, 춘원당한약방) 제보. 2006년 4월 15일(3-05LH15042006양명주001).

상당했다. 일반적으로는 업소 근무를 통한 한약 실물과 한의서 독습에 의한 기본적인 지식을 어느 정도 쌓은 후에 집중적으로 이론 지식을 공부해 나갔다. 도제식 학습이 보통 4~5년 의 장기간을 요하는 대신 전문학원 공부는 정해진 커리큘럼에 의한 1~2년간의 단기 집중 방식을 취한다.

한약업사나 한의사 자격시험 대비 목적으로 설립된 사설 교육기관은 이 외에도 인가되지 않은 몇몇의 소규모 학원들을 비롯하여 서울의 수도한의학전문학원과 부산 동양의학전문학원 등을 들 수 있다. 이들은 광복 후 공식적인 교육체제가 아직 정비되지 않은 상태에서 한의약 교육을 담당했던 소규모의 사교육시설로서, 한의사나 한약종상 시험에 응시하려는 견습생들을 지도했다.

한약업사 배출을 위해 설립된 대구·경북지역의 대표적인 학원은 동양의약전문학원이다. 이는 350년의 역사를 지닌 대구약령시에 개원한 전문 학원으로서, 1962년과 1963년도의 한약업사 시험에 대비하여 설립되었다.[27] 학원장으로서 운영의 책임을 맡았던 백인기白仁基(선일한약방) 외에 노시하盧時夏(일선당한약방), 방태영方泰榮(감초당한약방), 류판학柳判學(남성한약방) 등 약령시의 한약업사들이 운영을 책임진 반면, 한의사들은 주로 강의를 담당했다.『동의보감』등 주요 의서 독해(○○○, 덕산한의원)와 침구학(정석곤, 갑자한의원)을 비롯하여 해부학(한원격, 동부한의원), 약물학(방한철, 대창한의원), 약사법규(경상북도 의약과장), 본초학(우재진, 삼화당한의원), 상한론(김재성, 성남한의원), 진단학(우재진, 삼화당한의원) 등 여러 과목이 개설되었다.

원생들은 근무하는 한약방이나 한의원 등에서 일을 마친 저녁 6시~9

---

27) 대한한약협회, 앞의 책, 2004, 10쪽.
   이보다 먼저 1949년에는 1952년 한의사 제도의 정착과 더불어 검정시험에 대비하기 위해 여원현(呂元鉉, 대남한의원)이 주축이 되어 대구약령시에 대구 동양의학전문학원이 설립되었다.

시 사이에 학원을 다녔다. 대부분의 수험생들은 낮에는 한방업소에서 근무한 후 저녁시간을 이용하여 하루 2시간씩 공부했다. 제보자 중에는 진영원과 박경열, 양명주, 최종만 등이 이 학원을 다녔다. 공무원 출신으로 대구약령시에 있던 5촌 당숙의 한약방에 10년간 근무하며 동양의약전문학원에서 이론 공부를 했던 최종만의 다음 이야기는 보다 구체적인 내용을 알려준다. 강사들은 대부분 지역의 유명한 한약업사와 한의사였으며, 약사법규를 비롯한 한의약 관련 과목을 포괄적으로 가르쳤다.

> 5촌 당숙의 약방에서 10년 동안 실물 수업을 쌓았지만, 이론적인 공부를 체계적으로 하고 싶었어요. 그래서 1962년에 실시된 한약업사 시험에 응시하기 위해 6촌인 최종대(71세, 대구한약방)와 함께 약전골목의 동양의약전문학원에 등록했어요. 당시 이 학원은 지금의 염매시장 골목 김천한약방 뒤편 2층 건물에 있었어요. 1961년부터 2년 동안 침구학을 비롯한 해부학(한원격, 동부한의원), 약물학(방한철, 대창한의원), 약사법규(경상북도 약무과장), 본초학(우재진, 삼화당한의원), 상한론(김재성, 성남한의원), 진단학(우재진, 삼화당한의원) 등 여러 내용을 공부했지요. 함께 공부했던 사람들은 67명이었는데, 대부분은 근무하는 한약방이나 한의원 등에서 일을 마친 저녁 6시~9시 사이에 학원을 다녔어요.[28]

당시 일부 한약업사들은 한의약 전문인을 양성하기 위한 이들 전문학원을 모태로 한약대학 설립을 추진하기도 했지만, 당국으로부터 인가가 나지 않았다. 동양의약전문학원은 1963년 이후 오래 동안 한약업사 시험이 실시되지 않자 폐원되었다. 박경열(1928년생, 동광한약방)이 소장하는 아래 <그림 Ⅲ-1>의 수료증서는 1962년 4월 5일 제94호로 발행된 것으로서, '右 者는 本 學院 所定의 漢醫藥 全 科程을 修了하였기 玆에 本 證을 授與함'이라고 적시되어 있다. 당시 원장은 대구약령시에서 선일한약방을 운영하고 있던 백인기였다.

---

28) 최종만(1928년생, 향일한약방) 제보. 2006년 3월 18일(3-05LH18032006최종만001).

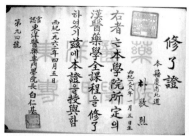 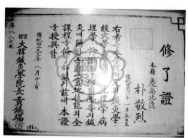

〈그림 Ⅲ-1〉 동양의약전문학원 수료증,
동광한약방, 1962.

〈그림 Ⅲ-2〉 대한침구학원 수료증,
동광한약방, 1960.

한약업사 지망생 중 더러는 서울지역으로 가서 침구를 비롯한 한의약 공부를 했다. 필자가 만난 제보자 중에서도 부산의 이시호와 경북의 박경열 등은 1958년~1960년 사이에 대한침구학원(원장 黃鎭瑞)과 오행침구학술연구원(원장 李在元) 등에서 공부했다. <그림 Ⅲ-2>에 나타나 있는 것처럼, 박경열은 대구의 동양의약전문학원에 들어가기에 앞서 서울의 대한침구학원에서 경혈과 해부, 생리, 병리, 진단, 침구 등을 1년 동안 공부하여 1960년에 수료했다. 그는 대구농업학교를 졸업한 후 대구연초제조회사에 근무하기도 하여 비교적 자유롭게 한약을 공부할 수 있었다.

부산의 이시호(1927년생, 동강당한약방) 사례처럼, 일부 한약업사들은 자격 취득 후 한의약 지식을 심화시키기 위해 이들 전문학원을 찾기도 했다. 이시호는 1957년과 1958년 서울의 대한침구의학전문학원과 오행침구학술연구원을 차례로 수료했다(<그림 Ⅲ-3>과 <그림 Ⅲ-4> 참조).

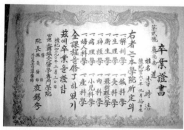 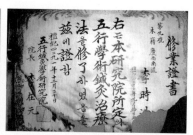

〈그림 Ⅲ-3〉 대한침구의학전문학원
졸업증서, 동강당한약방, 1957.

〈그림 Ⅲ-4〉 오행침구학술연구원
수업증서, 동강당한약방, 1958.

이들 학원에서는 오행학과 침구치료
법을 비롯하여 경혈학, 해부학, 생리
학, 병리학, 세균학, 진단학 등 한의약
전반에 대한 내용을 가르쳤다. 박경열
이 대한침구학원으로부터 886호의 수
료증을 받은 것으로 보아 상당수의 수
료자를 배출하였다.

한약업사들은 독습이나 사사, 학원
수강 등의 여러 방법을 통해 수험 준
비를 하는 과정에서 다양한 한의약 서
적을 접할 수 있었다. 하지만 당시에는
한의약 서적이 귀했을 뿐만 아니라, 비

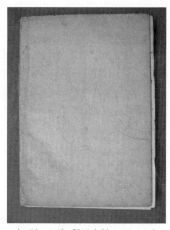

〈그림 Ⅲ-5〉 한약수험 노트 표지,
동강당한약방, 1947.

용도 상당하여 구입하기가 어려웠다. 그래서 일부 수험 준비생들은 책
을 빌리거나 해서 그 중 핵심 내용만을 발췌하여 별도의 수험용 자료집
을 만들어 활용했다.

1947년 부산에서 한약업사 영업허가를 받은 이시호는 이때 활용했던
한약수험 노트를 아직까지 보유하고 있다. 그는 서랍 속에서 제목도 없
는 낡은 노트 한권을 꺼내 필자에게 펼쳐 보였다(<그림 Ⅲ-5> 참조). 여기
에는 한약종상의 의의와 업무권, 한약 처방 지침, 자주 출제된 약명,
독·극약과 극성약, 유사약재, 기출 중요문제 등이 다양하게 수록되어
있다. 모든 내용은 자필로 기록되었으며, 주요 내용은 다음과 같다.

- (한)약종상의 의의
- (한)약종상의 업무권
- 6진양약 : 진피, 지실枳實, 낭독狼毒, 마황, 오수유吳茱萸 등
- 8진약약
- 십제十劑 : 선宣, 통通, 보補, 조燥, 탕湯 등 10종 약성 대강령
- 약물의 생리적 분류

- 깅장제, 발한發汗 해열제, 지사제止瀉劑 등 동약同種 증상별 약재 모음
- 한약조제법
- 중요 문제
- 각 도별 문제와 해답
- 형용상사약품形容相似藥品
- 독약 5종, 극약 5종, 극성劇性약품 43종
- 시험 선출善出 약명표(괄호 안은 다른 이름 또는 같은 이름)
- 유사약품 출제의 형식적 탐구 : 하상동약재下相同藥材, 중상동약재中相同藥材 등29)
- 한약처방 지침

　　이상의 사실처럼, 한약 지식과 기능은 도제식의 장기간 현장학습에 의한 체득 외에 한의약서 독습, 유명 한의약업인 사사, 한방학원 집단강습 등의 복합적인 과정을 통해 전승되어 왔다. 대물림 전승과 고용 전승을 막론하고 장기간의 약방 수종을 통한 도제식 전승방법이 가장 일반적이나, 그 외의 전승방식들도 병행되었다. 유명 한의약업인 사사와 집단강습은 처방이나 특정 비방의 전승과 한약업사 시험에 대비하기 위해 각각 활용되었다.

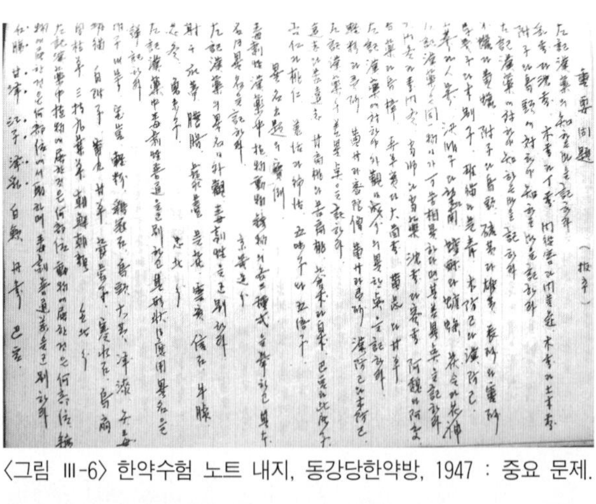

〈그림 Ⅲ-6〉 한약수험 노트 내지, 동강당한약방, 1947 : 중요 문제.

---

29) 앞뒤 글자가 같은 약재끼리 모아서 구별.

제IV장 한약업사 시험과 자격 취득

1. 광복 후의 인력 충원과 응시자격

1948년 정부수립과 더불어 모든 측면에서 차츰 주권국가로서의 면모가 확립됨에 따라 의료분야 또한 종사인력 충원과 교육기관의 설립은 물론 관련 법령이 차례로 제정되었다. 광복 후에는 열악한 의료 환경을 보완하기 위한 필요성에서 기존 방식대로 한약 지식과 기능에 대한 일정한 검증절차를 통해 한약종상 자격을 부여하였다.

언제부터 최초로 한약종상 시험이 실시되었는지는 분명하지 않다. 하지만 1946년에 경기도에서 그리고 1947년에는 강원도와 경상북도 등에서 한약종상 시험이 실시된 것으로 보아, 광복이 되자마자 한약업사가 배출되기 시작했음을 알 수 있다. 『대한한약협회백년사大韓韓藥協會百年史』에 기술되어 있는 다음의 내용이 이를 방증한다.

> 해방 후 한약업사(한약종상) 시험은 언제부터 실시되었는지 정확하게 알 수 없으나, 1946년에 경기도都貞憲에서, 1947년에 강원도朴相佑와 경상북도洪淳弼·趙寅濟에서 한약종상 시험을 실시한 바 있고, 전라남도鞠宗秀·禹在先에서 1950년 3월 6일 36명을 선발한 바 있으며, 1956년 전남의 박문규朴文圭 회원, 1959년 경남의 오대준吳大俊 회원 등의 현존하는 한약종상 시험 합격증으로 그 시기의 대강을 알 수 있을 뿐이다.[1]

필자가 만난 제보자들의 구술을 통해서도 경남은 1946과 1947년[2] 두 차례에 걸쳐서 그리고 대구가 포함된 경북은 1948년[3]에 한약업사 시험이 실시되었음을 확인할 수 있었다. 이는 의료 인력의 확보와 질 관리 차원에서 가업을 계승해오거나 오래 동안 한방업소에서 근무 사사 해온 경우 시험 응시자격을 부여함으로써 기득권을 어느 정도 인정한 정책이었다.

다음의 조우현과 홍준희 2인의 원로 한약업사들은 1948년 경상북도 에서 주관한 제1기 한약종상 시험에 응시하여 자격증을 취득한 사례이 다. 이들 모두는 각각 11세와 17세의 어린 나이에 조부와 부친의 한약 방에 들어가 오랜 기간 동안 수종하며 한약을 공부했다.

경북 금릉(현 김천) 출신의 조우현은 보통학교를 다니던 시절 심한 등 창으로 고생하던 중 이를 치료하기 위해 대구에 있던 조부의 한약방으 로 나온 것이 계기가 되어 계승자로 낙점된 채 15년째 한약을 익히던 중이었다. 홍준희는 조부 때부터 경북 군위군 부계면에서 '홍약방'으로 이름난 약업 가문의 3대 계승자였는데, 약 20년간 수종 중이었다.

> 11세(1933년) 때부터 조부의 약방에 들어가 15년 동안을 수종하며 한 약을 배웠어요. 해방되고 3년 후인 26세(1948년) 때 경상북도에서 주관한 첫 한약종상 시험에 합격했지요. 그러니까 '한약종사 1기생'인 택이지 요. 함께 시험쳤던 사람들은 이제 다 죽었어요. 시험 칠 때 보니 30세, 40세 넘은 사람들도 많았어요. 한약종상 자격 취득 후 한동안 조부님의 남강한약방을 물려 받아 대신동(대구시 중구)에서 약업을 계속했지요. 33 세(1954년)에 내당동으로 옮기면서 일제한약방으로 이름을 바꾸었어요. 어떻게 할아버지 옥호를 그대로 쓰겠어요. 1990년 무렵 지금의 장소(서 문시장 북편도로변)로 다시 옮겼지요. 내가 오래 하다 보니 자격증에도 '서

1) 대한한약협회, 앞의 책, 2006, 499쪽.
2) 이시호(1927년생, 동강당한약방) 제보. 2006년 9월 2일(3-04LH24032006이시호001).
3) 조우현(1923년생, 일제한약방) 제보. 2006년 3월 24일(3-05LH24032006조우현001) ;
   홍준희(1919년생, 상고당한약방) 제보. 2006년 3월 25일(3-05LH25032006홍준희001).

구보건소 제1호'라는 일련번호가 매겨져 있어요.4)

　　보통학교를 졸업한 17세(1935년)부터 부친의 약방에서 수종하며 한약
공부를 했어요. 28세(1948년)에 한약종상 시험을 쳐 자격을 취득한 후 대
구 동인동으로 독립해 나왔습니다. 당시 시험은 경북도청에서 주관했지
요. 지금의 대구시청 부근의 목조 건물에서 시험을 쳤어요. 시험 과목은
현물시험과 학과(이론)시험 두 종류였어요. 현물시험은 외형이 유사한 몇
종류의 약재를 섞어놓고 시험관이 특정 약재를 지적하면 이름을 맞춰야
했어요. 학과시험은 인삼패독산人蔘敗毒散이나 십전대보탕十全大補湯 등
여러 한의약서에 수재되어 있는 처방을 물어보는 것이지요. 예를 들면,
"감기증상에는 어떤 약을 쓰야 하나?" 라는 식의 문제가 나오면, 인삼
패독산 처방에 대해 답을 서술해야 하지요.5)

　이처럼 당시 시험과목은 실물 약재의 이름을 맞추는 현물시험과 처
방 내용을 묻는 이론시험 2종류였다. 외형이 유사한 실물 약재를 나열
한 후 이를 구분하거나 처방의 용도를 물어보는 등 비교적 단순한 형식
이었다. 대구와 경북 군위에 각각 거주했던 2인은 경상북도에서 주관했
던 시험에 응시하였으므로 도청 소재지인 대구로 나와 시험을 쳤다. 응
시 당시 이들은 20대로서 비교적 나이가 적은 편이어서 아직 생존해 있
지만, 함께 응시했던 나머지 한약업사들은 대부분 사망했다.

　1951년 의료법 제정 이후에는 한약업사 시험 응시자격이 중졸 이상
에다 한방업소 근무경력 3년 이상으로 강화되었다. 시험은 약사법 제37
조 2항 규정에 의해 '한약업사 수급조절의 필요성이 인정될 때' 특별시
나 도별로 실시되었다. 예를 들면, 무의면無醫面의 한약업사 결원이 많
거나 응시 예정자의 요구가 커 지역의 한약단체가 공식적으로 시험 실
시를 요청할 때 등이다.

　1962년도 경상북도 시험은 대구약령시 전통을 계승할 인력충원을 포

4) 조우현(1923년생, 일제한약방) 제보. 2006년 3월 24일(3－05LH24032006조우현001).
5) 홍준희(1919년생, 상고당한약방) 제보. 2006년 3월 25일(3－05LH25032006홍준희001).

함하여 한방의 맥을 잇기 위한 필요성에서 시행되었다. 광복 직후부터 대구약령시에서 한약 수업을 하다가 1962년 시험에 합격한 후 줄곧 이 곳에서 한약방을 운영해오고 있는 진영원은 이와 같은 사정을 다음과 같이 말한다.

> 일제 강점기에는 한약시험이 없었는데, 대구를 포함하는 경북지역에서는 한방의 맥을 잇기 위해 해방 후 약전골목 등에서 운동을 하여 시험제도를 만들었어요. 당시에도 한약업사는 사망 등으로 차츰 그 수효가 줄어드는 상황이었으므로 한약업사 수를 증가시키려는 차원에서 경상북도에 건의해서 시험을 쳤어요.6)

한약 수험생들은 보통 연고지나 도시지역을 선호하지만, 합격의 수월성을 위해서는 종종 연고지로부터 멀리 떨어진 도서나 산간벽지에 응시하기도 했다. 한약업사 시험에 두 번이나 떨어지고 세 번째 시험에서 합격한 류경희의 사례를 살펴보자. 대구 동촌 출신인 그는 <민족시보사> 대구지사 기자생활을 하다가 한방에 뜻을 두어 20대 후반에 한의약전문 학원을 3년간 다니며 이론공부를 했다. 서른을 넘겨 수료한 후에는 정일성한의원에 들어가 3~4년간 종업원으로 일하며 한약 실물을 공부했다. 한의사의 처방전을 보고 약 짓는 일을 하면서 환자 진찰과 병명을 알아내는 법, 처방 내는 법도 익혔다.

그는 대구 근교의 경북 경산(남천면)에 1차 응시했다가 떨어지자 계속해서 강원도 춘천과 경기도 강화에 차례로 응시했다. 그는 시험에 합격한 강화에는 아무런 연고가 없을 뿐만 아니라 이사비용 문제 등으로 개업을 보류한 채 남의 업소에서 종업원 생활을 한동안 계속했다. 이후 영업지역 이동 제한이 다소 완화되는 시기에 경북 영일군 청하면(현 포항)에다 처음으로 한약방을 개업했다.

---

6) 진영원(1925년생, 진가한약방) 제보. 2006년 3월 16일(3-05LH16032006진영원001).

1962년 경북 경산군 남천면에 원서를 처음으로 내어 한약업사 시험을 쳤어요. 당시 이곳은 대구 근교이고 교통사정도 좋아 무려 33명이나 응시했어요. 1개면에 단 1명만 선발했으므로 2등의 우수한 성적이었음에도 불구하고 떨어졌어요. 당시 한약업사 시험은 특별시나 각 도의 인력수급 사정에 따라 돌아가며 실시됐지요. 곧바로 경기도(춘천) 시험에 다시 도전했습니다. 이때는 학과시험 답안작성 때 실수를 하여 또다시 떨어졌어요. 그 다음에는 경기도 강화에 지원하여 드디어 합격했어요. 강원도나 경기도까지 가서 시험을 친 이유는 우선 한약업사 자격증을 따는 것이 급했기 때문이지요.[7]

이처럼 일부 한약업사들은 자격 획득이 급한 사정으로 인해 류경희처럼 무연고지를 응시지역으로 택하기도 했다. 이른바 영업여건이 열악한 도서벽지일수록 한약업사 결원이 많고 경쟁률도 그만큼 낮기 때문이다. 류경희 또한 대구 근교인 경산 남천면에 처음으로 응시하여 우수한 성적을 얻었음에도 불구하고 2등을 했기 때문에 떨어졌다. 2차, 3차 시험 때는 상당히 먼 거리임에도 불구하고 무의면이자 합격의 수월성을 위해 춘천과 강화지역에 차례로 응시했다. 1963년과 1988년 두 차례에 걸쳐 대구약령시에 영입된 지역 출신의 일부 한약업사들도 류경희처럼 타 지역에 응시한 경험을 갖고 있다.

한약업사 시험은 경쟁 의료집단의 압력으로 1975년 12월 경남지역 시험 이후 8년 동안이나 실시되지 않았다.[8] 그러다가 1983년 11월 27일 서울, 부산, 대구, 인천 등 특별시와 직할시를 제외한 전국 9개도에서 일괄 실시된 시험을 통해 528명의 한약업사가 선발되었다. 신규 배출 인원을 지역별로 살펴보면, 경북 61, 경기 70, 강원 26, 경남 96, 전

---

7) 류경희(1924년생, 인산한약방) 제보. 2006년 3월 25일(3-05LH25032006류경희001).
8) 1983년의 전국 시험 이전에 각 지역별로 최종 한약업사 시험이 실시된 현황을 살펴보면 다음과 같다(서울 1959.2 ; 충남 1966.12 ; 전남 1966.12 ; 충북 1967.10 ; 경북 1969.7 ; 경기 1970.5 ; 강원 1970.10 ; 전북 1972.10 ; 제주 1974.4 ; 경남 1975.12.). 약령시부활추진위원회, 앞의 책, 323쪽 참조.

북 81, 전남 80, 충북 34, 충남 67, 제주 3명 등이다.[9]

서울지역의 경우 1959년 시험이 마지막이었으므로 2005년 3월 현재 70명만 현업에 종사하고 있다. 부산과 대구, 인천지역도 1983년 시험에서 제외됨으로써 한약업사 수가 각각 44명, 86명, 55명에 불과하다.[10] 이는 무의면 위주로 1개 지역당 한약업사 수를 1명씩 제한적으로 배치함은 물론 타 지역 이전을 금지시킨 전근대적이고 차별적인 '허가 규정' 때문이다. 한약업사들은 이 규정을 완화 혹은 철폐하기 위해 수차례에 걸쳐 관계기관에 진정 혹은 청원하기도 했다.

1960년대 중반 이후에는 한약업사 자격요건이 차츰 강화되어 중졸에 5년 이상이다가 다시 고졸 학력에 한의원 혹은 한약방에서 5년 이상 종사한 경력이 있어야 했다.[11] 한약 경력의 증명은 소정의 양식에다 종사기간을 적은 후 이를 근무한 업소에서 확인해주면 되었다. 80세 전후의 원로 한약업사 세대의 경우에는 학업 기회가 적어 중졸 이상의 학력자가 많지 않았다. 아울러서 당시까지만 해도 법질서가 다소 느슨하던 사회 환경이어서 자격 요건이 미달되는 경우 편법으로 무마되기도 했다. 500석 지주집안 출신으로서 1962년에 한약업사 시험에 응시했던 진영원은 당시 상당수의 응시자들이 학력 미달이었지만, 최고 권력자의 관용으로 해결되었음을 아래와 같이 진술했다.

> 1962년도에 내가 시험 칠 때는 기본적으로 중졸 이상에다 3년 이상의 한약 경력이 필요했어요. 한약방 등 관련 업소에서 근무한 사실을 명시한 경력증명서를 발급해가면 인정되었어요. 당시 사정에서는 중졸 이상의 학력자가 상당히 귀했고, 모든 게 좀 어두웠던 시절이라 … 나도 실제로는 보통학교 졸업이었지만, '중졸 중퇴' 학력으로 통과되었지

) 위의 책, 328쪽.
10) 참고로 경북 193명, 경기 192명, 전남 174명 등이다. 대한한약협회, 앞의 책, 2006, 882쪽 참조.
11) 약사법시행령 한약업사 허가규정 제4조(자격요건).

요. 응시자 중에는 보통학교 공부조차 못한 이도 있었으며, 한약학원 수료증으로도 막 통과되었어요. 그래서 문제가 좀 될 조짐도 보였지만, 박정희 대통령이 힘을 써서 무마되었어요.[12]

1940년대 후반부터 한약과 인연을 맺은 그도 보통학교 출신이었지만, 무난히 자격증을 취득했다. 그는 장인의 한약방 수종과 동서와의 건재약업사 동업 경험 등 15년 동안 상당 수준의 한약 실물지식을 쌓았다.

2. 시험유형과 내용, 응시절차

한약업사 시험 형식은 실물시험과 필기시험으로 나뉜다. 한약업사들은 전자를 '현물시험'으로 그리고 후자를 '학과시험' 혹은 '이론시험'이라고도 부른다. 위의 두 가지 방식 외에 한약 상식을 평가하는 '구술시험'도 실시되었다.

필기 혹은 학과시험은 처방과 약재 혼합방법, 독·극약 분별, 약성 변화, 법제, 약재의 외형 구분과 약성 등에 대한 지식을 평가했다. 문제유형은 서술식과 연결식, 단답식, ○×식 등으로 다양했다. 서술식을 예로 들면, 보혈제로 쓰이는 "당귀는 어떤 성분(약성)을 가지느냐?"는 식이었다. 학과시험은 11종의 기성 한의약서 중 『방약합편』의 내용이 가장 높은 빈도로 출제되었다.

실물시험은 봉지나 서랍에 여러 종류의 약재를 담아 나열해 놓은 상태에서 약명을 묻거나 반하半夏와 천문동天門冬처럼 육안으로 구별이 어려운 정제된 약재의 식별법 등을 평가했다. 특히 정제된 약재를 육안으로 식별하고 약성을 얼마나 정확히 숙지하느냐에 대해 큰 비중을 두었다. 구술시험은 여러 시험관과 대면한 상태에서 한약법규와 한약 처방

---

12) 진영원(1925년생, 진가한약방) 제보. 2006년 3월 16일(3-05LH16032006진영원001).

법, 2종 이상의 약재 배합시의 약성 변화 등 여러 가지에 대해 질문하면 구두로 대답하는 형식이었다.

시험은 오전과 오후로 나누어 실시되었다. 오전에는 2시간 동안 학과 과목을 필기시험으로 쳤고, 오후 2시간 동안은 실물시험과 기타 구술시험을 쳤다. 다음은 1962년 경북지역 시험에 응시했던 원로 한약업사 진영원과 박기택의 경험담이다.

> 대구 중앙국민학교에서 시험 봤어요. 일제시대는 시험을 보지 않았는데, 한방의 맥을 잇기 위해 약전골목이나 한약협회에서 운동을 해가지고 시험제도를 만들었지요. 시험주관은 경북도청 약무국에서 했고, 허가는 경북도지사가 냈어요. 오전 2시간은 필기시험을 그리고 오후 2시간 동안은 실물시험을 쳤어요. 어지간히 약방에 근무했으면 모두 100점 받을 수 있을 정도로 쉬웠어요. 시험은 지역별로 돌아가며 쳤는데, 내가 칠 때는 굉장히 쉬웠어요. 사물탕四物湯이나 팔물탕八物湯, 십전대보탕 등 기본적인 처방을 물었어요. 또 한약 실물을 쭉 늘어놓고 약 이름을 물었어요. 한약에 대한 기본 상식도 물었지요. 내가 시험 치고 난 후부터는 차츰 시험내용이 어려워져 [응시자가] 많이 떨어지기도 했어요.[13]

> 한약업사 응시 자격으로는 중졸에다 3년 이상의 한약경력이 필요했지요. 또한 한약업사가 결원된 동이나 읍면단위 지역에만 응시할 수 있었고요. 시험과목으로는 학과시험과 실물시험이 있었어요. 학과시험은 약물지식과 한약처방을 묻는 것이었어요. 약물시험의 경우, 예를 들면 보혈제로 쓰이는 "당귀는 어떤 성분(약성)을 가지느냐?"는 식이지요. 처방지식에 대해서는『방약합편』을 비롯한 11종의 기성 한의약서에 수재되어 있는 고정 처방本方을 물었어요.『방약합편』내용이 주로 나왔어요. 반면 한약 실물시험은 절단한 여러 종류의 현물 약재를 진열해 놓은 상태에서 여러 명의 시험관이 지켜보는 가운데 약 이름을 종이에다 적어내는 형식이었어요.[14]

---

13) 진영원(1925년생, 진가한약방) 제보. 2006년 3월 18일(3−05LH16032006진영원001).
14) 박기택(1925년생, 온화당한약방) 제보. 2006년 3월 27일(3−05LH27032006박기택001).

이상의 구술내용을 바탕으로 한약업사 시험내용을 세분해 보면, 12,500종의 약재 지식(명칭·성상·용도)과 이의 처방 및 혼합방법, 현물구분을 기본으로 하였다. 이외에도 약사법규, 한약 저장법, 독약 및 극약을 구별하는 감정법, 한약 기초지식 등이 포함된다. 특히 한약 기초지식으로는 외형이 비슷한 약재를 분별해내는 현물구분과 2종 이상의 약재 배합 시의 약리적 차이점을 묻는 구술시험, 특정 병증에 맞는 처방을 내고 약을 짓는 실기시험 등이 포함된다. 한약 처방 및 혼합방법은 『방약합편』, 『동의보감』, 『향약집성방』, 『제중신편濟衆新編』, 『약성가藥性歌』 등 정부에서 공인한 기성 한의약서 11종에 수재되어 있는 각종 처방 내용을 묻는다. 한약 처방은 『방약합편』에만 463종이 수록되어 있는 등 총 4만여 가지에 이른다. 이러한 한약업사 시험과목은 다음과 같이 6종류로 정리된다.15)

1. 『본초강목』에 수재收載된 한약의 명칭, 성상, 용도(12,500종 중에서 출제)
2. 한약 저장방법(채취시기에 따라 약효 상이)
3. 독약 및 극약 구분(감정법)
4. 기성 한약서(11종)에 수재된 처방 및 혼합방법 : 『방약합편』, 『동의보감』, 『향약집성방』, 『제중신편』, 『약성가』, 『사상의학四象醫學』, 『의학입문醫學入門』, 『광제비급廣濟秘笈』, 『경악전서景岳全書』, 『수세보원壽世補元』, 『본초강목本草綱目』
5. 약사법규
6. 한약에 관한 기초지식
  가. 유사의약품 구별법
  나. 현물구분(한약재 공약부供藥剖별 명칭)
  다. 구술시험(2종 이상의 약종藥種이 배합 시에 나타내는 약리적 차이점)
  라. 실기시험

한약업사 시험을 실시하기 위해서는 우선 특별시장 또는 도지사가

15) 약사법시행령 제28조(시험과목). 약령시부활추진위원회, 앞의 책, 320쪽 참조.

기존 영업자가 없는 동·읍·면의 배치 예정 지역과 호수 및 인구수, 기
타 사항을 기록한 서류를 첨부하여 중앙정부 관련부처 장관에게 시험
승인을 신청한다.[16] 특별시장 또는 도지사는 약학 및 약사법규에 관한
학식과 경험이 풍부한 시험위원을 선정함[17]과 동시에 시험 시행 장소
와 일시, 원서 제출 기한, 시험과목 범위, 배치 예정 지역과 인원수, 기
타 주의사항을 원서 제출 종료일 30일 전에 공고한다.[18] 한약업사 시
험 응시 희망자는 이력서와 학력 및 한약경력 증명서류, 구청장이나
시·읍·면장의 신원증명서, 건강진단서, 호적초본 또는 호적 기재사항
증명서, 영업예정 장소 및 약도 등의 서류를 갖추어 특별시장 또는 도
지사에게 제출함으로써 시험 응시신청을 한다.[19]

응시지역과 년도에 따라 경쟁률에 차이가 있겠지만, 경북지역을 예로
들면, 최소한 모집정원의 3배수 이상이 응시했다. 1962년 9월에 실시된
경상북도 시험의 경우 160명 선발에 460여 명이 응시하여 약 3대 1의
경쟁률을 나타냈다. 특히 세계적인 한약물류의 거점으로 이름났던 350
년 전통의 대구약령시에는 30명 선발에 310명이나 지원했다. 이는 대구
약령시의 전통과 명성 외에도 한약수요가 상대적으로 많은 대도시 중심
가라는 지리적 잇점과 수백 개의 각종 한의약 관련 업소가 밀집한 집적
효과가 상대적으로 컸기 때문이다. 다음은 1962년 경북지역에 응시했던
최종만의 구술내용이다.

> 1962년 9월 24일 시험에 응시했어요. 시험 응시자격은 중학 졸업의
> 학력에 3년 이상의 한약 경력이 있어야 했어요. 경북 전체로는 160명
> 선발에 450명 내지 460명이 응시했어요. 이 중 30명은 대구약령시 부
> 활책의 일환으로 선별 배치되었어요. 대구약령시 희망자는 30명 선발에

---

16) 약사법시행령 한약업사 허가규정 제4조(시험의 승인)
17) 약사법시행령 한약업사 허가규정 제5조(시험위원)
18) 약사법시행령 한약업사 허가규정 제6조(시험공고)
19) 약사법시행령 한약업사 허가규정 제9조(시험신청)

310명이나 되었는데, 시험 성적순으로 선발했습니다. 나는 10년간의 한약 실무 경력이 있었기 때문에 특히 실물시험에 탁월한 성적을 내어 무난히 합격할 수 있었지요. 300점 만점에 284점을 받았어요[20].

합격자 사정은 무의면 1인 정원제와 일정 수준 이상의 실력을 요구하는 커트라인제도를 복합적으로 적용시켰다. 전자의 기준은 한약업사의 존립근거이기도 하는 무의촌의 의료복지를 확대하기 위한 이른바 '1개 동·읍·면당 1인 정원' 규정에 의한 것이다. 따라서 선발예정 지역에 누구나 지원은 가능하되 가장 성적이 나은 단 1명만 합격시켰다. 하지만 최고 득점자이더라도 평균 성적이 60% 이하이면 합격될 수 없었다. 어느 지역에 단 1명만 응시했더라도 기준 점수인 60%를 넘지 못할 경우 역시 합격할 수 없었다.

과목당 배점과 총점은 응시 지역과 시기에 따라 약간 차이가 있겠지만, 진영원과 박기택, 류경희 등 80대의 원로 한약업사들이 응시하던 1960년대 초 경북지역의 경우에는 총점이 300점이었다. 이 중 기준 사정 점수는 180점이었다.

3. 한약업사 자격증과 영업허가증 발급

한약업사 시험 응시자들은 보통 보름 이내에 당락 여부를 알게 된다. 특별시장 또는 도지사는 한약업사 시험 합격자에게 합격사실을 통지해야 하기 때문이다.[21] 이때 발송하는 '합격증(서)'에는 발급 일련번호와 응시자 이름, 응시지역, 시험 실시년도, 통지 연월일, 발급자인 특별시장이나 도지사의 이름을 적시하고 직인이 찍힌다.

20) 최종만(1928년생, 향일한약방) 제보. 2006년 3월 18일(3-05LH18032006최종만001).
21) 약사법시행령 한약업사 허가규정 제10조(합격통지)

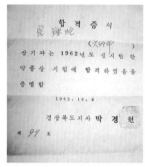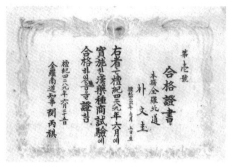

〈그림 Ⅳ-1〉 한약종상 합격증서,　〈그림 Ⅳ-2〉 한약종상 합격증서, 전라남도, 1956.
　　　　항일한약방, 1962.

　　대구약령시에서 55년(견습 10년 포함) 동안 한약업에 종사하고 있는 한약업사 최종만의 사례를 보면, 그는 1962년 9월 24일 경상북도 한약업사 시험에 응시하여 열흘만인 동 년 10월 4일 합격 통지를 받았다. 당시 경북도지사는 합격 사실을 알리기 위해 아래 <그림 Ⅳ-1>과 같은 양식의 '합격증서'를 발급하였다. 이는 최씨가 45년이 흐른 지금까지 잘 보관해온 것으로서 필자와의 접촉과정에서 직접 확인된 것이다. 합격증서에는 합격자 이름과 응시지역, 발급 일련번호, 발급 연월일을 포함하여 '상기자는 1962년도 실시한 한약종상 시험에 합격하였음을 증명함, 경상북도지사 박경원'이라고 쓰여 있다. <그림 Ⅳ-2>는 1956년 전라남도에서 발급되었던 한약종상 합격증서이다.

　　한약업사 시험에 합격한 자는 합격통지서를 받은 날로부터 30일 이내에 관할구역 내에 영업소를 정하고 영업허가 신청서를 특별시장이나 도지사에게 제출해야 한다. 이때는 시험합격 통지서, 영업소 구조시설 실태표 및 약도, 사진 2매 등을 신청서에 첨부한다.[22] 첨부하는 영업소 구조시설 실태표와 약도는 한약방 규모와 환경 여건 및 지정된 위치를

─────────────

22) 약사법시행령 한약업사 허가규정 제12조(허가신청)

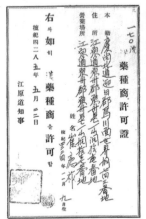 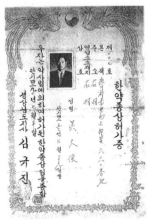

〈그림 Ⅳ-3〉 한약종상 허가증,　〈그림 Ⅳ-4〉 한약종상 허가증,
　　　 강원도, 1956.　　　　　　　천수당한약방, 1959.

확인하기 위한 것이다. 이에 특별시장 또는 도지사는 실지조사 후 타당
한 경우 해당 한약업사 성명과 주민등록번호, 증명사진, 허가 일련번호
외에 영업소 소재지 주소와 명칭, 관련 근거 법규, 발급일자, 발급주체
등을 기재한 '영업 허가증'을 교부한다.[23)]

영업 허가증은 한약종상 자격을 공인하는 증서로서, 이를 취득한 자
는 허가받은 지역에서 한약방을 개설하여 합법적으로 영업할 수 있다.
초기에는 '한약종상 허가증'으로 명명되다가 1971년부터는 '한약업사
허가증'으로 바뀌었다.

<그림 Ⅳ-3>과 <그림 Ⅳ-4>는 1956년과 1959년 강원도와 경상남
도에서 각각 발급된 한약종상 허가증으로서, 이는 약사법 제35조 제2항
과 제37조 및 동법 시행규칙 제22조에 근거한다. 한약업사 허가증에는
해당 한약업사 성명과 주민등록번호, 증명사진, 허가 일련번호 외에 영
업소 소재지 주소와 명칭, 관련 근거 법규, 발급일자, 발급주체 등 자격

23) 약사법시행령 한약업사 허가규정 제15조(허가증 교부)

증보다 더 구체적인 사항들이 명시된다.

한약업사 허가증은 한약업사들의 청원에 의해 1980년대 중반 다시 '한약업사 자격증'으로 개칭되어 지금에 이른다. 이는 전자와 마찬가지로 한약업사 시험에 합격한 자에 대해 특별시장이나 도지사가 약사법 제37조 제2항 및 동법 시행규칙 제50조 제3항에 근거하여 그 자격을 인정하는 증서다. 여기에는 해당자의 증명사진과 일련번호, 성명, 주민등록번호, 시험합격일, 허가예정지역, 근거 법규에 의한 증명사실, 발급일자, 발급주체 등의 내용이 적시되어 있다.

이는 한약 전문인으로서의 지위가 사회적으로 공인되는 상징적 표징이므로 고객과의 접촉과정에서 일반인의 신뢰를 높이는 등 영업 활동에 중요한 역할을 한다. 특히 한약업사 자격에는 관련법에 명시된 영업 활동의 기능, 즉 독자적으로 한약을 혼합 판매할 수 있는 법적 권한이 동반되기 때문에 경제적, 사회적, 상징적 측면에서 복합적 가치를 지닌다. 한약업사는 사회적으로는 전문직 의약업인의 일원으로 그리고 한약 전승의 주체로 인식되어 왔다.

한약업사 자격증이 갖는 이와 같은 복합적인 가치에도 불구하고, 한약업사들은 의사나 치과의사, 한의사, 약사 등 다른 의료업자들에 비해 상당한 차별적인 요소를 지닌다고 본다. 왜냐하면 한약업사들은 침구사, 안마사 등과 함께 '유사의료업자'로 분류되기 때문이다. 이와 같은 차별의 시선은 면허 발급주체와 영업허가 범위에도 투영된다. 의사, 치과의사, 한의사, 약사 등의 면허는 중앙 관련부처 장관이 관할하는 이른바 '전국구'인데 비해 한약업사 자격은 한정된 지역에 영업을 허가하는 '지역구'이기 때문이다.

실제로 한약업사 자격증 자체는 국가적 면허와는 달리 한약 소매를 허가하는 단순한 '사회적 공인'의 성격에 불과하므로 전문성을 인정·보호받을 수 있는 아무런 권리를 갖지 못한다. 이 점은 후술되는 한약업사 영업 허가제와 관련하여 영업소 이전의 자유를 제한하는 족쇄가 되어 왔다. 나아가 한약업사의 법적 지위를 대단히 불안정하게 만듦은 물론 인력 선발을 위한 시험 및 교육기관의 설립을 어렵게 하는 등 존립의 뿌리까지 위태롭게 만들었다.

이러한 사실을 직시하여 최근 한약업사들은 영업소 이전 제한 규정을 완전히 폐지할 것과 보건복지부 장관이 관할하는 면허제로 변경시켜 줄 것을 정부에 강력히 건의하였다.[24] 이는 지역의 어느 한약협회 지도자의 다음과 같은 말처럼, 국가가 한약업사를 '이용만하고 내처버렸다'는 공통된 인식이 한약업사들의 내면 깊숙이 자리하고 있음을 의미한다.

> 한약업사 허가는 의료복지가 미약하던 시절, 의사와 약사, 한의사들이 아무도 시골로 들어가지 않으려 할 때 이를 보완하기 위해 만들었지요. 당시에는 한약업사들이 침도 놓고 약도 짓고 … 갓난 아이 이름도 짓고 … 북치고 장구 치고 다 했어요. 무의면의 의료복지에 상당한 기여를 한 셈이지요. 하지만 한약업사 허가는 영업지역을 마음대로 이동할 수 없도록 되어 있어요. 1983년 시험 중단은 국가가 어려울 때 한약업사들을 이용만 하고 내처버린 것이나 다름없다고 봐요[25].

한약업사는 한약업사 허가증이 발급되면 90일 이내에 한약방을 개설한다. 한약방 개설에 필요한 시설 요건으로는 우선 환기와 채광 여건이 양호한 5평 이상의 건물과 약재 창고가 필요하다. 한약방에서 취급하는 약재는 국민의 건강과 생명에 직결되므로 특히 약재 보관상 최상의 약성 유지와 변질 우려가 없는 환경여건을 중시한다. 이외에도 뚜껑을 구비한 약장과 별도의 독·극약장, 독·극약 취급대장 등이 구비되어야 한다.

대구약령시 개설 예정자는 향후 약령시 발전을 도모하려는 목적에서 가능한 건재도매 능력을 갖출 것이 요구되었으므로 이에 상응하는 자금

---

24) 제Ⅱ장 2절 42쪽 주27) 참조.
25) 신전휘(1941년생, 백초당한약방) 제보. 2006년 8월 10일. 전 대구광역시 한약협회 회장.

과 시설기준을 구비해야 했다. 따라서 내부적으로 '약령시 한약종상의 자력 및 시설기준'을 마련하기도 했는데, 이로 인해 약령시 개설 희망자들은 규정상의 시설을 완비하여 관할 기관의 실사 후 약방 개설 허가를 받았다. 경상북도에서 대구약령시에 한약방을 신규로 개설예정이던 최종만에게 1962년 12월 6일자로 보내온 공문서에는 한약종상의 자력과 시설기준 제정의 목적과 관련 내용이 다음과 같이 적시되어 있다.[26)]

<약령시 한약종상의 자력 및 시설기준>
1. 목적
한약은 생약이 정제, 절단된 것이므로 그 취급상 주의와 적절한 시설이 불충분하여 약품의 취급을 토상 또는 창고, 기타 상점 내라 할지라도 흙바닥에서 불결한 상태로 취급되고 있는 것과 뚜껑이 없는 약장에 약을 진열하므로, 가히 청결된 약품이라 할지라도 약장에서 불순물이 또다시 혼입되는 경향이 있어 평소 약업자 스스로도 이에 대한 시정책을 모색해 왔다.
금번 본도는 약령시 부활책으로 30명의 한약종상을 새로 배치하는 시기에 맞추어 기존업자는 물론이거니와 신규업자도 가급적 위생적인 취급이 되도록 함으로써 우리나라 한약 취급의 원조 격이라 할 수 있는 약령시 발전에 일익이 될 것으로 간주하여 약령시 한약종상의 시설기준을 규정하는 바이다.

2. 자력
대다수의 한약종상은 첩약을 위주로 하고 있으나 약령시의 복구를 위하여 약령시 내에는 가급적이면 건재도매를 할 수 있는 자력을 가진 사람만 배치코자 신규업자는 최저 100,000원의 자금을 가져야 한다.

3. 시설 개황
가) 건물 : 약품 저장에 지장이 없는 여건으로 환기, 채광이 양호하여 야 한다.

---

26) 경상북도, 경북보사7767, '한약종상 시설기준 제정', 최종만(1928년생, 향일한 약방) 소장.

나) 건물 규모 : 약방으로 사용하는 건평이 5평 이상으로 한다.

다) 약장 : 필히 뚜껑이 있어야 한다.

라) 독극약장 : 독·극약은 일반 약품과 구별하여 진열할 수 있는 별도의 것으로 갖추되, 약장에 '독약'과 '극약' 표시를 하여야 한다.

마) 독·극약 취급대장을 비치해야 한다.

바) 창고 : 약을 저장하는 창고는 건조하고 채광과 환기가 잘 되며, 바닥은 세멘 또는 판자여야 한다.

한약업사 최종만은 이상의 한약방 개설조건을 구비한 다음 이듬해인 1963년 1월 1일자로 대구약령시(중구 남성로 48번지)에 처음으로 한약방을 열었다. 한약방 규모는 창고를 포함한 12평이었으며 종업원 1명을 고용하였다. 당시 개업비용은 고향의 부모님이 송아지를 팔아 마련해준 돈(25만원)을 포함한 50만원으로 충당했다. 이는 건물 임대료를 비롯하여 약장과 편의시설 등 필요한 물품 구입과 약재 반입 등에 소요되었다.

이들 증서들은 약사법 개정 등으로 근거 법규(조항·내용)가 바뀌거나 영업소 이전 및 명칭 변경, 신규 진입과 허가 소멸 등 변경사항이 수시

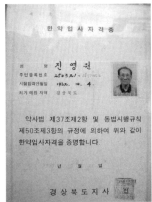

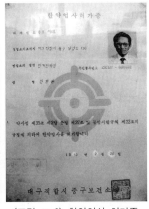

〈그림 IV-5〉한약업사 자격증, 진가한약방, 1997

〈그림 IV-6〉한약업사 허가증, 진가한약방, 1965

로 생기므로 일정 기간마다 갱신해야 한다. 위 <그림 IV-5>, <그림 IV-6>은 1962년에 한약업사 자격을 취득한 진영원이 1997년과 1965년에 갱신한 한약업사 면허증과 허가증이다. 한약업사는 이들 증서를 한약방 사무 공간 내벽에 항시 게시해 두고 있다.

한약업사 허가증을 발급받은 날로부터 90일 이내에 정당한 사유 없이 한약방을 개업하지 않을 때는 허가가 취소된다.[27] 일부 한약업사들은 집 얻을 돈이 없거나 전업이 여의치 못함은 물론 영업 허가지역이 무연고 원거리인 점 등으로 시일을 넘겨 허가가 취소되기도 했다. 1962년 경남 진양군 지수면에 한약업사 영업 허가를 취득했던 조덕식(85세, 장수당한약방)의 사례가 여기에 해당된다. 황해도 출신인 그는 6.25전쟁 당시 월남하여 부산에서 침술로 생계를 꾸려나가고 있었으므로 한약방을 차릴만한 경제적인 여유가 없었다. 이러한 규정으로 인해 대구약령시에서 45년간을 줄곧 개업해오고 있는 최종만(1928년생, 향일한약방)은 1962년 10월 4일 합격 통지를 받은 후 다음 해인 1963년 1월 1일자로 한약방을 서둘러 개업했다.

개업 중 사정상 영업소를 이전하고자 할 때는 이전 예정지에 기존 업자가 없으면서 동일한 구와 동, 면 지역이어야 한다.[28] 만일 당국 허가없이 임의로 영업소를 이전했을 때는 허가가 취소된다.[29] 아울러서 한약방 운영 중 정당한 사유 없이 계속하여 90일 이상 개업을 하지 않을 때도 한약업사 영업허가가 취소된다.[30]

이처럼 한약업사의 법적 지위는 중앙정부 관련 부처장관이 면허하는 약사나 의사, 한의사에 비해 대단히 취약한 실정이다. 이는 한약업사의 존립 근거가 국가 의료정책의 보조적 기능을 담당하는 제한적이고도

---

27) 약사법시행령 한약업사 허가규정 제18조1항(허가의 취소와 영업의 정지)
28) 약사법시행령 한약업사 허가규정 제17조2항(영업소의 이전허가)
29) 약사법시행령 한약업사 허가규정 제18조3항(허가의 취소와 영업의 정지)
30) 약사법시행령 한약업사 허가규정 제18조2항(허가의 취소와 영업의 정지)

한시적인 자격 규정에 기반을 두고 있기 때문이다. 무의면 1인 배치와 영업소 이전 제한, 조건부의 간헐적인 시행 등과 같은 한약업사 시험 규정은 애초부터 한약업사의 지위를 불안하게 만드는 요인이 되어왔다. 약국이나 병·의원, 보건소[31] 등 의료시설이 전무한 지역에 한해 영업을 허가하는 자격취득 규정은 존립기반을 취약하게 만든 가장 큰 원인이다.

이와 같은 한약업사 지위의 태생적 강제는 지위 공인 사실의 사회화 내지는 표상 기제인 영업허가증과 한약업사 자격증 등의 여러 지위 표징을 통해서도 암묵적으로 그리고 일관되게 관철된다. 한약업사의 법적 지위 표징에 해당하는 '영업허가증'의 발급과정에서 서류심사와 현장조사를 통해 가장 중요하게 확인되는 부분은 당초 지정된 지역 내의 영업소 위치 여부이다. 이는 한약업사의 지위가 창출되는 단계부터 '지정된 위치'를 법적으로 명시하고 관계기관에서 확인함으로써 국가적 권위를 빌린 경쟁 업권의 대리 통제와 지배 헤게모니가 작동됨을 의미한다.

---

31) 1983년 12월 30일 개정된 약사법 시행규칙(제51조)에 보건소가 한약업사 허가지역에 추가 삽입됨으로써 사실상 시험조항은 사문화된 것이나 다름없다. 대한한약협회, 앞의 책, 2006, 499쪽 참조. 약사법 시행규칙 제51조 '한약업사의 허가지역' 규정은 다음과 같다 : 시·도지사는 한약업사의 수급 조절상 필요하다고 인정하는 때에는 종합병원·병원·의원·한방병원·한의원·약국 또는 보건소가 없는 면에 한하여 1인의 한약업사를 허가할 수 있다.

제3편 한약방 운영과 처방 기술

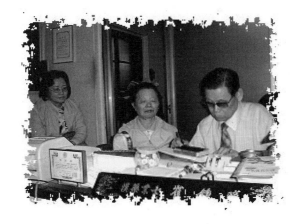

제Ⅴ장 한약방 개업 및 운영 전략

1. 한약방 개업 과정

1) 한약방 입지 선정과 개업 택일

한약방은 한약업사에 의해 탕·환·산·고제 등의 한약이 소비자에게 판매되는 1차적인 유통기구이다. 따라서 한약방의 입지는 접근성과 개방성, 인구 유동성이 높은 장소가 선호된다. 대구 남성로와 서울 제기동 일대, 경북 영천 완산동 등의 한약 전문시장처럼 역사성으로 인한 높은 인지도뿐만 아니라 업소 집적효과가 큰 곳 또한 한약방의 위치 선정에서 장점으로 꼽힌다.

대부분의 한약업사들은 비합리적인 '미신' 행위로 생각하여 한약방 입지와 개업 택일 등을 역술인에게 의뢰하지 않는다. 하지만 이들은 개업 입지가 영업활동에 영향을 미친다는 점에 대해서는 누구나 인정한다. 어떤 영업활동이든 소비자의 접근성이 수월하고 인구유동성이 큰 장소가 일반적으로 긍정적인 결과를 나타낸다. 예컨대 350년의 역사를 갖는 대구약령시의 경우, 유동인구가 많은 중앙로와 동성로로 이어지는 동쪽이 그렇지 못한 서쪽보다 한약업사들에게 더 선호된다. 다음은 한약방 장소 선정에 대한 한약업사들의 현실 인식을 나타낸다.

　　원칙으로 말하자면, [약령시에는] 제일교회에서 중앙로 쪽으로 올라
가야 손님이 많거든요. 서편으로는 장사가 잘 안 되어 좀 죽었어요. 한
약방 개업 택일은 별로지만, 위치 같은 거는 고려할 필요가 있어요. 동
성로 쪽은 부산 등 객지에서 오는 고객들이 좀 더 가깝게 접촉할 수 있
거든요. 남성로가 그 다음에 가깝고요. 제일교회 서편으로는 영~(완전
히) 죽어뿟어요. 약방 위치는 손님 오는 것과 관련이 있지요.[1]

　한약방 입지 선정과정에는 이와 같은 일반적인 고려사항 외에 한약
업의 특성과 관련되는 다음과 같은 몇 가지 사항들도 중요한 변수로 작
용한다.

　첫째, 한약업사는 영업을 할 수 있는 공간 범주가 자격 취득과정에서
애초부터 제한적으로 설정된다는 점이다. 한약업사는 한약업사 응시 원
서를 제출할 때 장차 한약업을 해나갈 지역을 명시해야 하므로 자격 취
득 후에는 지정된 일정 구역 내에서 한약방을 열어야 한다. 이와 같은
이른바 '한약업사 허가규정'은 일제 강점기에 설정된 '한지의생限地醫
生' 제도를 모태로 하고 있다. 이는 약국이나 보건소, 병·의원 등 의료
시설이 없는 지역에 한해 한약업사 영업을 허가함으로써 취약한 의료현
실을 보완하고자 했던 초창기 의료정책의 일환이었다.

　한약업사 허가제도는 국가 형성기 아무런 의료혜택을 받지 못하는
오지 주민들에 대한 의료복지의 실천이었다. 하지만 이와 같은 명분과
취지와는 달리, 한편으로는 한약업사의 영업지역 이전의 자유를 옭아매
는 족쇄가 됨으로써 경제활동의 자유를 제한하였다. 따라서 한약업사는
당초 영업 허가지역으로 지정된 구역 외에는 자유롭게 이동할 수 없었
다. 농촌지역은 면 단위로 그리고 도시는 동 단위로 영업허가가 제한되
었다.[2]

---

1) 최종만(1928년생, 향일한약방) 제보. 2006년 8월 24일(3-05LH24082006최종만001).
2) 약사법 시행규칙 제51조.

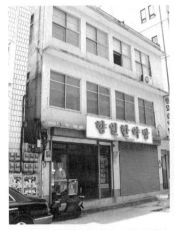
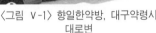
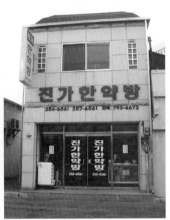

〈그림 V-1〉 향일한약방, 대구약령시   〈그림 V-2〉 진가한약방, 대구약령시
            대로변   대로변

이러한 사정으로 한약업사는 지정된 공간 범주 내에서 가능한 상시 유동인구가 많고 접근성이 용이한 장소를 선택하여 한약방을 열었다. 위의 <그림 V-1>과 <그림 V-2>의 대구약령시 남성로변의 한약방처럼, 대로변이나 시장 관문 노변 등이 일반적으로 선호되는 장소였다. 면 단위 지역의 경우에도 면사무소 소재지 내의 유사조건을 갖는 장소가 선호되었다.

　　　촌의 경우 면 소재지에 위치를 정해야 사람이 많이 모이므로 그런 곳에다 약방을 정하지요. 자기 집에다 잡는 경우에는 교통이 불편해가지고 사람들이 많이 오지 않거든요. 그러므로 교통사정이 좋은 곳이거나 사람이 많이 모일 수 있는 곳에다 자기 사정을 봐가지고 정하지요.[3]

한약방 위치를 선정하는 과정에서 일부 한약업사들은 방위를 중요시여긴다. 이는 옛날부터 가정집을 이사할 때 주인의 출생년도를 따져 예

---

3) 최종만(1928년생, 향일한약방) 제보. 2006년 8월 24일(3－05LH24082006최종만001).

기치 못할 삼재三災를 가능한 피하고자 하는 바람과 기원의 행위와 유사하다. '주역周易을 모르면 약 한 첩 못 팔아먹는다'는 말처럼, 한방원리와 주역이 동양적 사고의 틀 속에서 일맥상통하므로 한약업사는 대개 방위 정도는 볼 줄 안다. 따라서 아래 류경희 사례처럼, 일부 한약업사들은 화禍를 방지하고 복을 구할 수 있는 좋은 방향을 스스로 택하여 정하기도 한다.

> 대장군이 있어 좀 해롭다는 방위는 피하지요. 이런 것을 봐주는 사람에게 의뢰는 하지 않고 스스로 동서남북 따져보고 정했어요. 날짜 정하는 것도 스스로 손으로 짚어보고 했어요. 답답한 사람은 미신이라도 필요한 것이지요. 한약업사들은 대개 방위나 길일吉日 정도는 볼 줄 알아요.[4]

둘째, 한약업은 사람의 건강과 생명을 다루는 영역이므로 한약업사와 환자 사이에 상호 신뢰가 대단히 중요하다. 사람들은 의술이 탁월하여 '약을 잘 짓는 사람'이면서 한편으로는 믿을 수 있는 한약업사를 선호한다. 한약은 약재마다 약성의 정도가 차이나고 약가의 표준화가 미흡하기 때문에 의약지식이 없는 일반인들로서는 신뢰가 가는 한약업사를 찾게 된다. 이로 인해 한약방 운영은 '단골' 관계나 기존의 사회관계에 의해 영향을 받는다.

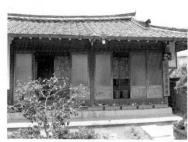 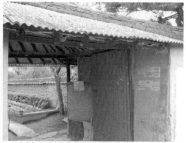

〈그림 V-3〉 복원당한약방 내부, 달성군 구지면   〈그림 V-4〉 복원당한약방 입구, 안내 문구

4) 류경희(1924년생, 인산한약방) 제보 2006년 8월 16일(3-05LH16082006류경희001).

한약방마다 해당 한약업사의 학연과 지연, 혈연, 종교 등 여러 사회 관계 요인에 의해 형성되는 단골과 이들의 소개에 의한 일정 범주의 잠재적인 고객층이 존재한다. 한약업사는 한약방 위치가 양호하다고만 해서 약업의 성공을 담보해주지 않는다고 생각한다. 따라서 대로변으로부터 벗어난 골목이더라도 임대료가 들지 않는 자가 약방을 기꺼이 선택한다. 필자가 방문했던 일제한약방(조우현), 선인장한약방(이기인), 인산한약방(류경희), 춘원당한약방(양명주), 복원당한약방(경영주 김종식) 등은 골목에 위치한 자가 한약방들이다.

의술이 탁월한 경우에는 한약방의 위치에 관계없이 전국적으로 유명세를 타기도 한다. 예컨대 6.25전쟁 때 부산으로 피난 가서 의약업을 했던 이상화李常和는 집이 산비탈의 높은 지대에 있어도 약 지으려 오는 사람들을 맞이하느라 눈코 뜰 사이가 없을 정도였다. 그는 많은 연구와 임상경험을 통해 황도연黃度淵이 저술한 기존의 『방약합편』에다 수백 가지의 독자적인 처방(경험방)을 보태 『변증방약합편辨證方藥合編』을 편찬했다.

> 의술이 능한 사람들은 산 만댕이(꼭대기)에 약방을 내어도 사람들이 몰리지요. 6.25전쟁 때 서울에서 부산으로 피난 가서 의업을 했는데 … 증보를 8백 몇 가지나 내어 『변증방약합편』을 만들었던 이상화라는 사람은 부산 산 만댕이에 있어도 차가 밀릴 정도였지요. 『방약합편』 원본은 황도연씨가 만들었는데, 그가 많이 보탰지요. 자기가 더 보탠 것이 850가지입니다. 『방약합편』 처방은 상편 113종, 중편 187종, 하편 163가지로서 총 463가지이지요. 그는 경주 사람인데 서울 있다가 6.25 때 부산으로 피난 내려갔지요. 의술이 뛰어나 산 중턱에 있어도 유명해서 환자들이 많이 몰린 것이지요.[5]

이로써 보건대, 한약방 입지 선정은 일반적인 선호 요건 외에 의술의

---

5) 최종만(1928년생, 향일한약방) 제보 2006년 8월 24일(3-05LH24082006최종만001).

정도에 따른 인지도와 한약업사에 대한 고객 개개인의 신뢰 정도, 단골을 비롯한 사회적 관계, 한약방 임대비용 등과 같은 여러 가지 요인에 의해 결정된다.

대구약령시에서 55년 동안 약업을 해오고 있는 한약업사 최종만의 경험은 한약방의 입지 선정에 대한 다른 또 사실을 함의한다. 대구시 중구 남성로 일대를 권역으로 형성된 대구약령시는 350년의 역사를 지닌 전통한약시장 구역으로 지정됨으로써 '무의동·면 1인 배치'의 예외 지역으로 인정되었다. 대구시와 지역 한약업사들이 쇠퇴한 대구약령시 상권을 강화하고 전통을 이어나가기 위한 방편으로 1963과 1988년 두 차례에 걸쳐 각각 30명과 40명씩이나 되는 많은 한약업사들을 유입시켰다.

1962년 9월 24일에 실시된 경상북도 시험은 대구시에 할당된 30명 모두를 약령시에 배치한다는 계획 아래 실시되었다. 최종만은 이때 대구약령시에 응시하여 300점 만점에 284점이라는 우수한 성적으로 합격했다. 그는 이듬해인 1963년 1월 1일자로 서둘러 약방을 개업했는데, 한약업사 합격증 수령 후 3개월 이내에 개업해야 한다는 규정 때문이었다. 30명의 신규 한약업사가 한꺼번에 정해진 구역 안에 개업해야 했으므로 적당한 위치와 장소 조건을 고려하기보다는 도로변의 비어있는 집이라도 있으면 우선 입주부터 해야 할 입장이었다. 그래서 700m의 남성로(약전골목)에서 유동인구가 상대적으로 적을 뿐만 아니라 상권이 약한 서쪽에다 개업하지 않을 수 없었다.

　　예전 내가 처음 [대구 약전]골목 들어올 때는 약령시 번영을 위한 것이었으므로, 골목 권역 내에 개업해야 했어요. 정해진 골목 구역을 못 벗어났어요. 한약업사의 경우에는 허가가 딱 한정되어 있었어요. 면 단위 경우에는 한 면에 한정되지요. 한의사는 면허만 있으면 마음대로 어디든지 개업할 수 있지만, 한약업사는 규정된 한지 내에서만 되지 그 범위를 벗어날 수 없었어요. 예전에는 무의면에 하나씩 개설되도록 정

해져 있었기 때문이지요. 1963년도에 그렇게 해가지고, 1988년도에도
약령시로 40명이 더 들어왔어요. 대구·경북지역을 중심으로 각 도마다
회망자를 선발해가지고요. 보사부 허가 내어가지고 해야지, 마음대로
이전이 안 되었거든요. 당시에는 처음 지정된 범위 내에서 못 벗어났지
요. 타 면으로는 못 가지요.[6]

　대구약령시의 경우는 특수한 사례이긴 하지만, 이처럼 한약방 개업과
정에서 마주치는 입지 선정의 애로는 처음 설정된 영업구역을 벗어날
수 없도록 규정한 '한약업사 허가제도'와 무관하지 않다. 사망 등으로
이후에도 대구약령시의 한약업사 수가 계속 줄어들자, 1988년에는 대
구·경북을 비롯한 여러 지역으로부터 40명의 기존 한약업사를 한 번
더 유입시켰다. 이때도 영업구역 제한 규정 때문에 전통한약시장의 특
수성을 들어 약사법까지 개정하는 어려움을 겪으며 당국(당시 보건사회부)
의 허가를 받아야 했다.
　한약업사들은 한약방 개업 날짜를 특별히 고려하진 않지만, 일부는
천직으로 생각하는 평생의 약업을 본격적으로 시작하는 상징적인 날이
라는 점에서 '택일' 절차를 거치기도 한다. 이는 영업의 번성 여부 등
미래의 불확실성에 대한 일종의 심리적인 대비책이기도 한데, '손으로
짚어보는' 방식으로 괜찮은 날을 정한다. 이 경우에도 전문 역술인을
찾기보다는 스스로 자신의 지식을 동원하는 수준에서 해결한다. 불교신
자인 류경희는 '답답한 사람이 샘 판다'는 말처럼, 스스로 '대장군이 없
는 날'을 택해 개업했다.

　　대개 불교 믿는 사람들은 방위나 길일 찾기를 하는 편입니다. 천주교
　나 기독교 등 서양종교 믿는 사람들은 이런 것을 찾지 않아요. 미신이
　라 보기 때문이지요. 어떻게 보면 미신 같기도 하고 … 심지가 약한 사
　람은 그걸 믿기도 하지요. 자기가 답답하면 그지요? 샘 판다고 … 그런

---

6) 최종만(1928년생, 향일한약방) 제보 2006년 8월 24일(3-05LH24082006최종만001).

걸 찾게 돼요. 나는 스스로 대충 짚어보고 대장군이 어느 쪽에 있다는
정도는 알아보고 결정해요. 그거 보는 사람은 심지가 약하지. 그거는 없
다고 단정하면 그럴 수도 있지만, 우리들은 보통 그걸 안 믿을 수는 없
거든.[7]

위의 말처럼, 천주교나 기독교 등 서양종교를 믿는 사람이거나 의지
가 강한 사람은 일반적으로 한약방을 개업할 때 특별한 날을 정하지 않
는다. 반면 심지가 좀 약하다거나 불교를 신봉하는 사람들은 입지 방위
나 택일 의례를 따른다. 따라서 한약방 개업 입지나 택일 설정 행위는
동양문화가 실천되는 하나의 사례로 보인다.

2) 개업 준비와 절차

한약방 개업을 위해 자가 혹은 임대 형식으로 장소를 정하고 나면 간
판 부착을 비롯하여 사무공간과 약방창고 등 약업에 필요한 내부공간을
정비한다. 아울러서 약장과 약작두, 약저울, 약통, 첩지, 법제용 초기炒
器 등 필요한 기구나 물품을 구입하고 약재의 지속적인 반입을 위한 거
래선을 틔어놓는다. 약을 썰고 첩약을 싸는 등 한약방의 일상적 업무를
담당할 종사원도 구한다. 개업소연을 하는 경우에는 초청장 발송이나
전화 연락을 비롯하여 내빈 맞을 준비를 한다.

자동 한약추출기가 보급되지 않고 한약재 규격화가 실시되기 전에는
약재 반입과 정제, 법제, 포장, 제약, 관리 등 대부분의 일이 한약방에서
이루어졌으므로 한약업사 혼자서는 모든 일을 감당하기 어려웠다. 예전
에는 채취한 자연산 약재가 생으로든 아니면 건조한 것이든 원형의 상
태로 반입되었으므로, 이를 세척·건조·절단 등 정제하는 데는 상당한
노력이 필요했다. 약성을 높이기 위한 각종 법제와 화제에 따라 약을

---

7) 류경희(1924년생, 인산한약방) 제보 2006년 8월 16일(3-05LH16082006류경희001).

지어 첩지로 포장하는 일도 만만찮았다. 특히 약재를 써는 일은 한약방의 비중 있는 일 중의 하나로서, 주문이 많을 때는 밤을 새워가며 하루 수백 근씩의 약재를 썰었다. 그래도 안 될 때는 약 써는 일꾼에게 맡기기도 했다.

한약방 개업에 필요한 이와 같은 모든 준비를 위해서는 상당액의 돈이 들기 마련이다. 스스로 능력이 구비되지 못한 경우에는 부모나 형제 등 가족의 도움을 받기도 하지만, 그것조차 어려우면 부족한 돈을 빌려야 한다. 한약방 임대료와 약장 등 기물 구입, 종업원 인건비, 약재 반입 등에 가장 많은 돈이 든다.

다음은 20대 초에 대구약령시로 들어와 10년 동안 5촌 당숙의 한약방에서 약을 배워 1963년부터 지금까지 줄곧 한약방을 운영해온 최종만의 개업과정에 대한 이야기다. 그가 당시 12평의 공간을 임대 내어 한약방을 개업하는 데는 50여만원의 비용이 들었다. 일을 배우며 축적한 25만원에다 고향의 부친이 소를 팔아 마련해준 25만원을 보태 충당했다. 중학교를 졸업한 남동생이 종업원으로 들어왔다.

> '대구한약방'에서 10년 종업원 해서 한약방 일을 환히 알기 때문에 처음 개업할 때 누구 도움 없이 내 혼자 생각해서 준비했어요. 첫 개업 때 총 비용이 약 50만원 정도 들었어요. 부친이 송아지 한 마리를 팔아 마련한 돈 25만원 정도를 보태주었고, 나머지는 내가 벌어 모아 놓았던 것이지요. 집세, 약재 구입, 약장 맞추어 들이는 등에 들었어요. 종업원 1명도 내 친동생을 들였고요.[8]

한약업사 최종만은 한약방 운영 경력이 쌓이자 나중에는 첩약 소매 외에 도매까지 겸업했다. 돈도 상당히 벌어 처음 시작한 곳에서 1년 반이 지나자 30평이 넘는 지금의 장소로 2배 이상 평수를 넓혀 이사할 수

---

8) 최종만(1928년생, 향일한약방) 제보 2006년 6월 20일(3-05LH20062006최종만001).

있었다. 그리고는 종업원도 4명까지 고용했다.

최종만과 같은 해에 한약업사 자격을 취득한 후 약전골목에서 45년
째 한약방을 운영해 오고 있는 진영원은 처음부터 줄곧 혼자서 한약방
을 운영해 왔다. 그는 최종만과는 달리 평생 동안 한약 도매는 하지 않
고 오로지 소매만 했다. 이를 두고 그는 스스로를 '첩약쟁이'라고 평한
다. 일이 바쁠 때는 때때로 부인이 약방 일을 도와주기는 했으나, 약을
썰고 법제하거나 처방을 내어 약을 짓고 첩약을 싸는 대부분의 일을 자
신이 도맡다시피 했다. 특히 약 써는 일이 상당히 힘들었는데, 자동절단
기가 보급되고부터는 많이 수월해졌다.

> 내가 처음으로 약방을 열었던 곳은 옛날 동 사무소 하던 자리였는데,
> 지금 광신한약방이 있는 고가古家에서였지요. 1962년 한약업사 허가증
> 받고 그 해 연말에 개업했지요. 그 때 내가 36세 정도 됐을 겁니다. 상
> 호는 '인수당진약방'이었어요. 조그맣게 5~6평 약방에 종업원도 두지
> 않고 시작했지요. 2~3년 하다가 돈을 좀 벌어 지금의 이곳으로 이사
> 왔어요. 이곳으로 옮기면서는 '진가한약방'으로 상호를 바꿨어요. 지금
> 여기서 40년을 넘게 한 택이지요. 나는 도매는 하지 않고 순전히 병약
> 病藥만 팔아 '첩약쟁이'만 했어요. 내가 손수 약을 썰고 짓고 다 했어요.
> 때로는 부인이 조금씩 도와주기도 했어요. 이후 약을 써는 기계가 나오
> 고부터는 혼자서 약을 팔기가 좀 쉬워졌어요.[9]

30대 중반에 한약에 개척 입문한 후 40대이던 1970년대 중반에 한약
방을 개업한 류경희도 진영원처럼 종업원 없이 개업하여 부인의 도움으
로 약업을 꾸려나왔다. 한두 근의 작은 약은 집에서 썰어 사용한 반면,
수십 근씩 많은 것은 썰어놓은 약재를 돈을 좀 더 주고 구입해다 썼다.

> 약방을 처음 개업할 때는 종업원을 고용하지 않았어요. 집사람이 약
> 을 썰기도 하고, 첩약을 싸는 등 일을 많이 도와주었어요. 우리는 고생

---

9) 진영원(1925년생, 진가한약방) 제보. 2006년 2월 10일(3-05LH10022006진영원001).

을 많이 했어요. 1근, 2근 되는 작은 약은 약방에서 직접 썰어 사용했어
요. 많은 것은 썰어놓은 것을 건재약방에서 사다가 썼어요. 조금 있다가
자동 절단기가 시중에 나오면서부터는 약 썰기가 좀 쉬워졌어요. 또 약
탕기가 보급됨으로써 첩약을 싸지 않아도 되었고요.10)

최종만과 진영원, 류경회처럼 당대에 스스로 한약방을 일구어야 하는
경우에는 자금 조달을 비롯한 여러 측면에서 개업하는 데 상당한 어려
움이 있었다. 하지만 계승 한약방의 경우에는 선대가 하던 대로 그냥
물러 받으면 되었다. 10대 초부터 조부의 한약방에 들어와 한약을 배운
조우현(1923년생, 일제한약방)은 15년을 수종한 26세에 한약종상 1기생으로
시험에 합격했다. 조부가 광복되던 해에 사망하자, 그는 별다른 어려움
없이 기존의 남강한약방을 그대로 이어받아 약업을 계속할 수 있었다.

3) 개업 의례

예전에는 물자 부족으로 한약방을 처음 시작할 때 개업잔치 같은 것
은 하지 않았다. 1963년에 한약방을 개업했던 최종만은 개업비용이 모
자라 부친으로부터 송아지를 판매한 돈까지 지원받았던 처지여서 개업
식 없이 개업 사실만을 가까운 사람들에게 알렸을 뿐이다. 초청장 제작
과 발송, 음식 장만은 물론 손님을 응대하는 문제에 적지 않은 신경을
써야 하고 또 비용까지 들기 때문이었다.

특별한 개업식은 하지 않았어요. 그냥 알릴뿐이지요. 혹 아는 사람은
약도 사러오고, 놀러오기도 했어요. 그리 안한 것은 돈도 들 것 같아서
요. 요즘은 액자도 가져오고 화분도 가져오고 하지요. 예전에는 약방 개
업할 때 개업식을 별도로 하지 않았어요.11)

---

10) 류경회(1924년생, 인산한약방) 제보 2006년 8월 16일(3-05LH16082006류경회001).
11) 최종만(1928년생, 향일한약방) 제보 2006년 8월 24일(3-05LH24082006최종만001).

하지만 한약방 개업은 평생의 업을 처음으로 시작하는 '특별한 시간'
이므로, 통과의례 성격의 고유제告由祭와 개업 사실을 지역사회와 지인
들에게 널리 알릴 필요성도 있었다. 이는 잠재고객의 확보 효과를 낳는
영업 전략과도 관련되는 일이지만, 업의 번성을 기원하고 미래에 닥칠
지도 모를 만일의 일에 대비하기 위한 심리적 방어책이기도 했다. 그래
서 일부 한약업사는 떡과 술을 비롯한 간단한 음식을 장만하여 조상에
게 개업 사실을 고함은 물론 가까운 친지나 이웃, 지인들을 초청하기도
했다. 다음은 1970년대 중반부터 대구시 동인동에서 30년 가까이 한약
방을 운영했던 류경희의 이전 개업의례이다. 그는 경기도 강화지역에서
한약업사 허가를 취득한 후 경북 포항으로 갔다가 우여곡절 끝에 대구
로 전입했다.

> 대구 동인동으로 약방을 이사할 때는 떡을 하고 저녁을 준비해서 가
> 까이 있던 동사무소, 파출소 직원들을 초청하여 식사 대접을 했어요. 약
> 방 개업시 신체神體 같은 것을 보존하는 일은 없었어요. 좋은 날 택해서
> 음식 나눠먹는 정도지요. 음식을 장만해서 차려놓고 조상님께 축문을
> 읽으면서 성고도 했어요. 조상님이 도와가지고 다른 동네에서 이리로
> 왔으니 우환 없이 장사도 잘 되도록 도와주기를 바라는 마음으로 비는
> 것이지요. 가정에는 반드시 신주단지를 모셨지요. 대부분의 가정에서
> 신주단지를 정성스럽게 모시는 편이지요. 약방 개업시 친구들이나 집안
> 사람들, 이웃 사람들을 초청하기도 했어요. 이들은 올 때 꽃다발이나 시
> 계, 액자 등을 선물로 가져오기도 했어요. 더러는 개업시 와서 약을 지
> 어가기도 했고요.[12]

불교신자인 류경희는 개업을 하면서 첫째 조상에게 사실을 고함으로
써 은덕에 감사를 표하고 약업이 잘 되기를 기원했다. 그리고는 인접해
있던 파출소와 동 사무소 직원들을 초정하여 저녁 대접을 했다. 가까운

---

12) 류경희(1924년생, 인산한약방) 제보 2006년 8월 16일(3-05LH16082006류경희001).

친척이나 친구, 이웃을 초청하기도 했는데, 이들은 답례로 화환이나 시계, 액자 등을 선물로 가져오거나 한약을 지어갔다. 음식점을 비롯한 일부 업소의 경우에는 개업 때 업이 잘 되기를 바라는 마음에서 명태에다 실을 묶어 벽에 걸어놓기도 하지만, 한약방에는 기원을 위한 상징물을 게시하지 않았다. 하지만 가정에는 신주단지를 모시고 정초를 비롯한 특정한 날에 영업이 잘 되기를 빌곤 했다.

2. 한약방 운영 전략

1) 한약방의 일상사와 수행 양상

한약방의 일상적인 일은 약재를 반입하여 정제, 수치한 후 변질되거나 벌레가 생기지 않도록 잘 관리해 나가면서 첩약을 소매하거나 건재를 도매하는 일이다. 종업원들은 주인의 지시를 받아 약재를 씻어 말리고 썰거나 법제, 작근, 포장 등의 일을 해나간다. 주인은 약재 반입과 정제, 수치를 비롯하여 종사 인력의 고용과 고객 유치 등 약방의 제반 사항을 총체적으로 관리한다. 그러면서 생산자나 중개인, 구매자, 환자 등 방문객을 맞아 매매를 결정하거나 처방을 내려 약을 지었다. 이처럼 종업원들의 일과 한약업사의 일이 서로 달랐다.

> 업주의 일과 종업원의 일이 틀리지요. 종업원은 업주의 명령에 따라 움직이지요. 약을 썰고 무게 달고 약첩 싸고 청소하고 약을 포장하고 약 심부름하는 그런 일이지요. 업주는 약을 처방 내려 지시하고, 약재 등을 포함해서 약방 업무 전체를 관리하지요.[13]

---

13) 최종만(1928년생, 향일한약방) 제보 2006년 8월 24일(3 - 05LH2408006최종만001).

규모가 큰 한약방의 경우에는 최고 선임사원이 '약방 지배인' 혹은 '약 창고 관리인'으로서 주인의 위임 아래 약방의 전반적인 일들을 지휘했다. 광복 전후시기 동아시아의 한약거상으로 이름났던 대구약령시의 김홍조한약방에는 6개의 대형 창고를 관리하는 책임자가 있었다. 1960년대 대구약령시의 지도자로 활동했던 고 류판학(남성한약방)과 방태영(감초당한약방)은 이곳에서 약재관리를 맡으면서 경영의 노하우와 한약 지식을 습득하여 전국적인 상권을 일구었다.

한약재 도매법이 정착된 지금은 한약방에서 소매 기능만 갖지만, 예전에는 도매 기능까지 겸하였다. 이처럼 도·소매를 겸하는 업소는 '건재한약방'으로 일컬어졌다. 건재한약방에서는 생산자나 중상仲商으로부터 출하된 원형의 건재를 '짝약'[14] 단위로 유통시켰다. 이러한 도매업소와는 달리, 소매 업소에서는 각 약재를 적당한 크기로 썰어 첩약 형태로 판매했다. 예전에는 약재를 썰거나 법제하고 작근, 포장하는 등의 일이 모두 한약방 내에서 수작업으로 이루어졌다.

일상적으로 고객이 많거나 설과 추석 등 명절 성수기에는 종업원들이 매일 수백 근씩의 약재를 밤을 세워가며 썰었다. 가정에서 소형 약탕기로 약을 달여 복용했던 시절에는 첩貼 단위로 약을 팔았으므로, 1회용의 약을 첩지貼紙에다 하나씩 포장하는 일거리도 상당했다. 첩지를 제약탁자나 방바닥에 펼쳐놓고 처방된 각 약재를 일정 양씩 무게를 달아 혼합해서 포장했다. 어떤 약재는 약성 향상과 독성 제거, 다른 약성분과의 조화를 위해 초炒, 구灸 혹은 주·밀제酒·蜜劑하거나 거심去心, 거절去節하기도 했다.[15] '구증구포九蒸九炮'한 숙지황을 예로 들면, 생지황

---

14) 측면을 틔운 가마니(엽포 가마니) 2장으로 포장된 원형 약재 꾸러미를 일컫는 말로서 '한 짝', '두 짝' 등으로 헤아렸다. 한 짝은 쌀 한 섬 크기의 부피로서 보통 100근 안팎이나, 무게가 더 나가는 것은 130~140근이 되기도 했다. 약령시부활추진위원회, 앞의 책, 133~134쪽.

15) 안덕균·유경수, "한약의 修治에 관한 조사연구(1)—炒에 대하여"「생약학회지」제5집 2호, 1974, 132쪽.

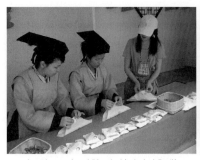
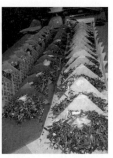

〈그림 V-5〉 약첩 싸기(약령시축제)   〈그림 V-6〉 한약 향첩
싸기(약령시축제)

을 불에 아홉 번씩이나 계속해서 찌고 말리는 법제를 했다.

　이처럼 모든 일이 수작업으로 이루어졌던 예전에는 한약방을 운영
해 나가는 데 상당한 일손이 필요했다. 손님이 많지 않은 첩약 전문
한약방은 부인을 비롯한 가족성원의 도움으로 한약업사 혼자 약방을
꾸려나갔다. 진영원(1925년생, 진가한약방)과 류경희(1924년생, 인산한약방)의
경우 그들의 부인들이 약을 썰고 첩약을 싸는 등의 일을 많이 도와주
었다.

　　　바쁠 때는 집사람이 약도 썰고, 약 배달도 하고, 약첩도 싸는 등의
　　　일을 거들었어요. 종업원은 인건비가 많이 들어 쓰지 않고 집사람이 약
　　　방 일을 도왔지요. 한의대를 나온 막내아들과 함께 4~5년 동안 같이
　　　일하기도 했지요. 지금은 독립해서 이 부근에서 '인산한의원'을 하고 있
　　　어요.16)

　하지만 대부분의 한약업사들은 가족노동력 만으로는 한약방을 꾸려
나가기가 어려워 대부분 종업원을 고용했다. 종업원들은 혈연이나 인척
관계에 있는 사람들이 많으며, 비혈연자의 경우에도 동향 출신이거나

---

16) 류경희(1924년생, 인산한약방) 제보 2006년 3월 25일(3-05LH25032006류경희001).

아는 사람들의 연고를 통해 고용했다. 이들은 한약을 배워 한약업사나
한약도매상이 되었다. 주인은 종업원이 여럿인 경우 학습 기회를 균등
하게 주려고 약을 썰고 첩약을 싸는 등의 단순 기능과 지식 집약적인
업무를 교대로 부여했다.

> 각 종업원들이 여러 가지 일을 배울 수 있도록 하기 위해 일은 고루
> 고루 시켰습니다. 저울 다는 그 일만 하면 그거 외에는 모르기 때문에
> 고루고루 일을 하도록 시키지요. 그래야 여러 가지 일을 모두 배울 수
> 있지요.[17]

한약방의 일은 상호간 신뢰에 기초한 장기 숙련이 필요하므로, 김홍
조한약방의 경우처럼 주인이 장터를 돌며 쓸 만한 사람을 직접 들이기
도 했다. 당시 김홍조는 성실한 종업원을 구하기 위해 약전골목 인근의
장터를 돌며 시골에서 나무를 팔러온 '고생깨나 함직한 끈기 있고 똘똘
한' 소년 일꾼들을 선별해서 데려오기도 했다.[18] 말하자면 거리의 즉석
채용이었다.

많은 식구들을 먹여 살릴 만큼 먹거리가 풍족하지 않던 예전에는 가
정의 '입 하나를 덜기 위해' 어릴 때부터 한약방으로 들어오는 경우도
많았다. 대구의 조우현(1923년생, 일제한약방)과 홍준희(1919년생, 상고당한약방),
부산의 이시호(1927년생, 동강당한약방)는 일제 강점기였던 10대에 한약에
입문했다. 한약을 배워 장차 한약업사를 지망하고자 하는 경우에는 일
에 대한 조건이나 대가를 따지지 않았다. 추석이나 설 명절 되면 신발
이나 옷 한 벌씩 얻어 입고 용돈이나 받아쓰는 정도였다. 다음은 일제
강점기 고등소학교를 졸업하던 16세부터 한약방 일을 시작한 부산의
원로 한약업사 이시호의 이야기다.

---

17) 최종만(1928년생, 향일한약방) 제보 2006년 8월 24일(3-05LH24082006최종만001).
18) 약령시부활추진위원회, 앞의 책, 368~369쪽.

고등소학교 인근에 한약방이 있었어요. 고등소학교 2년 졸업 후 밥도 얻어먹고 한약공부도 할 겸해서 한약과 인연을 맺게 되었지요. 뭐 취직이랄 것도 없이 그저 밥 얻어먹으러 간다고 해서 들어간 거지요. 한약 공부할 욕심이 컸고요. 이때 내 나이가 16, 7세쯤 되었어요. 지금은 모두 약을 썰어가지고 넣어주지만, 당시에는 원형 약재를 사와서 물에 불려가지고 약작두에 썰어 말리는 등 참 일이 많았어요.[19]

한약을 배우고자 하는 사람들은 힘들게 일을 하면서도 공부에 대한 끈을 놓지 않았다. 약재를 썰면서 약성가藥性歌[20]를 외우고, 『방약합편』 등의 한의약서를 대조해가며 실물을 익혔다. 그러면서 모르는 부분에 대해서는 주인이나 약을 사러오는 한의사들에게 묻기도 했다.

<그림 V-7>은 한쪽발로 작두판을 밟아 고정시키면서 약재를 썰고 있는 모습이다. 종업원들은 약재를 규격에 알맞게 그리고 빠른 속도로 썰거나 작근하고 약첩을 싸는 등 숙련된 기능에 도달하려 했다. 일거리가 많은 경우에는 늦은 시각까지 오는 잠을 쫓아가며 일을 했다. 예리한 약작두는 순간적인 실수를 용납하지 않았다. 종사원들은 약을 써는 도중 간혹 손가락을 칼날에 베이기도 했다. 한약업사 이시호는 한약방 입사 초년생이던 10대 후반에 약을 썰다가 다쳐서 생긴 푸른 흉터를

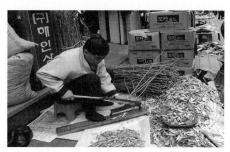

〈그림 V-7〉 작두로 약 썰기, 대구약령시 한방문화축제, 2006년.

---

19) 이시호(1927년생, 동강당한약방) 제보 2006년 9월 9일(3-04LH09092006이시호001).
20) 약성을 암기하기 쉽도록 각 약재마다 노랫말 형식의 7언 절구 한자로 압축해서 정리한 것이다. '인삼'을 예로 들면, '人蔘味甘補元氣 止渴生津調榮衛'이다. 황도연, 『辨證論治方藥合編』, 서울 : 남산당, 2005, 228~229쪽.

아직까지 지니고 있다. 지혈을 위해 숯검정이나 먹 즙을 사용했기 때문
인데, 약품이 부족하던 당시에는 많이 쓰던 요법이다.

> (왼편 손바닥의 상처를 보여주며)이것이 당시 약을 썰다가 생긴 상처
> 입니다. 상처 부위에 아직도 푸른 빛깔이 있습니다. 이는 상처 지혈을
> 위해 숯검정이나 먹 즙을 붙였기 때문이지요. 당시에는 이런 방법으로
> 지혈하기도 했어요.[21]

이처럼 예전에는 약재를 썰거나 작근, 포장하는 일련의 일들이 모두
수작업에 의해 이루어졌으므로 상당한 노동력이 필요했다. 1980년대 들
어서는 약재를 써는 자동식 절단기와 한약추출기가 보급됨으로써 한약
방의 일거리가 대폭 줄어들었다. 1996년부터는 한약재 규격화 사업의
추진으로 건조와 절단, 법제, 포장과정을 거친 규격 한약재가 제약회사
에 의해 가공, 시판되고 있다.

> 1990년까지는 건재 도매도 하면서 종업원을 4명까지 고용했어요.
> 도·소매 겸업이었지요. 당시에는 약재를 약방에서 모두 썰었기 때문에
> 일이 많았지요. 규격화된 뒤에는 제약공장으로부터 약이 모두 썰어져
> 나오므로 일이 절반도 안 되어요.[22]

이처럼 약재의 중간 가공과정이 기계화, 자동화됨으로써 한약방 인력
은 대폭 축소됐다. 거기다가 한약 수요의 감소와 고령으로 고객이 줄어
들어 대부분의 원로 한약업사들은 종업원을 두지 않고 있다. 원로 한약
업사 이기인도 약을 손으로 썰고 첩약을 싸던 시절에는 3명의 종업원을
고용한 적도 있지만, 이제는 점심식사 준비와 청소, 탕제 일을 하는 50
대의 여성 종사자 1명만 두고 있다. 이기인의 한약방은 주거공간이 딸

---

21) 이시호(1927년생, 동강당한약방) 제보 2006년 9월 9일(3 – 04LH09092006이시호001).
22) 최종만(1928년생, 향일한약방) 제보 2006년 8월 24일(3 – 05LH24082006최종만001).

린 자가 단독주택으로 기본적인 관리가 필요하기 때문에 사람을 두고
있지만, 그렇지 않은 경우에는 대부분 한약업사 혼자 약방을 운영한다.

> 예전에는 3명의 직원을 고용하기도 했어요. 약을 짓고, 썰고, 첩약을
> 싸던 시절에 그렇게 했지요. 지금처럼 규격화가 되고 자동 약탕기가 나
> 오면서부터는 직원을 고용하지 않고 가족 도움도 필요 없이 혼자서 모
> 든 약방 업무를 해오고 있어요. 또 1명이라도 직원을 고용하면 신고하
> 고 보험료 등 비용이 들어가지요.23)

대구시 달성에서 원로 한약업사(이종상, 1927년생)를 고용하는 방법으로
한약방을 운영하고 있는 2대 계승자 김종식(1948년생, 복원당한약방)의 경우
도 이와 유사한 입장이다. 부친이 사망하던 1987년 무렵까지만 해도 두
서너 명의 직원들이 상근했다. 1990년대 들어 자동식 한약추출기와 약
써는 기계를 도입하면서부터는 차츰 인력을 줄여나갔다. 1996년의 한약
재 규격화사업 이후부터는 청소와 탕제湯劑 일을 돕는 60대의 여성 종
사자 1명만 두고 있다.

2) 약재 구입 방법과 경로

한방에서 취급하는 약재는 주종인 식물을 비롯하여 동물, 광물질에
이르기까지 광범위하다. 국내에서 산출되지 않는 약재는 외국의 것을
수입해서 사용하므로 원산지도 다양하다. 약재의 약용 부위와 약성이
제각각이어서 질병 치료에 활용되는 약재의 가지 수도 500여 종에 이
른다.24) 일제 강점기 대구약령시에서 거래된 약재만도 국내외산을 합쳐
300종에 달했다.25)

---

23) 이기인(1919년생, 선인장한약방) 제보 2006년 5월 5일(3-05LH05052006이기인001).
24) 『대한약전』과 『생약규격집』에는 514종의 약재가 수록되어 있다.
25) 文定昌, 『朝鮮の市場』, 東京 : 日本評論社, 1941, 165~179쪽.

각 약재는 '인자형' 혹은 '이념형'으로 표현되는 본디의 성질氣味을 가지지만, 풍운風雲이나 지기地氣와 같은 성장 환경과 생산, 정제, 저장 등의 후천적인 조건에 따라서도 상당한 차이를 나타낸다. 우수한 약재를 구입한 후 이를 최적의 상태로 보관하여 약을 잘 지어내는 일은 한약방 경영의 성패와 직결되는 사안이다. 이를 위해서는 실물 약재에 대한 준별능력과 자연 및 인공적 환경 여건에 따른 약리적 변화를 읽어낼 수 있는 혜안이 필요하다.

동일 약재이더라도 원산지나 성장 조건, 유해물질 함유 정도, 채취 시기, 건조 정도, 약용 부위, 보관 조건 등에 따라 약성에 차이가 생기므로 품질 등급에 대한 기준을 설정하기가 매우 어렵다. 따라서 약재의 품질에 대한 식별은 육안으로 색깔이나 모양을 보거나 맛을 보고, 촉감과 냄새 등 오감을 통한 이른바 '관능검사' 방법에 의존하지 않을 수 없다.[26] 이와 같은 한약의 특성상 한약업사들은 오랜 기간에 걸쳐 체득한 실물 지식을 바탕으로 약재 반입과 관리에 만전을 기해 왔다.

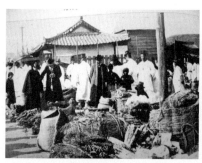 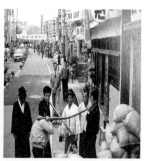

〈그림 Ⅴ-8〉1930년대의 대구약령시   〈그림 Ⅴ-9〉들저울로 약 무게 달기, 대구약령시, 1980년대 : 2명이 약재를 들고, 1명이 눈금을 읽고 있다.

---

26) 박경용, "대구약령시의 역할과 기능, 활성화 방안" 「人類學硏究」 제9집, 1999, 25쪽.

한약업사들은 약령시나 건재한약방, 한약상회, 중간상인, 채약자, 재배산지 등 다양한 경로를 통해 필요한 약재를 매입한다. <그림 V-8>처럼, 약령시가 정기적으로 개시되던 1940년대까지만 하더라도 전국의 한의약업인들은 이곳을 찾아 1년 동안 사용할 약재를 한꺼번에 구입해 갔다. 한약업에 종사했던 청마靑馬 유치환 시인의 부친도 멀리 충무에서 윤선과 기차를 이용하여 해마다 대구약령시를 찾았다. 청마 또한 광복 직후의 어느 겨울날 부친을 대신하여 이곳으로 약재를 구입하러 왔었는데, 그때 느낀 소회를 '대구大邱에서' 라는 시로 표현한 바 있다.[27]

한약재 전문시장으로는 대구약령시를 비롯하여 경북 영천과 서울 경동 한약시장, 충남 금산과 경북 영주의 풍기 인삼시장 등을 들 수 있다. 350년의 역사를 갖는 대구약령시에는 일제 강점기를 거쳐 1980년대까지만 해도 도·소매를 겸한 대형 건재한약방이 많았다. 남성, 제일, 감초당, 일선당, 광신, 대지당, 선일한약방 등은 전국적인 상권을 유지하던 대표적인 업소들이다. 지금도 90여 개소에 이르는 한약도매상(약업사)이 있으며, 각종 국산 약재가 경매 형식으로 상장되는 전국 유일의 한약재 도매시장도 5일마다 열린다.

---

27) 박경용 외,『大邱藥令市 韓方文化 硏究』, 대구 : 약령시보존위원회, 2001, 320~322쪽. 이 시는 1948년 9월 간행된 시집 『鬱陵島』를 통해 발표되었는데, 전문을 소개하면 다음과 같다.
동지 가까운 대구 경북의 거리는 흐리어/사람마다 추운 날개를 가졌었다//일찍이 나의 아버님께선 해마다/고향의 앞마다 빛깔이 유난히 짙어 차겁게 빛날 때면/밤일수록 슬피 우는 윤선을 타고/나의 알 수 없는 먼 먼 영슈으로 가시고//가랑이 탄 바지 돌띠 틴 나는/수심하는 어머니 반짇고리 곁에 놀며/어머니와 더불어 손곱아 기다렸느니/젊은 아버지는 이렇게//이곳 낯설은 거리에 내려 추운 날개를 하고/장끼를 들고 당재唐材와 초재草材를 뜨셨던구나//내 오늘 장사치모양 여기에 와서/먼 팔공산맥八公山脈이 추녀 끝에 다다른 저잣다 술집 가겟방에 않아/요원한 인생의 윤회를 적막히 느끼었노라. 여기서 '슈'은 '약령시'를 말하며, '장끼'와 '당재', '초재'는 '약재 주문서'와 '중국산약재', '국산약재'를 각각 의미한다.

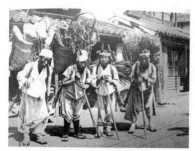

〈그림 Ⅴ-10〉 대구약령시 채약자들,
1920년대.

도매 기능의 거점 한약방이 지역에 생긴 이후부터 일반 한약방은 그곳을 통해 약재를 조달했다. 자동차가 없던 시절에는 말 구루마를 이용하거나 아니면 <그림 Ⅴ-10>처럼, 등짐이나 지게로 약재를 운반했다. 다음은 이시호가 일제 강점 말기 부산의 어느 한약방에서 일하던 시절의 이야기다.

당시 근무하던 한약방에서 약재 조달은 부산 서부지역에서 큰 규모이던 '동춘당한약방'으로 직접 가서 필요한 약재를 사오는 식이었지요. '감초당한약방'은 부산 동부지역에서 상권이 가장 컸고요. 당시에는 버스나 택시도 없고, 전차밖에 없었으므로 구입한 약재를 등짐으로 지거나 어깨에 둘러매고 왔어요. 원형 약재를 사가지고 약방에서 약을 만들어야 했지요.28)

경남을 비롯한 부산지역을 예로 들면, 첩약 위주의 한약방에서는 채약자로부터 혹은 약령시 참여를 통한 직접적인 구매 외에 위 이시호의 말처럼 거점 한약방으로부터 약재를 구입했다. 진주의 대원한약방과 마산의 한성당한약방, 부산의 감초당과 동춘당한약방 등이 이에 속했는데, 이들에는 갖가지 종류의 약재가 대량으로 취급되었다. 한약업사들은 때때로 거점 한약방은 아닐지라도 친인척관계나 특수한 사회관계로 얽혀있는 연고 한약방으로부터 약재를 구입했다. 녹용이나 인삼 등 특수한 약재는 서울이나 금산 등 역외 지역으로부터 조달했다.

중국을 위주로 값싼 외국산 약재가 많이 유입되기 시작한 1990년대 이

---

28) 이시호(1927년생, 동강당한약방) 제보 2006년 9월 9일(3-04LH09092006이시호001).

전에는 대도시를 비롯한 대부분의 한약방은 채약자가 공급하는 자연산
약재山藥를 많이 사용했다. 대구약령시만 하더라도 채취시기가 다가오면,
<그림 V-10>처럼 각처에서 약재를 팔기 위해 약전골목으로 들어서는
채약꾼들의 모습이 매일처럼 목격되었다. 한약방에서는 <그림 V-9>처
럼, 들저울을 이용하여 근량을 달아 각종 약재를 사들였다. 따라서 한약
방마다 차이는 있겠지만, 70~80%의 약이 이러한 산약으로 충당되었다.
　중소도시의 경우에는 채약자들이 장날을 이용하여 그동안 채취하여
갈무리해 두었던 약재를 가지고 약방을 찾았다. 한약방에서는 이들을
근 단위로 값을 쳐서 구입한 후 썰고 말리는 등으로 정제해서 약을 만
들어 썼다. 다음은 대구 달성, 경북 경산, 경남 사천 등지의 한약방에서
산약을 비롯한 각종 약재들을 조달한 사례들이다.

　　예전에는 우리 마을에도 전문적으로 혹은 부업으로 약초를 캐는 사
　람들이 많았어요. 이럴 때는 70~80%의 약재가 자연산 약초 채취꾼들
　로부터 조달되었습니다. [달성군] 구지 타래산에서는 시호柴胡나 황금
　黃芩이 많이 생산되었고, 비슬산에도 약이 많이 났지요. 또 청도에는 복
　령茯笭을, 창녕이나 고령 등지에서도 채약꾼들이 약 팔러 많이 왔습니
　다. 30년 전부터는 채약꾼들이 차츰 줄어들고, 대신 대구약령시로 가서
　많이 구입해 왔어요.[29]

　　약방에 쓰는 약재는 보통 영천과 경산, 약전골목 등지로부터 조달해
　왔어요. 예전에는 경산 자인 육동 등에서 직접 채취해서 팔러오는 사람
　들로부터 지실, 산수유山茱萸 등을 구입해 썼어요. 약령시 건재약방 약
　도 많이 구입해 사용했고요. 지금도 상당 부분은 약업사나 한약도매시
　장으로부터 조달하지요. 또 영천의 생산자로부터도 약을 사서 썼어요.
　영천 약이 규모가 늘어나 30~40% 정도 돼요. 규격품이지요. 가능한 국
　산약이면서 비규격품 약을 사서 쓰려고 합니다.[30]

29) 김종식(1948년생, 복원당한약방) 제보 2006년 5월 10일(3-05LH10052006김종식001).
30) 양명주(1926년생, 춘원당한약방) 제보 2006년 10월 17일(3-05LH17102006양명주001).

옛날에는 삼천포 장날이 되면 창선이나 남해, 욕지, 사량도 등 인근
의 도서나 육지 촌사람들이 약재를 캐다가 약방으로 팔러오곤 했어요.
창출, 우슬牛膝, 시호, 백출白朮, 남성南星, 길경桔梗, 갈근葛根 등이 대표
적인 약재들입니다. 이들은 주로 생 혹은 건조시킨 것을 원형의 상태로
가져왔어요. 약방에서는 품질 상태를 따져 근(600g) 단위로 값을 쳐 구입
했어요. 약방에서는 이들 약재를 모두 썰고 덜 마른 것은 말리고 해서
약을 만들어 썼어요.[31]

한약도매법이 정착된 지금은 한약업사들이 대부분의 약재를 '약업사
藥業社'로 일컬어지는 한약도매상으로부터 구입한다. 대구약령시의 한약
업사들은 중도매인 혹은 주주 자격으로 한약재도매시장으로부터 많은
약재를 구입한다. 지역에서 구하기 어려운 약재는 더러 영천이나 서울
등지로부터 구입한다. 한약도매상이 동일 공간에 밀집해 있는 대구약령
시의 한약방에서는 한꺼번에 대량의 약재를 반입할 필요가 없다. 한약
업사들은 아래 최종만의 사례처럼, 약재가 부족하면 수시로 조금씩 주
문해 쓴다.

옛날에는 약재를 촌사람한테 직접 사다가 썼지만, 규격화 되어가지
고 요즘은 도매상을 거쳐서 반입하지요. 예전에는 시골에서 채약자들이
많이 가지고 왔어요. 그러면 집에서 썰고 말리는 등 정제를 해서 썼지
요. 요즘은 이곳 약업사 말고도 한약재도매시장이나 영천 등 생산지로
전화하면 곧바로 가져와요. 우리는 한약재도매시장에서 약을 바로 가져
다 씁니다. 도매시장에 주식도 들어가 있어요. 외국산 약재도 도매시장
으로부터 구입합니다. 외국산 약재가 도매시장으로 수입되어 가지고 우
리한테로 들어오지요. 약재 시세표가 다달이 나옵니다. 약업사로부터는
사용하다 떨어져서 없는 약재를 조금씩 구입하는 정도지요.[32]

일부 한약업사들은 한약 수업과정에서 맺은 인간관계로 인해 개업

---

31) 박유홍(1942년생, 보생당한약방) 제보. 2006년 9월 2일.
32) 최종만(1928년생, 향일한약방) 제보. 2006년 8월 24일(3－05LH24082006최종만001).

후 보은 차원에서 이들 한약방과 거래했다. 중등학교 교사 출신인 조한
제는 교직생활 중의 한약공부 과정에서 경남 진주의 '행춘당한약방'을
드나들며 실물 수업을 했다. 그런 인연으로 그는 한약업사 시험에 합격
하고 한약방을 개업한 후 줄곧 이곳의 약을 구입해 썼다. 이후 한동안
은 지역의 거점 건재약방이었던 대원한약방과 산지를 다니며 약재를 수
집·중개해 주는 한약중상을 이용했다. 녹용 등 일부 중재重材는 서울 경
동한약시장 업소를 이용했다.

> 약방에 필요한 약재는 진주의 거상인 '대원한약방'으로부터 주로 조
> 달했습니다. 물론 개업 초기에는 한동안 '행춘당한약방' 약을 썼지요.
> 그 외에 건재상회나 중간상인들로부터도 구입해서 썼어요. 녹용 등 일
> 부 약재는 서울 제기동의 경동한약시장 약상들로부터 가져옵니다. 예전
> 에는 특히 중간 약상들이 시골 장터를 다니면서 채약꾼들이 캐어온 국
> 산약을 수집해 주었어요. 한약 규격화 사업이 시행된 이후에는 규격
> 한약재를 쓰고 있습니다.[33]

위 조한제와 유사하게 경북 경산에서 45년 동안 동광한약방을 운영
해 오고 있는 박경열(1928년생) 또한 한약업사 시험에 대비한 실물 수업
과정에서 대구약령시의 남성한약방을 자주 드나들었다. 이런 연고로 해
서 그는 한약방을 개업한 후 25년 동안 줄곧 이곳으로부터 약재를 구입
했다. 최근에는 영천과 서울 경동 한약시장이 번성함에 따라 그곳의 도
매상을 많이 이용하는 편이다.

약재는 종류가 많고 각 약재와 업소마다 품질과 가격이 다르므로 한
곳에서 모두를 조달할 수 없다. 그래서 몇몇 업소의 약재 품질과 가격,
신뢰도 등을 비교·검토한 후 가장 나은 조건의 것을 구입한다. 품질과
근량, 약가 산정이 정확하고 믿음을 주었기 때문에 서울한약시장의 '고
려상사'로부터도 상당량의 약재를 구입한다. 그는 가격은 좀 비싸더라도

---

33) 조한제(1928년생, 강민당한약방) 제보. 2006년 9월 2일.

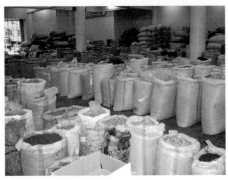

첫째 약이 깨끗하고 건조가 잘 되어 '잡雜내'가 나지 않는 우수한 품질의 것을 선호한다. 이처럼 원로 한약업사들은 약재를 엄선해서 구입하기 때문에 약을 팔기보다는 구입하기가 더 어렵다고 말한다.

〈그림 V-11〉진열된 약재들, 대구약령시 한약재 도매시장

3) 약재 보관과 관리

이상의 사실처럼 우선 양질의 약재를 준별하여 구입해야 하지만, 이를 적절한 환경에서 잘 보관하는 일도 중요하다. 특히 여름철에는 습도가 높아 곰팡이가 피거나 벌레가 생기기 쉬워 약성의 변질은 물론 심한 경우 고가의 약재이더라도 폐기처분하지 않을 수 없다. 따라서 바닥으로부터 올라오는 습기 차단과 통풍, 건조 등은 특히 신경을 써야 하는 부분이다.

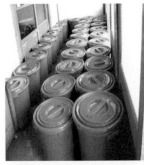

〈그림 V-12〉플라스틱 약통, 복원당한약방 : 마루 보관

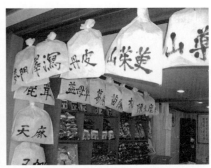

〈그림 V-13〉한약방 괘약, 서울한약시장

약재를 잘 보관하기 위해서는 자체 수분 함량과 저장 창고 온도가 각
각 10%와 10℃이하가 되도록 유지해야 하며, 각각의 약재가 갖는 고유
성질도 잘 고려할 필요가 있다. 육진양약六陳良藥[34]처럼 오래 묵힐수록
약성이 좋아지는 약재가 있는가 하면, 해만 바뀌어도 약성이 소진되어
사용할 수 없는 약재도 있다. 홍화, 금은화, 형개, 소엽, 용담초, 세신 등
은 완전 건조시켜야 하며, 당귀, 천궁, 백지, 목단피, 목향 등 유분·승화
성·휘발성 성분을 함유한 약재는 저온 상태에서 보관한다. 특히 홍화나
자초 등은 광선에 약하므로 암실이나 도제항아리, 유리병에 저장한
다.[35] 당귀처럼 자체에 진액을 함유하여 초기 건조 후에도 지속적인 관
리가 필요한 약재들도 있다. 당귀, 백지, 방풍 등의 약재는 특히 여름철
에 상하기 쉬우므로 수시로 햇볕에 말려야 한다.

<그림 V-13>처럼, 과거 종이봉지에 약을 담아 천장에 괘약掛藥한
것도 통풍을 고려한 중요한 약재 보관방법이었다. 필요한 약재를 곧바
로 조달 가능한 지역에서는 특히 여름철에 많은 양의 약재를 반입하지
않는 것도 한 가지 방법이었다. 다음은 한약 경험이 풍부한 몇몇 한약
업사들의 약재보관법에 대한 인식이다.

> 밀감 껍질을 말린 진피 같은 거는 오래갈수록 좋아요. 약재는 가을에
> 약성이 성숙했을 때 캐어가지고 건조 잘해서, 절단 잘해서 통풍 잘 시
> 켜가지고 사용해야 합니다. 약은 풍운, 지기 등의 차이로 인해 산지별로
> 조금씩 차이가 나지요. 약 썰기는 약성 변화에 별 영향이 없지만, 건조
> 를 잘 시켜야 합니다. 옛날에는 약봉지에 담아 천장에 매달아 두었지요.
> 1년 내도록 놔두어도 변화가 없어요. 옛날 사람들이 했던 것이 모두 이
> 치에 맞았지요. 지금처럼 마다리나 학구에다 넣어가지고 창고 속에 쌓
> 아두니까 여름에 약이 상하지요.[36]

---

34) 진피, 반하, 낭독, 지실, 마황, 오수유, 형개荊芥, 향유香薷, 지각地殼 등의
    약재들.
35) 성현제·최선미, "한약의 품질관리(2)" 「한방과 건강」 통권 114호, 2000, 156쪽.
36) 이기인(1919년생, 선인장한약방) 제보 2006년 5월 5일(3-05LH05052006이기인001).

여름에는 약을 많이 구입하기가 어렵지요. 여름에 좀이 잘 먹는 약재
는 자꾸 말려야 합니다. 그렇지 않으면 좀이 나 버리지요. 햇볕에 자주
말리는 방법 말고는 특별한 관리방법이 없는 것 같아요. 여름에 약을
보관하기가 가장 어렵지요. 약은 건조가 첫째지요. 바람 쐬어 주고요.
바닥 습기가 올라오도록 해서도 안 되지요. 당귀, 백지, 방풍 등의 약재
는 하절기에 특히 좀이 잘 먹으므로 자주 말려주어야 해요. 여름에 습
기가 올라와 곰팡이가 피고 하면 약 효력이 안 나거든요.[37]

여름철 약재 보관방법으로는 이상과 같이 자주 햇볕에 말리는 것
외에 산조인, 당귀, 작약, 황기 등 벌레가 많이 붙는 약재는 잘 건조시
킨 후 비닐봉지에 넣고 공기 소통이 되지 않게 밀봉해서 보관했다. 일
부 한약방에서는 유황硫黃으로 약재를 살균 처리했다. 지실, 반하, 진
피 등 이른바 '육진양약' 중의 일부 약재들은 법제한 후 밀봉하여 보
관했다.

산조인, 당귀, 작약, 황기 등 벌레가 많이 붙는 약재는 여름철에 유황
을 피움으로써 쎄~한(독한) 냄새로 약을 살균하여 밀봉한 채 보관하기
도 해요. 이렇게 하면 벌레 예방이 가능해요. 이런 조처 없이는 장마철
이후 벌레가 생겨 약재를 갉아 먹어버려 가루만 남는 경우도 있어요.
따라서 여름철에는 약재 보관에 많은 주의를 기울여야 해요.[38]

이처럼 약재를 보관하는 데는 상당한 노력이 필요하므로 약방 일을
조력하는 입장에서는 여간 힘들지 않다. 대구 범어동의 춘원당한약방
(1926년생, 양명주)에서는 한약업사의 부인(1928년생, 박씨)과 그의 며느리가
줄곧 약재 관리를 도왔는데, 다음은 22년 동안 약방에 수종해온 며느리
의 이야기이다.

37) 최종만(1928년생, 향일한약방) 제보. 2006년 8월 24일(3-05LH24082006최종만001).
38) 박기택(1925년생, 온화당한약방) 제보. 2006년 3월 27일(3-05LH27032006박기택001).

시아버지는 괜찮은 약이 들
어오면 어떻게 보관할 것인가
를 염두에 두기보다는 아무리
많은 약재라도 그냥 구입하거
든요. 그러면 이를 관리하고 보
관하는 일 때문에 시어머니하
고 나하고 정말 곤혹을 치루기
도 했어요. 예를 들면, 특히 약
재에 곰팡이가 슬기 쉬운 여름
철에는 이를 방지하기 위해 약

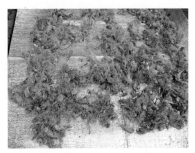

〈그림 V-14〉 약재 건조 : 파뿌리葱

을 봉지마다 넣고 밀폐되도록 싸는 일이 얼마나 힘들었는지 몰라요. 지
실, 반하, 진피 등의 약재는 시골 할머니들이 약방으로 가져오기도 했습
니다. 육진양약에 속하는 지실(탱자) 등은 밀가루로 법제해서 보관했어
요. 오래 묵힐수록 좋다면서 가지고 오는 대로 모두 사들였으므로 법제
와 이를 관리하는 데 무진 애를 먹었어요. 내가 시집와서 약방 일을 도
우면서부터는 종업원 없이 시어머니와 함께 모든 일을 해나갔어요. 특
히 시어머니가 약방 일을 많이 도왔어요. 당시에는 약방 손님이 많았으
므로 혹시 약재가 떨어지기라도 할까 불안해하며 철저한 준비를 시킨
것이지요.[39]

약재를 보관하기 위해서는 벌레 방지용의 약을 쓸 수도 있지만, 춘원
당한약방에서는 그 대신 법제한 후 밀폐된 비닐봉지에 넣고 봉한 다음
보관했다. 특히 지실은 밀가루로 법제하므로 여간 힘든 일이 아니었다.
조금이라도 벌레가 먹은 약은 모두 약체로 쳐서 사용했다.

일부 한약업사는 약재를 밀봉해서 보관하는 경우 밀봉 시기도 중요
한 요소로 꼽았다. 즉 해를 넘겨 보관하는 약재는 가능한 하지를 넘기
지 않은 시기에 썰어서 잘 건조시킨 후 밀봉해야 상하지 않는다. 반면
쌀은 동지를 넘기기 전에 찧어 독에 보관해야 좀이 먹지 않는다. 이를
두고 최종만은 "약은 하지에 달렸고, 쌀은 동지에 달렸다"고 말한다.

---

39) 박정순(1957년생, 춘원당한약방) 제보. 2006년 4월 15일(3-05LH15042006박정순001).

약 구입할 때 여름에 좀이 잘 먹는 당귀 같은 거는 특히 잘 봐야 되고 또 관리도 잘 해야 합니다. 내가 어릴 때 약방에서 약을 관리하는 것을 보면, 하지 전에 약을 썰어 말려가지고 밀봉해 보관했어요. 그렇게 해놓으면 다음 해 가을에 열어보아도 [상하지 않고] 그대로 있지요. 하지가 지난 열흘 이후에나 그렇게 해놓은 것은 안 좋지요. 그냥 벌레가 생겨버려요. 그게 이상하더라고요. 예를 들면, 쌀도 동지 전에 찧은 거는 좀이 먹지 않습니다. 하지만 동지 후에 찧은 거는 자꾸 좀이 먹지요. 약도 마찬가지입니다. 약은 하지에 달렸고, 쌀은 동지에 달려 있지요. 약은 어쨌든 하지 후에는 안 돼요. 좀이 생겨버리지요. 벌레가 나고요.[40]

한편 비상砒霜, 부자附子, 천오川烏, 초오草烏, 경분輕粉 등의 독·극약은 특별한 관리가 필요한 만큼 자물통을 장착한 별도의 약장을 구비하여 보관했다. 독약과 극약은 검정과 붉은색으로 각각 '독毒' 자와 '극劇' 자를 써서 독·극약 약궤藥櫃 표면에다 붙였다. 관할 보건소에서는 연간 1~2회씩 독·극약의 보관 실태를 점검했다. 한약방에서는 <그림 V-15>처럼, '독·극약판매대장'을 반드시 구비하여 판매일자와 구매자 성명, 연락처, 판매량, 재고량 등을 기재하였다. 인삼이나 사향麝香, 웅담熊膽, 서각犀角[41] 등 비싸고 귀한 약재는 별도의 금고에 넣어 자물쇠로 잠가두었다.

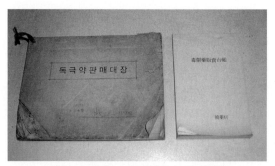

〈그림 V-15〉 독·극약 판매대장, 향일한약방

---

40) 최종만(1928년생, 향일한약방) 제보. 2006년 8월 24일(3-05LH24082006최종만001).
41) 코뿔소의 뿔.

관할 보건소에서는 정기적으로 한약방의 약재관리 실태를 점검한다. 주요 점검 내용은 위에서 말한 독·극약의 관리 실태와 판매상황, 보호동물로부터 채취된 금지품목의 유통이나 오래되고 변질된 약재의 사용 여부, 한약 규격제도의 준수 여부 등이다. 오래된 약재는 폐기하도록 지시하거나 서각 등 보호동물로부터 생산된 약재는 못 쓰도록 단속한다. 서각은 출혈을 방지하는 약효가 있는데, 외항선원을 통해 몰래 반입해서 쓰거나 이것도 여의치 못한 경우에는 약효가 훨씬 떨어지는 우각牛角을 대용한다.

한약은 생명을 다루는 약품이자 영리적인 상거래의 수단이라는 인식에서 위생적인 관리와 유통의 공정성을 기할 목적에서 한약재 규격화사업이 1996년부터 실시되고 있다. 따라서 쾌약하거나 각종 약통(나무·양철·합판), 짚으로 만든 맷방석과 봉태기, 섬, 가마니 등에 보관하던 예년과는 달리, 한약방에서는 한약 제조공장에서 절단, 건조 후 일정량씩 밀봉시켜 만든 규격품 형태로 보관한다. 지금은 교통과 통신수단 및 한약 유통기구의 발달로 전국 어디든지 약재 주문이 가능하므로 한꺼번에 많은 량을 구입하지 않는다. 또 냉장고 보급으로 여름철에 상하기 쉬운 약재는 냉장 보관한다.

4) '정업(正業)'의 실천과 구전 광고

한약방 운영의 궁극적 목표는 다른 업종과 유사하게 방문객 수를 가능한 많이 확보하는 데에 있다. 이를 위해서는 우선 한약업사 자신이 많은 연구와 임상경험을 통해 최상의 처방을 내려 '약을 잘 지어야' 한다. 이를 위해서는 충실한 상담과 집증執症으로 병리적 징후를 정확히 진단해야 한다. 아울러서 혈압과 기혈의 순환, 오장육부의 기능 상태는 물론 일상생활 주기와 체질, 체격조건 등에 대해서도 세심한 고려가 필요하다. 최상의 처방이기 위해서는 가미加味나 가감加減 등을 통한 최적의 약재 배합 요인 외에 품질도 좋아야 한다.

고객은 한약업사의 처방으로 복약 후 병이 낫게 되면 자신의 치병 경험을 유사 질환을 가진 주위 사람들에게 이야기한다. 이런 사례가 축적될수록 이른바 '입소문'의 범위는 차츰 확대되고, 해당 한약업사와 한약방의 명성이 커진다. 잠재고객은 이러한 과정을 통해 하나둘씩 생겨나게 되는데, 한약업사로서는 이것이 자신을 알리는 최상의 광고이자 집객 방법이다.

한약업사들은 한약업이 단순히 돈만 벌고자 하는 상술은 아니라고 인식한다. 원로 한약업사들은 한약업이 병을 치료하는 인술의 실천이기도 하므로 어떻게든 약을 양심껏 정밀하고도 깨끗하게 쓰려고 한다. 이와 같은 '정업의 자세'로 임하여 환자의 병을 낫게 하면 금전적 대가는 저절로 돌아오게 된다. 이러한 사실은 류경희와 최종만의 구술처럼, 대부분의 한약업사들이 공감하는 내용이다.

약을 정성스럽게 잘 지어주면 고객이 효험을 보고 이웃에 소개를 해요. 이렇게 해서 알음알음으로 약 지으러 오게 하는 것이 가장 좋은 광고 방법입니다. 실력으로 약을 잘 지어 병을 낫게 해야 합니다.[42]

약을 양심껏, 정밀히, 깨끗하게 해가지고 어떻게든지 환자를 낫게 만들어야 해요. 모든 데 정성이 깃들어야 해요. 돈 벌 욕심으로 하는 것은 상술이지만, 병을 낫게 하기 위해 약을 사용하는 것은 의술이자 인술이거든요. 어떻게 하는 것이 약을 정밀하게 해서 환자를 낫게 할 것인가에 중점을 두어야 합니다. 상술 안 하고 의술을 연구해서 발전시키는 것이 환자를 많이 끌어오게 되고요. 결국 돈을 벌이는 원인이 그기에 있거든요.[43]

약가나 약재를 속이지 않고 깨끗하고 좋은 약을 써서 환자의 병을 잘

---

42) 류경희(1924년생, 인산한약방) 제보 2006년 8월 16일(3-05LH16082006류경희001).
43) 최종만(1928년생, 향일한약방) 제보 2006년 3월 18일(3-05LH18032006최종만001).

낮게 하면, 이러한 사실들이 한약업사 자신도 모르는 사이에 효험을 본 고객의 입을 통해 차츰 여러 사람들에게 알려지게 된다. 반대로 설령 어느 한약업사가 자신만의 훌륭한 처방이 있어 이를 선전하더라도, 사람들은 보통 이 말을 잘 믿지 않는다. 이는 자신 혹은 주위 사람의 체험적 사실만이 한약업사의 처방 능력을 평가할 수 있는 구체성을 띠는 '진실의 범주'로 인식됨을 의미한다.

특정 방면의 '비방'을 찾는 경우에는 입소문에 의한 고객이 대부분이다. 입소문은 처음에는 지역 수준이다가 시간이 지남에 따라 차츰 전국 수준으로 확대된다. 입소문을 통해 전국적으로 손님을 끌 수 있을 정도가 되려면 오랜 임상 경험을 통한 수많은 시행착오와 노력이 필요하다. 각종 의약서를 섭렵하고 이를 바탕으로 여러 증례에 대한 임상경험을 축적해야 한다. 한약업사는 이런 과정에서 특정 증상에 대한 집중적인 관심을 갖게 되고, 그 결과 높은 치료율을 기록한다.

한약업사들은 특별한 계기 혹은 스스로의 병을 다스리는 과정에서 중요한 지적 별견에 해당하는 이른바 '비방'을 얻기도 한다. 대구약령시에서 45년간 한약방을 운영해오고 있는 진영원은 자신의 '통풍痛風' 질환을 고치기 위해 1년 동안 온갖 시행착오를 겪은 결과 '활락단活洛丹'이라는 비방을 얻을 수 있었다.[44)]

통풍은 '체내 기름기의 과다 축적'으로 인해 주로 발가락 부분에 발병하는데, 심한 경우에는 환부를 절단해야 한다. 그는 활락단 비방으로 많은 환자들을 낫게 해주었다. 특히 절단 수술 처방이 내려졌던 대구의 모 대학병원 정형외과 직원은 완쾌 후 유사 증상의 환자들을 많이 소개해 주었다. 이리하여 진영원은 명성도 얻고 돈도 벌어 숙원사업이던 약방 건물도 신축할 수 있었다.

---

44) 한약업사 진영원의 '활락단' 비방 획득과정에 대해서는 제 Ⅶ 장 1절 '비방의 개념과 습득과정' 165~167쪽을 참조하시오.

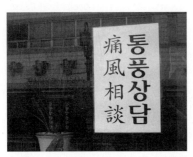

<그림 Ⅴ-16> '통풍 상담' 광고, 진가한약방

지금도 진영원의 한약방에는 입소문을 통한 통풍 환자들이 수시로 찾아온다. 필자가 면담을 하던 시간에도 이런 환자들을 여럿 만날 수 있었다. 우연의 일치인지는 몰라도 4회의 면담 중 3번이나 환자가 방문했었는데, 이 중 2명은 복약 효과를 체험한 누군가의 소개로 찾아온 통풍 환자였다. 50대 중반의 한 여성은 활락단 2제를 복용하고 병이 나았던 소속한 종교단체(정법회) 회원의 소개로 찾아왔다. 3년 병력의 42세 정연준은 경산시청에 근무하는 동서가 병을 치료한 동료 직원의 이야기를 듣고 소개해주어 방문했다. 진영원은 처방 약재를 제환소에 의뢰하여 미리 환약으로 만들어 둔다. <그림 Ⅴ-16>처럼, 그의 한약방 창문 외벽에는 '통풍 상담'이라는 홍보 문구까지 부착해 놓고 있다.

이와 같이 한번 인연을 맺어 효험을 보고 신뢰가 쌓이면 주위에 유사 증상의 환자를 소개해줌은 물론 필요시에 항시 특정 한약방을 찾아가는 이른바 '단골'이 된다. 친인척과 고향 연고를 비롯한 기존의 사회관계가 한약방의 단골관계를 만드는 요인이 되기도 하지만, 무엇보다도 약을 잘 지어주고 '정업'의 실천으로 고객과 신뢰감을 쌓는 것이 가장 중요하다. 신뢰감이 돈독해지면 인산한약방의 사례처럼, '30년 단골'이 만들어지기도 한다. 류경희는 약가를 1~2만원씩 다소 싸게 해준다든가 양질의 약재를 써주는 등으로 단골관리를 해왔다.

약을 지어먹고 나으면 단골이 되지요. 과거 우리 약방에 30년 단골 된 사람도 있었어요. 아프거나 혹은 보약이 필요하다든가 그럴 때 딴 곳에 가지 않고 항시 내한테로 왔어요. 그게 30년 동안 지속되었어요.

단골을 일부러 만들기 위한 특별한 노력보다는 '정업'을 존중해서 신심 있게 속이지 않고, 고객의 마음에 들게 약을 잘 지어주는 것이 필요해요. 실제로 단골은 친인척보다 남이 더 많은 편입니다. 단골에게는 다른 약방보다도 1~2만원 싼값으로 약을 지어주기도 해요. 또 좋은 약재를 써 줍니다. 가능한 1등, 2등, 3등품 중에서 1등품 약을 써주어야 합니다.[45)

주인과 고객 사이의 신뢰감 형성은 거래관계의 특성에 따라 상이한 양상을 띤다. 소매과정에서는 복약의 효험이 신뢰감 형성에 중요하게 작용하는 반면, 도매과정에서는 약재의 품질과 근량, 약속(송금·약재배달) 준수 등이 큰 영향을 미친다. 최종만은 과거 건재 도매할 때 우량의 약재를 취급하되 이를 청결하게 관리하면서 근량을 철저히 했다. 그 결과 신용을 쌓게 되어 자신이 약 무게를 달았다고 하면 거래처에서 곧바로 믿어주었다. 이 점이 고객을 유치하는 데에 큰 자산이 되었다.

나를 아는 사람은 내 마음을 알거든요. 약을 남보다 깨끗하게 하고, 약을 까다롭게 달고 그렇게 하거든요. 내가 약을 달았다고 하면 안심합니다. 내 동생이 달면 안심 못하지요. 고객들이 약을 한번 쓰면 [약이] 깨끗하다고 해요. 까불리고 해서 깨끗하게 하니까 자꾸 내 약을 쓰더라고요. 딴 곳에 거래하더라도 내한테로 오지요. 개업 후 이곳으로 이사 오기까지 1년 6개월 했는데도 상당히 돈을 벌었어요. 첫째는 믿음을 주고 또 병을 낫게 해야 하고 ….[46)

새로운 의료시술 방법이나 한방제제 개발을 통해 환자를 치료하고 그 결과를 언론매체를 통해 널리 알릴 수 있는 한의원과는 달리, 한약방의 경우에는 영업 전략의 차원에서 특별한 광고 방법이 없다. 앞에서 언급한 것처럼, 약을 잘 지어줌으로써 병이 나은 복약 체험자의 입소문

---

45) 류경희(1924년생, 인산한약방) 제보 2006년 8월 16일(3-05LH16082006류경희001).
46) 최종만(1928년생, 향일한약방) 제보 2006년 8월 24일(3-05LH24082006최종만001).

을 통한 이른바 '구전 광고'가 가장 주효하다. 설령 보유 비방이 있어 이를 선전한다고 해도 믿어주지 않는다. 약방 광고는 신규 혹은 이전 개업 때 초청장을 보내거나 달력 혹은 연하장에 연락처나 약방 위치를 홍보하는 정도이다. 한약방 간판의 경우에도 입간판과 부착형 간판 각 1개씩에 한약방 명칭과 연락처(약방·자택), 업소 이전 사실 등을 명시할 뿐이다.

'진가한약방' 사례처럼, 일부 한약업사들은 출신지역과 친족집단의 성이나 본관을 한약방 상호로 활용함으로써 업소 홍보와 집객을 도모한다. 한약방이 밀집한 대구약령시에는 '의성', '성주강', '인동', '경주', '청도', '합천', '안동', '진가', '이가' 등의 한약방 명칭이 사용된다. 한국사회의 연고주의 문화를 반영하듯, 이들 한약방에는 실제로 해당 지역과 동족집단 출신의 고객 비율이 높게 나타난다.

한약방 홍보 및 고객 관리 차원에서 어떤 이는 방문 고객들의 생년월일을 알아두었다가 생일날 축하 엽서를 보내주기도 하는데, 상당히 효과적인 방법이라고 평가한다. 지역 사회단체나 종교단체, 종친회 등의 활동에 적극 참여함으로써 사회적 연망을 넓히는 것도 잠재고객을 확보하는 하나의 방법이 될 수 있다. 1962년 한약업사 시험에 합격한 최종만은 라이온스 클럽이나 방위협의회, 경찰서 방범협의회 등의 지역 사회단체 및 종친회 활동을 왕성하게 해왔다. 비록 자신이 한약방을 경영하고 있다는 사실 정도를 알릴뿐일지라도, 이 과정에서 알게 된 사람들이 간혹 고객이 되곤 한다.

달력이나 탕·환·산제 포장 용기도 한약방을 광고하는 주요 매체 중의 하나이다. 대부분의 한약방에서는 연말이 다가오면 한약방 상호, 연락처 등을 적어 넣은 달력을 만들어 고객의 가정으로 발송하거나 방문 고객에게 직접 건넨다. 1제용의 탕약 포장 박스나 주머니, 환약이나 산제를 담는 비닐봉지 등에도 한약방 상호나 전화번호 등이 기재된다. 아래 <그림 V-17>은 춘원당한약방(1926년생, 양명주)에서 제작한 건위제散

포장 비닐봉지, 탕약 주머니, 달력 등이다.

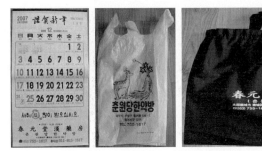

〈그림 V-17〉 한약방 광고물, 춘원당한약방 : 탕약 주머니 대신 종이 박스를 쓰기도
한다.

제 VI장 한약 처방 지식의 습득과 처방 내기

1. 한약 처방의 개념과 기본 원리

한약 처방은 한약업사가 환자를 상담한 후 신체적 이상 상태를 본래대로 되돌려 놓기 위해 각종 약재를 일정 양씩 혼합·조제하는 일련의 과정을 의미한다. 현재 한약업사들이 활용하는 처방은 기성 한의서 11종에 수록된 것만 해도 수만 가지에 이른다. 이들은 '의성醫聖'으로 일컬어져온 국내외 저명 의자醫子들의 오랜 경험과 연구 노력의 결과물로 축적된 것이다.

'법정 처방'으로 인정되는 기성 처방은 오랜 이전부터 그 효능이 입증된 것이므로 '본방本方' 혹은 '고정방固定方'으로서의 지위를 갖는다. 기존의 공인된 처방 외에 한의약 전문인이 오랜 시행착오 끝에 획득한 새로운 처방도 존재할 수 있는데, 이는 개인의 당대 경험방으로서 '후세방後世方'에 해당한다. 이것이 특정 질환을 치료하는 데에 탁월한 효과가 있는 경우 개인이 획득한 '비방'으로서의 지위를 갖는다. 만일 이것이 널리 유포·공유되어 폭넓게 인정, 활용됨으로써 사회적 공인을 획득한다면, 기성 처방의 반열에 오를 수 있을 것이다.

이로써 보건대, 한약 처방은 현대의학에서 과학적인 연구에 의해 새롭게 개발·창안되는 치료제나 시술방법과 유사한 지위를 갖는다. 다만 후자가 이화학 검사와 성분분석 등과 같은 과학적 실험과 데이터에 기초하고 있는데 비해, 전자는 오랜 실물경험과 다양한 임상적 경험에 의거한다는 점에서 큰 차이를 나타낸다. 이는 인체와 질병에 대한 인식의 구조를 비롯한 치료의 기본 원리가 양자 간에 근본적으로 차이나기 때문이다. 치료의 인식체계를 예로 들면, 서양의약은 환부 중심의 치료를 하므로 국부치료인 반면, 동양의약은 이른바 '돌려서' 혹은 '우회적으로' 치료하므로 간접치료에 속한다. 다음과 같은 어느 한약업사의 말속에는 동서의약에 대한 이와 같은 인식의 차이가 잘 드러난다.

> 서양의약은 환부 중심의 치료를 하므로 국부치료 혹은 표피치료인 반면, 동양의약은 돌려서 치료하므로 간접치료라고 할 수 있지요. 이게 큰 차이지요. 두통을 예로 들면, 양방은 우선 얼음찜질 등으로 열을 내리는 반면, 한방은 열을 근본적으로 내리게 하는 약을 쓰지요. 또 디딜방아를 예로 들어볼 때도 방아 중심이 안 맞을 경우에 양방은 방아 공이를 중앙으로 가도록 호박을 넓히는 격인 반면, 한방은 방아 걸어놓은 복새기에 미트리를 하나 박아 넣음으로써 바로 찧어지게 하는 것과 유사하지요. 한방은 발병의 근본 원인을 찾아 병이 나아지게 우회적으로 약을 씁니다.[1]

동서의약 간에는 이처럼 질병 치료방법의 차이가 있듯이, 치료결과에 대한 인식에서도 커다란 차이가 존재한다. 한약 처방은 소우주로 인식되는 몸의 불균형한 상태를 균형 상태로 되돌리는 데 주력함으로써 질병의 '근본'을 다스린다. 다음의 구술처럼, 한약 처방은 약효는 느리지만 병이 나으면 재발가능성이 낮은 점이 장점 중의 하나이다.

> 한약은 효과가 더디지만, 낫기만 하면 재발하는 거는 없지요. 신의약은 약효가 속速하기는 하지만, 나아도 또 재발하여 왔다가 갔다가 이러

---

1) 이기인(1919년생, 선인장한약방) 제보. 2006년 5월 5일(3-05LH05052006이기인001).

지요. 현실이 그렇지요. 치료해 보면 그렇지요. 이거(양방의 주사)는 혈관을 타고 들어가니까 빠른데, [한]약은 내부로 위장으로 들어가 가지고 그 정액精液이 전부 몸으로 돌아야 하니까 늦지요. 그러나 [한약은] 병을 발본색원하지요. [병의] 근본을 빼고 원인을 막아버리니까요. 그러니 나아버리지요. 한약을 먹고 나아버리면 재발하지 않지요.[2]

'백초유령百草有靈'이나 '백초개유정百草皆有精'이라는 말처럼, 한약업사들은 갈무리해 놓은 약은 모두 살아 움직이며 고유의 약성을 지니므로 처방약 한 첩에도 천지의 음양조화가 들어있다고 본다. 이는 우주의 질서가 음과 양, 만물의 운동과 기운의 조화에 의해 유지되듯이, 한약 처방 또한 약재가 갖는 다양한 약성의 조화를 근본으로 함을 의미한다. 따라서 한약 처방은 약성의 조화를 통해 몸의 부조화를 치유하는 방향으로 실천된다. 실제로 한약 처방과정에서는 질병 상태는 물론 체질 특성과 기혈의 흐름, 신체 각 부위의 기능 상태 등을 고려하여 약재의 종류와 량이 배합된다.

동일한 질병일지라도 사람에 따라 병증의 정도와 기혈의 상태, 약성의 반응이 상이하다. 국부치료를 행하는 양의약처럼 처방의 표준화가 어려운 점은 바로 이 때문이다. 한방을 '직감의학' 혹은 '경험의학'이라고 부르는 이유도 여기에 있다. 따라서 한약업사들은 오랜 기간 동안의 다양한 임상경험이 일상적인 한약 처방은 물론 비방의 획득에도 매우 중요하다고 본다. '3대에 걸쳐 축적된 경험으로 처방된 한약이라야 약효를 제대로 낼 수 있다'는 다음 이야기는 임상경험의 중요성에 대한 한약업사들의 인식을 나타낸다.

경험이란 게 견문이라. 어른들 견문에 준해가지고 … 비방秘方이라든지 여러 가지 경험으로서 … 이거는 체험으로 하는 것이지, 무슨 배워가지고 하는 게 아니라. 어떤 의서의 서두에 그랬듯이, 그 집에 3대에

---

2) 홍준희(1919년생, 상고당한약방) 제보. 2006년 3월 25일(3−05LH25032006홍준희001).

걸쳐 한약방 하지 않은 것 같으면 그 집 약을 먹지마라 캤거든. 그러니
오래 동안 3대째 경험 있는 그 집의 약을 먹지, 그렇지 않은 다음에는
먹지마라는 말이지. 이거는 경험방經驗方이 그만큼 중요하다는 의미라.[3]

　한약 처방은 이처럼 오랜 경험을 중요시하면서도 한방의 기존 이치
에 따르지 않을 수 없다. 한약업사 개인의 중요한 지적 발견인 '비방'의
경우에도 마찬가지다. 아래 구술 내용처럼, '이치' 혹은 '이행'이라는 것
은 약재가 갖는 약리적 속성과 여러 약재의 배합으로 나타나는 약효의
변이, 환자의 병증과 기혈의 흐름 등 제반의 한의약적 지식과 기본 원
리를 의미한다. '약 한 첩에도 음양조화가 들어 있다'는 말은 모든 한약
처방이 이러한 이치에 근거하고 있음을 암시한다. 따라서 한약 처방이
란 어떤 증상에 좋다는 약재들을 그저 주워 담는 것이 아니라, 각 약재
가 갖는 고유의 성질에 기초하여 약재들 간에 그리고 약재와 인체 사이
의 조화를 고려한 가운데 완성된다.

　　이거는 이행理行이라. 순전히 이치로서 해야 되지, 이치가 안 맞으면
　처방이 안 되는 기라. 이치는 딴 게 아니고 법이라. 법에 준해서 맞아야
　되는 기라. 무슨 증세가 어떻다 카면 그 증세를 좇아 경험방으로 하지
　요. 그야말로 자기가 경험을 많이 해보았기 때문에 약명이 '보중익기탕
　補中益氣湯'이나 '오적산五積散'이라든지 그게 거기에 맞더라 카는 기지.
　경험이 있음으로 해서 윗대부터 참고서처럼 써온 그걸 비방이라 카지.
　비방문秘方文이 많은 사람은 증세에 따라 여러 가지로 연구도 할 수 있
　지요. 요즘 [대학] 갓 나와 가지고 공부 잘 해가지고 의술이 좋겠지만,
　첫째는 경험이 있어야 되는 기라. (약장에 진열된 규격 약봉투를 가리키
　며)저 약 한 봉지 한 봉지 처방해서 약을 싸는 데는 모두 음양조화가
　들어 있어요. 그저 감초甘草다, 당귀當歸다, 작약芍藥이다 해서 이름 적
　어다가 마구 주워 담아다가 하는 것이 아니고, 그 성분을 좇아서 [하는
　것이므로] 천지 음양조화가 약 한 첩에 다 들어 있어요. 그래서 신약은
　진통제면 진통제 그거만 사 먹으면 되지만, 이거는 그게 아니라. 심오한

3) 이기인(1919년생, 선인장한약방) 제보. 2006년 4월 9일(3-05LH09042006이기인001).

그런 그지요. 내가 이제까지 40여 년간 하고 있는데 … 많이 하니까 증세를 이야기 하면 변호사들이 육법전서 어느 조문을 찾듯이 어느 처방이면 된다 카는 짐작이 가는 기라.[4]

한약 처방 내용을 적어놓은 문서는 화제和劑, 방문方文, 약방문藥方文, 처방전處方箋 등 여러 가지로 일컬어진다. 일부 한약업사들은 일정한 규격의 처방전 양식을 만들어 사용하거나 혹은 노트를 활용한다. 하지만 대부분은 일정 시간이 지난 다음에는 폐기처분하리라는 생각에서 달력 등 재활 용지를 적당한 크기로 오려서 사용한다. 이는 한약업사의 경우, 법적으로는 처방전을 기록할 수 없으므로 보건소에서 단속 나오면 처분해야 한다는 현실인식과 관련된다.

한약업사들은 보통 한의약서에 나와 있는 본방本方과 가미 방법에 준하여 처방을 내리나, 사정에 따라서는 약간의 추가적 가미나 가감을 한다. 이는 한약업사 개인의 연구와 임상경험에 의한 한약 지식의 '응용' 영역이 되는데, 판단여부에 따라서는 현형 약사법에 위배될 수도 있다. 왜냐하면 현행 약사법은 한약업사의 경우 규정된 한의약서에 수재된 기성 처방이나 한의사의 처방전에 의해서만 한약을 '혼합 판매'하도록 되어 있기 때문이다.[5]

한약 처방의 요체는 특정 환부나 병증에만 집중하기보다는 병의 근본을 찾아 우회적인 치료를 행함으로써 궁극적으로는 몸의 불균형 상태를 균형 상태로 되돌리는 데에 있다. 이는 한약 처방이 한의약의 철학적 기초가 되는 음양오행陰陽五行과 오운육기五運六氣의 원리에 의거함을 뜻한다. 한의약의 철학적 원리에 밝은 한약업사 이기인은 이러한 한약 처방의 원리를 다음과 같이 보사補瀉와 음양 원리로 인식한다.

---

4) 이기인(1919년생, 선인장한약방) 제보. 2006년 4월 9일(3-05LH09042006이기인001).
5) 약사법 제16조 2항에는 "한약업사는 환자의 요구가 있을 때 기성 한약서에 수재된 처방 또는 한의사의 처방전에 의하여 한약을 혼합 판매할 수 있다"고 명시되어 있다.

병이 나는 것은 여러 가지지요. 그 사람이 육기에 대해서 차가운 것
이 생生하다든지, 너무 열이 많다든지 그걸로 인해서 많은 것은 병이고,
똑 같은 것은(균형을 이루는 것은) 병이 아니지요. 그게 인제 보사라. 많은
것은 사瀉로 시키고, 부족한 것은 보補로 시켜야 처방이 되고 약이 되
지. 똑 같게 조절해야 하는 게 약이지. 이렇게 고라(고르게) 하는 것이 사
람 병을 고치는 데 쓰는 약이라. 이게 바로 한의약의 기본 원리지. 보사
를 모르면 한의약을 할 수 없어요.
　한의약의 약 한 첩에도 천지조화가 들어 있어요. 약 한 첩을 짓는 데
… 약에 음양이 모두 들어 있으니까, 음양이 천지거든. 그기에 조화가
모두 들어가 있지. 사람한테 열이 많다, 바람이 있다 하는 그런 모든 것
이 관련되어 있으므로, 그에 따라 처방하고 약을 짓고 하는 거지요. 따
라서 이런 것들이 모두 관련되어 있어요. 음(차가운 것)과 양(따뜻한 것), 천
(따뜻한 것), 지(차가운 것)가 약 속에 모두 들어있기 때문이지요. 약재 중에
서도 차가운 것, 따뜻한 것이 있으므로 이게 곧 음양이지요. 이의 전체
조화를 추구하여 이를 통해 몸의 더운 것과 차가운 것을 조화, 조절되
도록 해나가므로 이것이 곧 처방이자 치료과정이자 한의약의 기본 원리
이기도 하지요.6)

　위 이기인의 견해에 따르면, 질병이란 인체의 기·혈, 체온, 장부 기
능 등의 불균형으로부터 생기므로, 약성을 통해 이를 조화되고 균형을
이룰 수 있게 하는 것이 치료의 근본이자 한약 처방의 기본원리이다.
따라서 한약업사들은 '약 한 첩에도 천지조화가 들어있다'는 인식 아
래 '많은 것은 사하고 부족한 것은 보하는' 방향으로 약성의 조화를
꾀한다.
　필자는 면담 도중 방문한 70대의 만성 두통 환자를 집중하여 '귀비온
담탕歸脾溫膽湯' 처방을 내린 한약방 주인에게 약 짓는 기본 원칙 같은
것이 있는지에 대해 물어본 적이 있다. 이에 대해 주인은 한방에도 '약
의 상극'이 있다고 하면서 다음과 같이 대답했다.

6) 이기인(1919년생, 선인장한약방) 제보. 2006년 4월 9일(3-05LH09042006이기인001).

한방에도 '약의 상극'이 있거든요. 일부는 가감할 때 서로 맞지 않는 부분이 있어요. 약을 '붙일 때'(배합할 때) 잘 생각해서 해야지요. 약에 본 방이 있는데 …. 어디 아프다고 새로운 약을 마음대로 처방을 못하거든요. 가감 붙이는 것도 경험해보고, 별 이상이 없는 경우 그 처방을 잘 암기해 두었다가 그 다음에 또 쓰지요. 아까 오신 분처럼 원인을 찾아가지고 … 두통이면 두통에 다이렉트로 약을 쓰는 게 아니고요. 신장 쪽으로 약을 쓰거든요. 신장의 화기火氣를 끌어내리고, 신장 약을 쓰되 조금 차가운 약을 첨가해서 쓰면 몸 기운도 돋우면서 머리는 저절로 낫게 하는 식이지요. '귀비온담탕'이라는 처방이지요.7)

위의 이야기에서 두통의 원인을 찾아가지고 약을 다이렉트로 쓰는 대신 신장의 화기를 끌어내리는 쪽으로 써서 '몸의 기운도 돋우면서 머리를 낫게 하는' 처방이란 곧 몸 전체의 조화와 균형을 도모한다는 의미이다.

2. 한약 처방 지식의 습득 방식

한약 처방을 내기 위해서는 약재의 명칭과 성상性狀, 기미氣味, 효능은 물론 인체의 기본원리 및 질병 이환과 병증에 대한 이해가 필요하다. 아울러서 『방약합편』과 『동의보감』, 『제중신편』, 『향약집성방』, 『약성가』 등 11종 373권의 표준 한의약서를 비롯한 각종 한의약서적에 나와 있는 수많은 한약 처방 지식도 필요하다.

가장 많이 활용되는 처방서로는 황도연(1807~1884)이 저술한 『방약합편』으로서 463종의 처방이 수록되어 있다. 각각의 한약 처방에는 보통으로 10여 가지 내외이고 많게는 20여 종에 이르는 각종 약재 이름과

---

7) 양명주(1926년생, 춘원당한약방) 제보. 2006년 4월 15일(3−05LH15042006양명주001).

각기 다른 배합 중량이 기재되어 있다. 증례證例에 따라 치료효과를 높이고 약성의 조화를 꾀하기 위한 응용活套 처방과 적응증 내용도 부가된다. 한약 처방을 잘 내기 위해서는 한의약서의 처방 지식뿐만 아니라 이를 실제의 임상 사례에 활용할 수 있는 경험지식이 절대적으로 필요하다. 따라서 한약업사가 한약 처방 지식을 내면화하는 데는 상당한 기간이 소요된다.

한약업사들이 약성과 집증, 처방 등 한약지식을 습득·전승하는 방법으로는 한약방 종사를 통한 도제식 전승과 독습, 전문인 사사師事, 집단 강습 등으로 나뉜다.[8] 도제식 전승은 오랜 기간 동안 한약방에 종사하며 한약 실물을 만지는 과정에서 체득하는 방식을 통해 이루어진다. 이는 전승자와 전수자의 사회적 관계에 따라 '대물림 전승'과 '고용 전승'으로 구분된다. 전자는 누대에 걸친 가업계승 차원에서 한약방에 수종하며 선대로부터 한약 지식을 전승받는 방식이다. 후자는 한약 공부 혹은 생계방편 등의 목적으로 특정 한약방에 오랜 기간 동안 종사원으로 근무하는 과정에서 한약 지식을 습득하는 방식이다.

대부분의 한약업사들은 도제식을 따랐으나, 일부는 한의약서 독습과 수업료 지불에 의한 전문인 사사, 전문학원 집단 강습 등을 통해 한약 지식을 습득했다. 도제식 전승방식은 실물 수련에 적합한 반면, 독습 및 전문인 사사, 집단강습 등은 이론 공부 방법으로 적합하다. 이들 방법들은 각기 장단점을 지니므로 상호 보완 내지는 복합적으로 채용된다. 예컨대, 대물림과 고용 전승의 경우이더라도 처방 지식處方學이나 인체의 기본 원리解剖學, 침구鍼灸學, 내과內徑 및 외감 열성질환傷寒論, 집증診斷學, 약리藥物學, 약재本草學 등에 대해서는 한의약서를 독습하거나 전문인 사사, 전문학원의 집단 강습 등을 병행한다. 반대로 한약방이나 한의원에 장기적으로 종사하지 않고 독습하더라도, 사적인 처방 경험을 쌓

---

8) 제Ⅲ장 2절 '한약 지식과 기능의 전승방식' 57~61쪽을 참조하시오.

거나 한약업사 시험에 대비하여 장기 지속적으로 한방업소를 드나들며 한약 실물을 익혀야 한다.

앞에서 살펴보았듯이, 한약 처방을 내기 위해서는 우선 환자 상담과 집중을 통해 병증을 정확하게 판별해 내는 일이 선행되어야 한다. 환자의 '병을 알아내는 법'과 이에 적합한 처방을 내는 일은 표리부동의 관계로서 임상과 이론 공부 모두를 요한다. 한약방 수종을 통하지 않고 한약 공부를 하는 이들은 환자의 병을 알아내는 법을 몰라서 단기간의 무보수 '근무 사사' 내지는 수업료를 지불한 '전문인 사사' 과정을 거치기도 했다. 한약방 수종을 하는 경우이더라도 대물림 전승을 위한 이른바 '기획 전승' 외에는 체계적인 학습이 어렵다. 따라서 이름 있는 여러 선생들의 업소를 옮겨 다니면서 체득하거나 혹은 전문인 사사를 통해 진단 및 처방 지식을 습득한다. 이 경우에는 다음의 양명주 사례처럼, '몸뚱이만큼의 지화紙貨 덩어리'에 해당할 정도의 상당한 수업료가 들어간다.

> 약전골목 동양의약전문학원東洋醫藥專門學院에 1년간 수학하고, 대구 동촌東村 '곽약국'(곽장호)에 저녁마다 다니며 수업료까지 지불하고 『방약합편』을 교재로 하여 약성이나 처방 같은 것을 공부했지요. 그 외에도 '삼산약국' 등 유명한 몇몇 선생들한테 다니면서 배웠어요. 그렇게 하기 위해서는 선생을 모실 줄 알아야 되지요. 나도 어렵게 살아가지고 … 벌어가지고 선생한테 수업료로 낸 지화 덩거리가 내 몸뚱이만치 되지요.9)

다음은 한약방 종사를 통한 도제식의 처방 지식 습득과정, 즉 고용전승에 대한 사례이다. 부산의 이시호(1927년생, 동강당한약방)는 일제 강점기 중학과정을 마친 16세부터 한약방에 들어가 줄곧 일을 하며 한약을 배웠다. 처음에는 약방 청소와 심부름부터 시작하여 약재를 썰어 말리

---

9) 양명주(1926년생, 춘원당한약방) 제보. 2006년 4월 15일(3-05LH15042006양명주001).

고 썰고 법제하고 첩약을 싸는 등의 일을 했다. 수년간의 한약방 근무
를 통해 어느 정도 견문이 쌓인 후부터는 환자의 상담 내용을 들어보고
화제에 따라 약 짓는 일을 하면서 집중과 처방 지식을 차츰 익혀나갔
다. 때로는 주인이 특정 손님을 대상으로 직접 진단하고 처방을 내려
보라는 '실습'을 시키기도 했다. 그런 다음 처방 내용에 대한 조언을 주
곤 했다.

> 선생은 하루에 한 가지씩 약성가 내용을 써주면서 가르쳐 주었어요.
> 토를 달아서 가르쳐 주었지요. 연필과 종이도 귀해서 머릿속으로 외워
> 야 했어요. 때로는 선생이 써주기도 하고, 내가 쓰기도 하고. 이걸 모두
> 머리로 외어야 해요. 이게 공부방법이지요. 약성가를 전부 외어서 머리
> 안에 넣어야만 그 다음에 약을 짓고 진맥하는 방법이라도 가르쳐 주지
> 요. 어느 정도 숙련이 되고 나면 이제는 손님 왔을 때 선생이 손님하고
> 대화하는 것도 들어보아야 해요. 또 손님이 왔을 때 '네가 직접 손님을
> 봐라'고 하면서 실습을 시키기도 해요. 때로는 손님의 맥脈도 짚어보라
> 고 했지요. 그러면서 '어떤 약을 써야 되겠나?' 라면서 직접 처방을 만
> 들어 보라고도 시켰어요. 당시는 혼자서 선생님 밑에서 일하고 또 공부
> 하기가 참 어려웠어요. 약 공부는 우선 약부터 만지면서 기본 지식을
> 익히고, 약성가도 외우고, 처방법도 알아야 되고요. 참 어려워요. 이런
> 방법으로 5년 이상 해보니까 차츰 숙달이 되기 시작했어요.[10]

위의 사례는 한약방 주인이 제자를 키운다는 생각에서 상당한 관심
과 애정을 가지고 체계적으로 한약 처방 지식을 가르친 경우이다. 그렇
지 못한 환경에서는 더 많은 노력과 오랜 시간이 소요된다. 주인의 환
자 상담 내용 및 처방 내용을 면밀하게 상호 비교하다 보면 하나 둘씩
처방 지식이 축적되고 또 진단방식에 대한 노하우도 생겨난다. 이시호
는 이런 방법으로 5~6년 동안 한약을 배워 광복 직후(1947년) 한약업사
시험에 합격할 수 있었다.

---

10) 이시호(1927년생, 동강당한약방) 제보. 2006년 9월 9일(3-04LH09092006이시호001).

가업 계승 차원에서 이루어지는 한약 전승은 '기획 전승'에 해당할 정도로 보다 체계적이다. 대구시 달성군 현풍에서 부친의 한약업을 계승해온 김종식은 20대 후반에 본격적으로 한약과 인연을 맺었다. 어느 가업 계승자와 마찬가지로 그 또한 부친의 약방에 수종하며 약을 썰고 법제하고 첩약을 싸는 등의 일을 하면서 틈틈이 『방약합편』을 비롯한 여러 한의약서를 통해 처방 내용을 익혀나갔다. 어느 정도 실물을 비롯한 기초적인 한약 지식을 습득한 이후부터는 부친의 지근거리에서 처방 공부를 해나갔다. 김종식은 대물림 계승의 장점을 살려 문답과 특정 처방에 대한 상호 토론 등 이시호의 사례보다도 훨씬 더 체계적인 처방 공부가 가능했다.

아버지가 환자를 앞에 두고 상담하는 과정을 아주 주의 깊게 살펴봄으로써 처방 지식을 습득했지요. 손님이 가고난 후에는 환자의 나이, 성별, 병증, 거주지, 가미 약재를 비롯한 처방 내용 등을 내 노트에다 자세히 기록해 두고 연구하는 자료로 삼기도 했어요. 아버지 연세가 많아 『방약합편』에 있는 보중익기탕 등 '무슨 약을 써라' 고 말만 하시면, 내가 직접 약을 짓기도 했어요. 아버지는 동시에 반드시 가감 내용까지 별도로 지시하셨지요. 그러면 나는 아버지의 모든 처방 내용들을 자세하게 노트에다 기록하지요. 본방 중심에다 사람들의 병증에 따른 가감의 내용들이 반드시 있었어요.
여러 의약서를 많이 보아왔기 때문에 내용에 대해서 아버지에게 질문도 하고, 때로는 토론도 했어요. 예를 들면, '이런 환자는 『방약합편』에 이런 처방을 해야 한다고 되어있는데, 왜 아버지는 그런 처방을 내립니까?' 라는 질문을 하지요. 그러면 아버지는 '네 생각은 그렇지만, 실제로 이 환자는 이러이러한 병으로 왔기 때문에 그기에 해당하지 않는다'고 말하지요. 어떤 때는 간혹 손님과 이야기하고 난 후에 시험 삼아 아버지가 저에게 '무슨 약을 쓰려고 하느냐?'고 물어보기도 했지요. 처방을요. 그러면 '이런 환자는 이걸 활용해야 되지 않습니까?' 라고 대답하지요. 맞으면 '그래. 그걸 쓰라'고 하시고, 틀리면 '그런 기 아닌데 … 그것 말고 다른 걸 쓰라'고 했지요. 그게 임상경험이지요.[11]

경남 사천에서 3대째 한약방을 계승해온 박유홍은 한약 입문 후 먼저 부친을 수종하며 한동안 한약의 기본 지식을 익혔다. 그런 다음 지역의 이름 있는 선생들이 운영하는 한약방이나 한의원에 종사원으로 일하면서 다양한 처방 지식을 습득했다. 그는 기존의 한약 경력을 바탕으로 화제에 따라 약을 지음으로써 집증과 처방 내는 방법을 익혔다.

그는 어느 정도 한약 공부가 되어 있었기 때문에 주인의 환자 상담과 처방 내용을 상호 비교해 봄으로써 손님이 어떤 증상으로 왔으며 선생이 어떤 처방을 내려 어떤 약을 쓰는지를 대충은 짐작할 수 있었다. 이를 반복적으로 학습하다 보면 환자 상담과 처방 내는 법을 비롯하여 그 선생이 가지고 있는 비방 내용까지 습득할 수 있다. 실제로 일부 비방은 이런 방법을 통해 유포, 전승되었다.[12]

3. 환자 집증과 처방 도출

합당한 처방을 도출하기 위해서는 우선 환자와의 상담을 통해 병증에 대한 정확한 진단, 즉 집증이 선행될 필요가 있다. 이를 위해서는 환자의 체질적 특성과 체격, 생활습관, 기혈의 흐름 등에 대한 판단도 요구된다. 동일한 질환이더라도 체질적 특성에 따라 처방 내용이 다르고, 역으로 동일한 처방이더라도 복약 후 나타나는 치료결과 또한 상이하다. 따라서 병을 판단하고 합당한 처방을 도출하는 데는 책(한의약서) 속의 지식만으로 되는 것이 아니고, 오랜 임상경험이 뒷받침되어야 한다. 다음은 환자의 병을 알아내는 방법에 대한 몇몇 한약업사의 구술 내용들이다.

---

11) 김종식(1948년생, 복원당한약방) 제보. 2006년 5월 11일(3-05LH11052006김종식001).
12) 박유홍(1942년생, 보생당한약방) 제보. 2006년 9월 2일.

그 사람 증세를 알아나가기 위해서는 첫째는 인상착의라든지, 얼굴을 봐야 하거든. 인상착의 하나에도 음양, 오행, 육기가 다 들어 있고, 귀 하나에도 토목점이 다 들어 있지요. 눈동자가 허연 것은 폐에 관한 기라. 둥그런 큰 것은 심장이라. 복판에 동그란 것은 간이라. 이거는 담낭이다, 이거는 비장이다 카는 것처럼 분포가 다 되어 있지요. 그러니 사람은 얼굴 하나하나를 훑어보아도 짐작을 할 수 있지요. 이를 위해서는 한방의 첫 조문에 나와 있듯이, 인상착의를 잘 살펴보아야 되고요. 찰색察色과 모든 오미오색五味五色, 여러 가지 준한 게 있지요. 이거는 망진이고. 또 환자에게 증세를 물어서 아는 문진도 하지. 또 손을 잡고 맥을 짚어보는 맥진도 중요하지요. 사람이 스스로 여러 경험이 있으면 어느 정도 짐작을 할 수 있는 기라. 오랜 경험 속에서 퍼뜩퍼뜩 판단이 서지. 선입견 카는 판단인 셈이지. 이것 자체가 양의학과 차이가 나는 기라.[13)]

물어보면 대충 알아요. 가령 '물을 많이 먹소?' 카면 … 물을 많이 먹으면, 속에 열이 많이 차 있다는 것이지요. 적게 먹으면 속이 차갑다는 것이고요. 이런 식으로 대충 물어 봐요. 부위별로 어디가 아픈지, 다리가 아픈가 아니면 위가 아픈가를 환부를 물어 보지요. 맥진도 하지만, 진료행위라서 법적으로는 못 하지요. 물어보면 대충 알 수 있어요. 한의학이나 한약이나 비슷해요. 양방에서는 대증요법 위주로 하지만, 한방에서는 원인 규명부터 하지요. 가령 눈이 나쁘다 할 경우, 간에 열이 세다고 생각하여 간을 다스리는 약부터 쓰라고 『동의보감』에 그렇게 나와 있어요. 양방洋方의 신의新醫들은 무조건 백내장 같으면 칼을 가지고 수술을 바로 하라고 합니다. 한약은 원인을 찾아서 치료하지요.[14)]

환자의 진료방법으로는 우선 환자가 어디에 이상이 있어 왔는지를 물어봄으로써 기본적인 병의 상태를 확인할 수 있지요. '문진'인 셈이지요. 동시에 일상생활과 관련한 질문을 해봄으로써 발병의 원인을 추론해 볼 수 있습니다. 이 과정에서 환자가 당면한 고민거리나 병증에 따른 이전의 치료 경로, 복약 사실 등을 종합적으로 살펴봅니다. 이것은

---

13) 이기인(1919년생, 선인장한약방) 제보. 2006년 4월 9일(3 – 05LH09042006이기인001).
14) 오대준(1921년생, 천수당한약방) 제보. 2006년 9월 2일(3 – 04LH02092006오대준001).

환자의 병증에 대한 정확한 판단과 보다 합당한 처방을 내리기 위한 참
고자료로 활용하기 위해서지요. 그런 다음 기혈氣血의 흐름을 파악하기
위한 맥진을 행합니다. 환자 진찰과 처방을 위해서는 주역과 사주에 대
한 공부도 상당히 중요합니다. 어쩌면 이것이 한방의 요체일 수도 있는
데, 여기에 통달하면 신의神醫의 경지에까지 오를 수 있지요.15)

　병을 잘 알아내고 처방을 적절하게 하기 위해서는 체격 정도나 비만
도, 얼굴 혈색을 살핌은 물론 병증을 질문하고 진맥을 하기도 합니다.
이런 방법을 망진, 문진, 맥진이라고 하지요. 혈색을 관찰하고, 병증을
질문해서 이야기를 듣고, 맥을 짚어 보지요. 나는 관상을 좀 볼 줄 알기
때문에 얼굴을 보면 병증을 대충은 알지요. 하지만 현행 의료법상으로
는 한약업사는 진맥을 못하게 되어 있어요. 만일 의료법 저촉으로 입건
되었을 때 말을 어떻게 하느냐에 따라 위법도 될 수 있고, 반대로 안
될 수도 있대요. '왜 진맥을 했느냐?'고 할 때 '한약 팔기 위해서 했다'
고 하면 상법에 위배되고, '병을 알기 위해서 만졌다.'고 하면 의료법에
위배된대요.16)

위의 구술 내용처럼, 병증 진단을 위해서는 우선 환자의 인상착의에
대한 관찰이 필요하다. 환자의 얼굴색과 눈동자를 비롯하여 체격 등에
대한 정보가 일차적인 판단의 근거가 된다. 이것은 '관형찰색觀形察色'
으로 표현되는 망진에 해당한다. 동시에 환자의 병증과 질환 일화에 대
한 질문, 즉 문진을 통해 관련 정보를 수집한다. 환자의 목소리를 들어
보고 냄새를 맡아보아서 판단하거나聞診, 기혈의 흐름을 판단하기 위해
맥을 짚어보고 심장 박동수를 헤아려보기도 한다切診.17)
　현행법상 맥진도 진료권에 해당되므로 한약업사들은 망진과 문진 방

---

15) 조한제(1928년생, 강민당한약방) 제보. 2006년 9월 2일.
16) 최종만(1928년생, 향일한약방) 제보. 2006년 3월 18일(3－05LH18032006최종만001).
17) 『동의보감』에는 망진, 문진問診, 문진聞診, 절진을 '4진四診'으로 일컫는다.
　　신동원·김남일·여인석, 『한권으로 읽는 동의보감』, 서울 : 도서출판 들녘,
　　1999, 425쪽. 4진법의 자세한 내용에 대해서는 다음의 책을 참조하시오.
　　하헌용·안병용, 『한약학개론』, 서울 : 정문각, 2005, 125~186쪽.

법에 가장 많이 의존한다. 집중 방
법이 약간씩 다를 수는 있지만, 오
랜 경험지식을 갖는 한약업사들은
환자에 대해 관형찰색하고 병증을
물어봄으로써 직감적으로 병을 알
아낸다. 이는 오랜 임상경험을 통
해 체득된 집증 기술로서, 기계장
비에 의존하는 양의학과는 가장
차이가 나는 점 중의 하나이다. 최

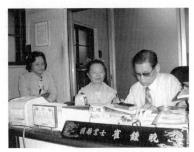

〈그림 Ⅵ-1〉 환자 집증과 처방 내기,
항일한약방.

근 들어서는 일부에서 혈압계를 활용하고는 있지만, 오랜 이전부터 채
용되어온 이와 같은 전통적인 진단방법이 지금도 여전히 유효하게 쓰인
다. 오감을 통한 이와 같은 진단법이 원시적일 뿐만 아니라 과학적인
장비를 동원하지 않아 정밀하지 못하다는 비판에도 불구하고, 한약업사
들은 몸 전체를 살펴보는 종합적인 진찰법이라는 점에서 한편으로는 대
단히 과학적이라고 주장한다.[18]

　이처럼 환자의 병증을 알아내는 일은 정확한 처방을 내리기 위한 선
결요건이다. 한약업사는 보통 이들 집중 방법을 복합적으로 활용하지
만, 개인에 따라 조금씩 차이난다. 『동의보감』에는 의사가 어떤 진단법
을 채용해서 병을 알아낼 수 있느냐에 따라 신의神醫, 성의聖醫, 공의工
醫, 교의巧醫 등으로 등급이 나뉜다.[19] 이들 진단법은 상호 보완관계에
있으며, 의자는 이에 모두 통달해야 한다. 아래 사례처럼, 류경희는 관
형찰색과 맥진법을 가장 중요하게 생각한다.

---

18) 수년 전 미국에서 기계(컴퓨터)와 사람(한의사)이 진단의 정밀성을 겨루었는
　데, 중국 한의사인 사람이 승리한 바 있다. 김성수, 『디지털시대를 사는 허
　준의 후예들』, 서울 : 태일출판사, 2000, 104쪽.
19) 신의는 환자의 얼굴색과 거동만 보고도 병증을 판단할 수 있지만, 교의는
　발병 징후를 물어보고 맥진을 비롯한 환부를 만져보는 등 온갖 기교를 부
　린다. 신동원·김남일·여인석, 앞의 책, 426쪽.

　　환자의 병을 알아내는 것이 굉장히 중요해요. 그래야 정확한 처방을
할 수 있지요. 여러 가지 방법이 사용됩니다. 첫째로는 관형찰색입니다.
60~70%는 병을 맞출 수 있습니다. 내방객의 얼굴을 육안으로 보고 질
병을 판단하지요. 예를 들어, 얼굴이 붉으면 '화火' 기운이 많은 사람으
로서 심장에서 오는 병이지요. 기氣가 모두 위로 올라가므로 얼굴이 붉
지요. 또 얼굴이 하얀색인 사람은 폐에 질병이 있고요. 새파란 얼굴색은
간에 병이 있고, 검은색은 신장에, 그리고 노란색은 비장에 병이 있다고
보지요. 두 번째 방법으로는 맥을 짚어보는 것입니다. 보통 여자는 우측
손목을 그리고 남자는 좌측 손목 부위를 짚어 맥을 살펴봅니다. 모두
27가지 판단법이 있는데, 이를 모두 통하면 허준 선생처럼 의성이 될
정도이겠지요. 크게 부맥浮脈과 침맥沈脈으로 나눌 수 있어요. 부맥은
맥이 푹푹 뛰는 경우인데, 화火가 많은 사람이지요. 침맥은 밑으로 자꾸
파고 들어가는 경우인데, 냉병冷病이 많지요. 맥이 가다가 떨어지는 사
람, 끊어지는 경우에는 풍병風病이 있는 경우지요. 이걸 다 알려고 하면
많은 경험이 필요하지요. 최소한 10년 정도는 경험이 있어야 어느 정도
판단이 서지요.[20)]

　　한약업사가 환자의 병에 대한 정치한 진단과 그것에 합당한 처방을
어떻게 내리는가는 한약방 영업의 성패를 좌우할 정도로 중요하다. 이
는 방문객 응대에서부터 허심탄회한 대화의 장으로 유도할 수 있는 상
담 기술을 요한다. 환자를 대하는 한약업사의 태도는 집증 뿐만 아니라,
상호 신뢰의 기반을 쌓음으로써 향후 관계 설정에도 중요한 영향을 미
친다. 고객은 한약업사의 한약 지식수준 외에 약재나 약가 등을 속이지
않는 정직성에 대한 믿음뿐만 아니라, 인간적인 이해와 호감의 정도를
통해 친소의 감정을 갖게 된다. 이러한 감정은 치병과정 뿐만 아니라
단골관계 형성에도 중요한 변수로 작용한다.
　　한약업사의 환자 상담과 집증, 처방 도출 과정에 대한 관찰과 분석을
통해서는 한약의 지식 형성과 활용의 측면을 보다 잘 이해할 수 있다.
이를 위해 필자는 단순 관찰자 또는 고객, 약을 부탁받은 심부름꾼 등

20) 류경희(1924년생, 인산한약방) 제보. 2006년 8월 21일(3-05LH21082006류경희001).

상이한 위치에서 집중과 처방 도출의 몇몇 과정을 참여 관찰할 수 있었다. 다음은 한약업사 진영원이 통풍 환자를 집중한 후 처방을 도출하는 과정을 필자가 단순 관찰자의 입장에서 바라본 내용이다.

대구에 거주하는 42세의 정연준은 필자가 인터뷰하는 도중 한약방을 방문했다. 진영원은 방문 경로와 방문자의 고향 등을 물은 다음 병증에 대한 질문을 해나갔다. 그는 경산시청에 근무하는 동서의 동료가 소개하여 오게 되었다. 동서의 동료는 동일한 증세로 진가한약방에서 처방한 활락단 2제를 복용한 후 병이 나았다.

정연준은 3년 전 어깨와 등 부분에 갑작스런 통증을 경험한 바 있으며, 2005년에는 발가락 부분이 심하게 아파 옴을 느꼈다. 처음에는 발가락이 삐었거나 인대가 늘어났다고 생각하여 1차로 신경외과로 가서 진찰을 받았다. 하지만 왜 그런지에 대한 분명한 대답을 듣지 못했다. 통증이 지속되자 그 다음에는 통증 전문클리닉으로 가서 제통주사를 맞고 약을 처방받았다. 그래도 별 효험이 없자, 그 다음에는 대학병원으로 갔다. 그곳에서 통풍 진단을 받았다. 주사를 맞으면 일시적으로 환부 통증이 완화될 뿐이었다. 주치의는 못 고친다면서 '약을 먹고 그냥 지내라'고 했다.

진영원은 이상의 치료경과에 대한 이야기를 들은 후 양말을 벗겨 엄지발가락 부근의 환부를 육안으로 확인하며 손으로 만져보기도 했다. 뼈마디 부분이 벌겋게 부어올라 상당히 튀어나와 있었다. 굉장한 통증으로 특히 밤에 잠을 이루지 못하는 날도 있었다. 공장에서 많이 서 있거나 힘들게 일한 날이면 발목까지 통증이 확대되었다. 진영원은 이상의 집중 내용을 집약하여 결론을 도출하는 과정에서 통풍 비방의 획득과 관련한 자신의 치병 경험담을 비교적 자세히 들려주면서 처방의 효능에 대한 확신을 심어주고자 했다.

진영원은 통풍으로 진단 내린 후 우선 1제의 약을 지어주었다. 그러면서 약 복용과 간수방법 및 일상생활상의 주의사항을 자세하게 가르쳐 주었다. 특히 술을 삼가고 최소한 3개월은 약을 지속적으로 복용할 것을 권했다. 활락단은 혈관이나 신경줄이 막힌 부분을 강력히 뚫어내는 작용을 하므로 극약에 속하는 향부자香附子나 천오川烏, 초오草烏, 서각犀角 등을 가미해 만들었음을 재차 강조했다.[21]

위의 내용을 통해 알 수 있듯이, 환자 집중과 처방의 주요 절차와 내용은 크게 세 부분으로 나뉜다. 첫째는 방문자의 거주지와 나이 등 주요 신상과 방문 경로, 사회적인 관계를 확인하는 과정이다. 두 번째로는 병력病歷과 현재의 병증 및 치료과정, 장부 기능에 대한 질문과 환부 관찰, 맥진 등 병을 알아내기 위해 집중한다. 마지막으로는 집중 내용을 종합적으로 판단하여 처방을 도출한 후 복약 방법과 주의사항을 공지하는 절차이다.

집중을 위해서는 망진과 문진, 맥진 등 전통적인 진찰방법이 동원되는 가운데 혈압의 정도와 위의 기능, 배변 상태, 당뇨 유무, 기혈의 상태가 종합적으로 고려된다. 특히 한약 처방이 위를 중심으로 이루어진다는 류경희의 말처럼, 필자 아내의 빈혈증을 집중 후 처방한 양명주 또한 위장의 상태를 파악한 후 장애가 있다고 하자 이에 대비한 산제散劑를 별도로 추가 처방해 주었다.[22]

이러한 사실은 한약방에서 생산된 처방전의 구조를 통해서도 확인된다. 춘원당한약방의 처방전을 예로 들면, 고객의 방문일자와 주소, 이름, 연령, 성별, 병명 외에 좌측 공간에는 혈압과 기혈, 배변 상태, 병력, 장부 기능, 치병 경과, 복약 유무 등을 포함한 병증과 건강상태에 대한 '참고사항'을 기재하도록 되어 있다. 반면 우측에는 처방명을 비롯하여 관련되는 각종의 약재 이름과 혼합량, 법제, 가미 등 자세한 처방 내용이 기재된다.

이로써 보건대, 집중을 통한 처방 도출은 한의약 지식의 총체적 동원과 한방 원리의 구현에 나아가 한약업사와 고객 간의 사회적인 관계가

---

21) 진영원(1925년생, 진가한약방) 제보, 2006년 2월 10일(3-05LH10022006진영원001).

22) 양명주와의 두 번째 면담 과정에서 평소 빈혈 증세가 있는 아내와 함께 춘원당한약방을 방문하여 한약 처방을 받았는데, 필자는 이때 환자의 보호자로서 고객의 입장에서 집중과 처방 과정을 참여 관찰할 수 있었다. 양명주(1926년생, 춘원당한약방) 제보. 20006년 10월 14일(3-05LH14102006양명주001).

형성, 강화되거나 확인되는 과정이기도 한다. 동시에 치병의 의탁과 현실 이해의 각축, 병력을 비롯한 사적 정보의 은폐와 노출, 의약 지식의 유포와 주입, 설득과 트릭 등 상업적 거래와 인술 실천의 심리적, 사회 문화적 요소가 복합적으로 드러난다.

4. 한약 처방의 구성과 문화적 의미

본방(혹은 原方)은 사회적 공인을 통해 한의약서에 내용이 고정불변의 상태로 기재되어 있다고 해서 '고정방'이라고도 하는데, 보통 '○○탕' 혹은 '○○산散', '○○환丸'으로 명명된다. <표 Ⅵ-1-ㄱ>에서 십전대보탕 처방은 인삼, 백출, 백복령, 감초, 숙지황, 백작약, 천궁, 당귀 각 1돈 2푼, 황기, 육계肉桂 각 1돈, 생강 2쪽, 대추 2개 등으로 구성된다.

본방에 일정 수의 약재를 가미하는 처방은 '가미○○탕(산·환)'으로 부른다(표 Ⅵ-1-ㄴ). '가미' 부분은 환자의 체형, 체질, 체격, 비만도, 기혈의 상태, 병증의 정도 등을 감안하여 본방에다 약재의 가지 수나 배합의 양 등을 상당 부분 더하는 '응용' 처방이다. 예컨대, 중풍으로 수족 마비 증세를 보이는 환자의 기력을 보충하기 위해 21종의 약재로 처방된 가미대보탕加味大補湯에는 육계를 제외한 9종의 본방에다 12종의 약재가 더해진다. 가미 내용은 <표 Ⅵ-1-ㄴ>처럼, 오약과 우슬은 술로 씻고酒洗, 두충은 술로 볶고酒炒, 목과, 방풍, 강활, 독활, 의이인 각 5푼, 부자, 침향, 계피, 감초 각 3푼이 배합된다.

한의약서의 각 처방은 일반적으로 본방과 기혈의 상태 및 병증에 따른 1차 가미活套 내용으로 구성된다. 사정에 따라서는 여기에 한약업사의 개인적인 판단에 의해 특정 약재의 가지 수나 양을 더하거나 줄이는

2차 가감이 이루어진다. 이때의 가감의 형식과 내용은 한약업사 개인의 '기술' 영역에 속한다.

<표 Ⅵ-1> 기성 처방

1 - ㄱ
十全大補湯 : 人蔘, 白朮, 白茯笭, 甘草, 熟地黃, 白芍灼, 川芎, 當歸 各 一錢二分, 黃芪, 肉桂 各 一錢 / 薑二片 棗二牧23)

1 - ㄴ)
加味大補湯 : 黃芪, 人蔘, 白朮, 白茯笭, 當歸 酒洗, 川芎, 白芍藥, 熟地黃 各 七分, 烏藥, 牛膝 酒洗, 杜沖 酒炒, 木瓜, 防風, 羌活, 獨活, 薏苡仁各 五分, 附子, 沈香, 木香, 桂皮, 甘草 각 三分24)

한약업사들은 보통 기성 처방을 준용하지만, 때에 따라서는 2차 가감 형식의 처방을 내린다. 지금은 체질 변화와 약성 저하로 인해 실제 처방 과정에서 약재 중량이 배가되는 등 기성 처방의 인식과 실천에 상당한 변화가 나타난다.25) '비방'은 가감의 응용 처방 비율이 현저하여 현행 약사법에 저촉될 수 있는 사안으로 인식된다. 필자가 진영원의 통풍 비방인 활락단 처방전을 살펴볼 수 있도록 요청했지만, "법에 걸릴 수도 있다"며 완곡히 거절했음은 이 때문이다.

한약방에서 생산된 처방전 내용을 한약업사의 시각으로 분석함으로써 한약 처방의 구성 원리와 문화적 의미를 보다 잘 이해할 수 있다. 이를 위해 한약업사 진영원(1925년생, 진가한약방)과 류경희(1924년생, 인산한약방)의 처방전 몇 사례를 분석해 보자. 진영원은 평생의 중요한 지적 발견

---

23) 黃度淵 原著(裵元植 監修), 『對譯 證脈·方藥合編 - 辨證增補版 -』, 서울 : 南山堂, 2002(1978), 157쪽.
24) 위의 책, 122~123쪽.
25) 제Ⅶ장 3절 '비방의 전승과 현재적 의미' 176~180쪽을 참조하시오.

이기도 하는 통풍 비방(활락단)에 대해서는 내용 공개는 물론 열람조차
못하게 했지만, 2006년 1월~2월에 생산된 일반 처방전 4매를 기꺼이
공개했다. 다음은 비혈증鼻血症을 앓았던 진영원의 외손자(도경민, 15세)에
게 내린 '가미사궁지황탕' 처방전 내용이다(<그림 Ⅵ-3> 참조).

· 외손자(도경민, 15세, 비혈증) ― 加味莎芎地黃湯
　香附子, 川芎 各 二錢, 生地黃 三錢, 赤茯苓 二錢, 犀角(鎊),
　牧丹 各 一錢, 黃芩, 黃蓮 各 五分, 當歸 一錢

　위의 내용처럼, 처방전에는 병명과 처방명, 고객 이름, 사회적인 관
계, 나이 외에 약재 명칭과 배합량 등의 처방 내용이 자세하게 기재된
다. 외손자의 것은 처방전 당사자가 가까운 친족 범주이어서 기본 인적
사항이 없지만, 일반 고객의 경우에는 주소와 전화번호, 성별 등이 필수
사항으로 기재된다.

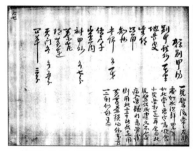

<그림 Ⅵ-2> 加味別甲散, 성심한약방,
1900년대 처방전.

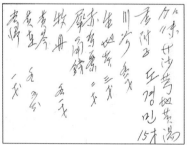

<그림 Ⅵ-3> 진영원, 加味莎芎地黃湯,
진가한약방, 2000년대.

　코피를 쏟는 위의 비혈증 처방은 2개의 본방인 사궁탕莎芎湯과 지황
탕地黃湯 처방을 조합26)한 '사궁지황탕莎芎地黃湯에다 진영원 개인의 재

────────────

26) 이를 '단방單方과 구별하여 '합방合方'으로 칭한다.

량에 따른 가미 형식으로 되어 있다. 서각은 원래 코뿔소 뿔을 의미하는데, '방鎊'은 얇게 썰어서 사용하라는 의미이다. 원형의 서각은 구하기가 어려워 대용으로 소의 뿔을 활용하기도 하나, 약효가 많이 떨어진다.[27] 약재 중량이 3.75g을 나타내는 '일전一錢'은 '한 돈'으로 읽고, '一戈'으로 표기한다. 0.375g에 해당하는 '일분一分'은 '일 푼'으로 읽는다. 이와 유사하게 생강生薑은 '干'으로 표기한다. 이는 음이나 훈을 빌려와서 편하게 사용하는 일종의 '차자 표기법借字 表記法'에 해당한다.

앞에서 지적했듯이, 현행 의료법에 따르면 한약업사들은 처방전을 원칙적으로 기록할 수 없다. 한약업사들은 기성 한의약서에 수재되어 있는 처방이나 한의사가 발급한 처방전에 준거하여 한약을 지어야 한다. 하지만 대부분의 한약업사들은 기성 의약서 처방 내용을 근간으로 하되, 자신의 경험지식과 몇몇 고려 사항(약성 변화, 환자의 병증, 체질 변화 등)을 감안하여 약간씩 가감된 최종적인 처방을 도출한다.

한약업사들은 약 짓는 편리와 향후 처방의 참고자료로 활용하기 위해 대부분 처방전을 기재한다. 보통 폐기 처분할 생각에서 재활 용지를 활용하지만, 어떤 이는 장기 보관용으로 대학노트에다 기록해 둔다. 대부분의 한약업사들은 현행법을 거론하며 이구동성으로 처방전 기록 행위를 수용하지 않았으며, 설령 기록했다고 하더라도 '보건소에서 점검 나올 때 적발되면 곤란하다'는 반응을 보였다. 한의원을 포함한 병·의원의 경우, 환자 진료에 관한 기록은 의료법상 의무적인 사안일 뿐만 아니라 2~10년까지 이를 보관하도록 되어 있다. 처방전은 2년, 진료기록부는 10년, 검사소견기록은 5년까지 보관해야 한다.[28]

한약업사 류경희의 책상 위에는 수십 매의 처방전이 쌓여 있었다. 대부분 인터뷰 당시(2006. 8) 생산된 것이었다. 자궁암을 비롯하여 자신이 심혈을 다해 치료한 일부 환자의 처방전은 수년이 지났음에도 불구하

---

27) 진영원(1925년생, 진가한약방) 제보. 2006년 2월 21일(3-05LH21022006진영원001).
28) <의료법 시행규칙> 제18조.

고, 책상 서랍 속에 소중하게 보관되어 있었다. 필자가 연구용으로 일부를 얻을 수 없냐고 하자, 난처한 태도를 보였다. 재차 요청하자 허약보제虛弱補劑와 배심일점통背心一點痛, 위염胃炎, 좌족열궐증左足熱厥症, 자궁종염子宮腫炎 처방전 5매를 선별하여 건네주면서 내용에 대한 설명까지 해주었다.

류경희의 처방전이 여타 한약업사와 다른 점은 규격화된 처방전을 활용하고 있는 점이다. 그의 처방전은 <그림 Ⅵ-4>처럼, 내방객의 성명과 주소, 병명, 내방일자, 성별구분, 나이, 전화번호, 처방 내용(처방명·약재명·배합량·가미) 등을 기재하도록 공간이 구획되어 있다. 다음은 허약보제(1927년생, 여) 처방 내용이다.

· 관음사 회장(여, 81세, 대구시 동구 신천동, 2005. 5. 5) － 虛弱補劑
  － 本方：當歸, 川芎, 白灼藥, 白朮, 黃芪, 白茯笭, 熟地黃, 人蔘, 肉桂, 甘草 各 一錢 七分
  － 加味方：陳皮, 砂仁, 兎糸子, 澤瀉, 拘杞子, 杜冲, 肉蓯蓉, 山藥 各 一錢 三分, 香附子 炒 二錢, 元茸 一錢 三分, 山査 一錢 五分 / 干三 棗二

위 처방전의 당사자인 '관음사 회장'은 1927년생 여성으로서 류경희와는 종교생활(불교)과 관련하여 오래 전부터 알고 지내던 사람이다. 그녀는 오래 동안 보약을 비롯하여 매년 1~2회씩 한약을 지으러 인산한약방을 지속적으로 방문해 오고 있는 단골이다. 그녀는 2005년 봄에도 인산한약방을 찾아와 기혈 보충을 위한 허약보제로서 21종의 한약재가 들어간 가미십전대보탕加味十全大補湯 처방을 받았다. 이는 중풍으로 손발 마비 증세를 보이는 데 쓰는 기성 처방(154쪽의 <표 Ⅵ-1-ㄱ>)과는 달리, 원용과 육종용 등 기혈보제 중심의 약재가 집중적으로 가미된 처방이었다. 류경희는 그녀에게 '가미십전대보탕'을 처방한 이유를 다음과 같이 이야기했다.

옛날 채식 위주의 식생활을 주로 했던 경우에는 고정방(본방)으로도 충분한 약효를 냈으나, 현대인들은 육식 비중의 증대로 기존 처방만으로는 원하는 약효를 얻기 어렵지요. 그래서 약의 용량을 늘이면서 상당량의 가미를 해야 합니다. 고객은 또 고령이라 기력이 많이 소진되어 있으므로 상당량의 보신 약효를 필요로 해요. 이와 같은 조건을 고려하여 기력 보충을 위한 보양재를 많이 가미했어요. 이전에 신약을 많이 복용하여 체질상으로 약의 저항력이 크게 떨어진 것도 '가미' 부분을 강화시킨 이유에 속하지요.[29]

처방전은 기존 10종의 약재로 구성된 십전대보탕 본방과 기혈보제 중심의 각종 약재 11가지를 더 넣은 가미방으로 구성되어 있다. 위에서 본방은 기성 한의약서에 수재되어 있는 처방 내용이고, '후세방'으로 일컫는 가미방은 한약업사의 재량 영역으로서 본방을 바탕으로 약성을 높이기 위한 목적에서 가감한 처방이다. 당귀, 천궁, 백작약, 백출, 황기, 백복령, 숙지황, 인삼, 육계, 감초 등의 본방 약재는 각 1돈 7푼씩 처방되었다. 가미방 약재들은 진피, 사인砂仁, 토사자兎糸子, 택사澤瀉, 구기자枸杞子, 두충, 육종용肉蓯蓉, 산약 각 1돈 3푼, 향부자 초炒 2돈, 원용元茸 1돈 3푼, 산사山査 1돈 5푼 등으로 각각 처방되었다.

약재의 량을 비교해 보면, 기성 처방의 경우 본방이 1돈~1돈 2푼이고 가미방이 3푼~7푼인데 비해, 류경희는 상당히 많은 양(본방 1돈 7푼, 가미방 1돈 3푼~2돈)을 처방했다. '간삼 조이干三 棗二'는 '생강 3쪽과 산조인(대추) 2개'라는 의미로서 『방약합편』에는 '강삼편 조이목薑三片 棗二牧'으로 되어 있다. 이는 류경희가 축약해서 표현한 것이다. 필자가 잘 모르겠다고 하자, 그는 "'강삼조이' 하면 한약계에서는 통용되는 표기법"이라고 말했다.

생강은 성질이 따뜻하므로 인삼 기운을 배가시켜 주는 기능을 한다.

29) 류경희(1924년생, 인산한약방) 제보. 2006년 8월 21일(3-05LH21082006류경희001).

대추는 각 약재의 약성을 유도시
켜 주는 역할을 한다. 한약 처방
은 보통 위장의 기능 보호 및 이
로부터 몸 전체로 약성이 고루 원
활하게 퍼져 나가도록 위장을 중
심으로 구성되는데, 대추는 이를
도우는 역할을 수행한다. 여기서
'유도하는 약'의 의미는 환부까지
해당 약성을 이끌어주는 기능을
의미한다.

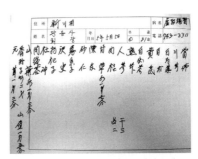

〈그림 Ⅵ-4〉 규격 처방전, 허약보제,
인산한약방.

'인仁'과 '자子'는 약재의 씨앗 부분이고, 원용은 러시아산 녹용을 의
미한다. 향부자는 열을 밑으로 끌어내리는 작용을 한다. 열이 위장으로
올라가면 혈압이 상승하고 두통이 생겨 몸에 좋지 않기 때문이다. 향부
자의 경우, '초炒'라고 쓴 것은 불에 볶아 법제를 한다는 의미이다. 사정
에 따라서는 두충처럼 그냥 초하거나 토사자처럼 술에 담갔다가 불에
볶는다酒炒.

한약 처방에서 약재의 법제는 매우 중요하다. 어떤 약재는 꿀을 발라
불에 굽거나蜜灸 볶는다蜜炒. 소금물鹽水炒 혹은 소금과 술鹽酒炒에 동시
에 담갔다가 불에 볶기도 한다. 또한 열을 가하지 않고 그냥 술에 씻거
나酒洗 상당 시간 동안 담그는酒浸 법제를 한다.[30] '태화환太和丸' 처방
의 경우, 황련黃蓮과 백출은 각각 생강즙에 담그거나薑炒 황토를 발라土
炒 볶는 법제를 한다. 특히 향부자는 어린 아이의 소변에 담갔다가 볶아
童便炒 사용하면 혈액 속에 잘 침투해서 허함을 보해준다.[31]

위의 사실처럼, 한약 처방 과정에서 약성의 조화와 법제 지식은 치병
과 보신 등 의도하는 약효를 극대화하기 위한 핵심 요소이다. 이를 위

---

30) 黃度淵 原著(裵元植 監修), 앞의 책, 149~150쪽.
31) 黃度淵 原著(裵元植 監修), 위의 책, 「藥性歌」 부분, 158쪽.

해서는 한의약서에 수재된 이론 지식 외에 환자 개개인의 병증과 체질 특성을 고려한 경험지식이 절대적으로 필요하다. 따라서 한약업사들은 세력과 편법으로 한약조제권을 '빼앗아 갔다'고 인식하는 양약사의 경우, 깊은 한약 지식과 오랜 임상경험이 결여되므로 한약을 올바르게 짓기가 어렵다고 단언한다.

이와 같은 한약 처방 지식의 전문성에 대한 언설과 강조는 경쟁적 의료집단을 비판하는 논거로 동원되기도 한다. 한약업사 류경희는 서울에서 양약국을 경영하는 딸이 지어주는 한약이 잘 듣지 않는다면서 계속해서 자신의 한약방을 찾고 있는 단골 고객의 사례를 들며 다음과 같이 말한다.

[양약사는] 신약은 잘 짓지만, 한약은 간판 걸어놓고 이래놔도 그게 잘 안 되거든. 얼마나 그~ 하길래 딸한테 안 가고 이리 오겠어요? 효력도 없고 그런 모양이지요. 신약은 자기들이 잘 짓지만, 한약은 전문가가 해야 옳지요. 원칙적으로는 한약은 자기들이 못 지었잖아요? 그랬는데 약사들이 요새 힘이 세므로 대결해가지고 이기잖아요. 어디로 보든지 한약업사한테 이기잖아요. 그래서 빼앗아 갔잖아요. 그렇지만 실제로는 옳게 [한약을] 짓지 못해요. … 갈근탕 있잖아요? 그런 기본적인 거 대학에서 몇 가지 배워가지고 … 그것 배웠다고 해가지고 자기들이 무슨 이유를 대~가지고 한약을 자기네들이 취급하도록 그렇게 만들었잖아요.

상식적으로도 한약은 한약 전문가가 하고, 신약은 신약 전문가가 하는 게 맞지요. 한약 짓는 거는 『방약합편』이라든가 책을 보고 하면 되지만요. 하지만 옳게 하자면요. 유도하는 약도 있고, 그런 게 있거든요. 잘 지으려면 유도해 가지고 모든 약을 아픈 곳으로 잘 인도하는 약이 있거든요. 그런 거는 보통으로 배워가지고는 안 되거든요. 보통 20여년 정도는 임상 경험이 있어야 되지요. 생강, 대추 가미하는 것도 신약사들에게 물어보면 … 어떤 역할 하는가 물어보면 잘 몰라요. 예를 들면, 생강 있지요. 생강 이거는 좀 따뜻한 성질이 있어요. 인삼 기운을 배로 도와주지요. 대추는 모든 약을 이끌고 위장으로 유도하지요. 아무리 약을 잘 지어도 위를 놓치면 안 되거든요. 비록 위장에 병이 없고 딴 데 병

이 있더라도, 위를 중심으로 약을 지어야 돼요. 그러므로 생강, 대추는
모든 약 기운을 위에 집중시키는, 유도하는 것이지요. 위가 손상되는 것
을 막고 약 기운을 더 원활하게 전신으로 혹은 환부로 보내기 위함이지
요. 신약사들은 배운 대로 하지요. 책만 보고 하는 사람도 있고, 또 전
문가들한테 배워서 하기도 해요. 또 어떤 약국에서는 한약전문가를 고
용해서 하는 경우도 있어요. 모르는 사람들은 책에 있는 대로 하니까
약이 잘 듣지 않는 거지요.32)

　이처럼 한약 처방 과정에서는 해당 질환에 적합한 약재의 준별에 더
하여 배합되는 약성 간의 조화와 체질 특성, 병증의 정도 등 관련 요소
들의 종합적인 고려가 절대적으로 필요하다. 한약업사의 '한약 전문성'
은 이를 두고 하는 말로서, 최소한 20년 정도의 경륜을 쌓아야만 가능
하다.

　이로써 보건대, 한약 처방은 한약 지식이 고도로 집약, 응용되는 영
역임과 동시에 한방 원리가 압축적으로 구현되는 장이다. 한약업사의
법적 기능과 관련해서는 업권 간의 이해관계가 각축되기도 하고, 사회
관계가 형성, 확인, 강화되기도 한다. 따라서 한약 처방은 사회관계를
비롯한 유·무형의 여러 상징과 의미의 체계가 응축되어 있는 전통의약
의 문화적 구성물(cultural constructions) 중 하나이다.

---

32) 류경희(1924년생, 인산한약방) 제보. 2006년 8월 21일(3－05LH21082006류경희001).

제Ⅶ장 한약 비방의 습득과 실천, 현재적 의미

1. 비방의 개념과 습득과정

비방秘方이란 한마디로 다른 사람이 알지 못하는 '비밀스런 처방'이다. 이는 특정 부문에서 높은 치료율을 나타내는 특화된 처방으로서, 배합되는 약재의 종류와 수량, 조제방식 등에서 전혀 새로운 양상을 띤다. 한약업사들은 오랜 임상 경험과 집요한 관찰 및 시행착오를 거듭하는 과정에서 새로운 처방 지식을 습득하게 된다. 비방은 개인의 중요한 지적 발견으로서 임상 치료와 한방제제 개발을 위한 지식 자원이기도 하다. 아울러서 과학적 연구를 통한 이론적 기반을 제공함으로써 궁극적으로는 한의약 발전을 견인할 수 있는 계기가 된다[1]

10년의 견습기간을 포함하여 55년 동안 한약을 만져온 최종만은 '스스로가 연구해서 환자를 낫게 한 처방'을 비방으로 정의한다. 그러면서 비방을 얻기까지는 오랜 경험과 수많은 시행착오가 동반됨을 강조한다. '이리 재어보고 저리 재어본다'거나 '본래의 것에 몇 가지를 더 넣었다가 또 빼본다'는 행위는 모두 비방 획득을 위한 면밀한 관찰과 연구의 과정을 의미한다.

---

1) 박경용 외, 앞의 책, 379~384쪽 참조.

내가 연구해서 환자를 낫게 한 처방이 곧 비방입니다. 사람에 따라 약을 몇 가지씩 가감해 봄으로써, 자꾸 경험을 해 봄으로써 때론 비방을 얻을 수 있지요. 근~데 내가 생각하기에 비방이란 게 따로 없고, 내가 연구해서 병 나순 게 그게 비방이라에. 그기 비방이지. 내가 연구 많이 해서 … 환자에 대해 연구를 많이 해야지요. 이런 사람은 이리 재어 보고, 저런 사람은 저리 재~보고 해가지고 내가 경험해 본 그게 비방이라에. 안 그래요? '대보탕大補湯'이라도 그기에 몇 가지 더 넣었다가 또 몇 가지 빼보았다가 해보는 그게 비방이라에. 이런 게 [나에게] 상당히 있어요. 그걸 모두 말로 못하지요.[2)]

비방이란 '본방을 중심으로 가미나 가감한 새로운 처방'이라는 다음의 구술 내용처럼, 대부분 기존의 한약지식을 바탕으로 한다는 점에서 혹자는 이의 존재를 부정한다. 예컨대, 특정 질환의 경우 기존의 한의약서에 나와 있는 처방대로 하면 낫지 않았지만, 약간의 가감으로 큰 성과를 얻기도 한다. 어떤 경우에는 2개의 유사 처방을 합방함으로써 치료 효과를 높인다. 이는 비방의 범위를 어디까지로 인정할 것인지와 관련하여 논란의 대상이 될 수도 있다.

비방은 본방을 중심으로 여기에다 가미나 가감을 통해 만든 새로운 처방을 말하지요. 가미는 환자의 병증과 체질 등에 따라 본방에다 동일한 약재의 사용량을 조금씩 증가시키는 것을 말하고요. 그리고 가감이란 본방에다 특정 약재를 빼고 더해서 만든 처방을 말하지요.[3)]

비방이란 예를 들어 여성의 자궁출혈 증세의 경우, 의서에 보면 어떤 처방이 된다고는 하는데 실제로는 잘 듣지 않아요. 안되니까 일상 모르는 거지요. 이거는 '쌍화탕雙和湯'에 감초 닷 돈錢을 넣어 먹어보면 대번에 낫는 기라. 이거는 의서에 없는 것인데, 일절 일반 사람들이 못 쓰고 안 쓰는 것을 이 사람은 이상하게 그게 될 수가 없을 것인데도 그렇게

---

2) 최종만(1928년생, 향일한약방) 제보. 2006년 3월 18일(3-05LH18032006최종만001).
3) 박기택(1925년생, 온화당한약방) 제보. 2006년 3월 27일(3-05LH27032006박기택001).

쓰서 되는 것이지요. 이게 비방이지요. 비방은 … 남모르게 … 절대 안
가르쳐주고 쓰는 것이 비방이지요.[4)]

비방을 획득하는 경로는 크게 두 가지다. 하나는 연구하고 경험해서
스스로 발견하는 것이고, 다른 하나는 남이 보유한 비방을 얻는 것이다.
전자의 '자가 발견'은 자신 혹은 다른 사람의 병을 치료하는 과정에서
얻게 된다. 후자는 구매, 교환, 근무 사사, 과외학습, 빼내기, 연줄 넣기,
물려 받기 등 여러 방법으로 얻어진다. 다음 사례는 진영원이 통풍痛風
증세로 고생을 했던 자신의 병을 스스로 치료하는 과정에서 비방活洛丹
을 획득하기까지의 과정(발병·치료와 연구·획득)에 대한 이야기다.

> 지금부터 약 17~18년쯤 되었을까요? 어느 날 친구와 함께 술 한 잔
> 을 하고 집에 오니, 발이 붉게 변하면서 너무 아파 잠을 이룰 수 없었
> 어요. 그 당시까지만 해도 병원에 야간진료 체계가 좀 미흡하여 고통을
> 참으며 날밤을 샜어요. 이튿날 저기 이해영 정형외과(약전골목 진가한약방과
> 가까이 위치함)에 진찰 받으러 가니, 이박사가 '통풍'이라고 했어요. 혈액
> 검사와 X-ray를 찍어보자고 하면서, 이 박사는 만일 통풍이면 고칠 도
> 리가 없다는 거예요. 그러면서 일본인 의사가 쓴 통풍과 류머치스 관련
> 자료를 읽어보라고 건네주었어요. 내용 중에는 통풍이 로마시대에도 있
> 었고, 미식가들에게 잘 걸리는 병이라고 쓰여 있었어요. 인간은 본래 초
> 식동물인데, 차츰 술과 육식을 좋아해서 많이 먹다보니 이 병에 걸린다
> 고 되어 있었어요. 이해영 정형외과 원장이 고치기 어렵다면서, 만일 이
> 병을 고친다면 노벨상 100개라도 받을 것이라고도 말했어요. 그러기에
> 나는 '병이 있으면 반드시 약이 있기 마련이고 따라서 고치게 되어 있
> 다'고 생각했어요. 특히 한방에는 해와 달이 있듯이, 인체에도 열이 있
> 고 차가운 것이 있어 모두 음양오행으로 움직이므로 이를 조절할 수 있
> 는 연구를 통해 고칠 수 있다고 생각했어요. 이리하여 내가 한번 연구
> 를 해봐야 되겠다고 시작한 거지요.[5)]

---

4) 이기인(1919년생, 선인장한약방) 제보. 2006년 4월 9일(3-05LH09042006이기인001).
5) 진영원(1925년생, 진가한약방) 제보. 2006년 2월 4일(3-05LH04022006진영원001).

진영원은 정형외과 원장의 "고치기 어렵다"는 말에 처음에는 낙담도
했다. 하지만 '병이 있으면 약도 있는 법'이고, 음양오행의 원리상 약성
조절을 통해 가능하리라는 신념으로 자신의 병을 고쳐볼 결심을 했다.
통증이 심할 때는 진통 주사와 요산尿酸 조절 약으로 응급치료를 받으
면서 합당한 처방을 찾기 위해 여러 방도로 연구를 거듭했다. 먼저 한
의약서를 통해 통풍 처방을 찾았지만, 신경통을 치료하는 수준 이상의
관련 처방은 어디에도 나와 있지 않았다. 그래서 체내에 축적된 기름기
를 빼낼 수 있는 약재들을 골라낸 후 다양한 방식으로 약재 가지 수와
배합량을 조합하거나 가미와 가감을 통해 탕제나 환제 등을 만들어 복
용했다. 때로는 유사 병증으로 찾아오는 환자들에게 자신이 만든 약을
공짜로 건네기도 했다.

> 당시 이해영 정형외과의원에서는 진통제 주사를 주었어요. 한대 맞
> 으니 통증도 많이 완화되고 부었던 상태도 가라앉았어요. 그리고는
> 요산을 조절하는 약을 주었어요. 소변 중에 나오는 거품은 당분과 호
> 르몬 성분이지요. 체내에 쌓인 요산을 빼내는 택이지요. 하지만 1주일
> 이 지나자 다시 증상이 나타났어요. 초기에는 관절염 정도로 생각했
> 어요. 한방에서는 의서를 뒤져보아도 통풍 처방은 없어요. 통증이 심
> 할 때는 병원에 가서 응급처치를 하면서 통풍 증세를 호전시키는 데
> 관련되는 각종 약재를 가지고 1년 정도 계속해서 실험과 연구를 했어
> 요. 때로는 탕약을 먹어보기도 하고 때로는 환을 만들어 복용하기도
> 하면서요. 한방에서는 신경통약으로서 '거창만령단居昌萬靈丹'이라는
> 처방이 있어요. 이는 신경통 계열의 약이므로 육肉 기름이 축적되어
> 발병한 통풍 증세에는 별 효과가 없어요. 그래서 여기에다 축적된 기
> 름기를 빼낼 수 있는 각종 관련 약재를 가감시켜보는 시행착오를 수
> 없이 반복했어요.6)

이처럼 10여 종의 신경통 처방으로 시작된 임상실험은 다양한 가미

---

6) 진영원(1925년생, 진가한약방) 제보. 2006년 2월 4일(3-05LH04022006진영원001).

와 가감, 합방 등을 통해 48종의 약재가 처방되기까지 온갖 시행착오를
거치면서 1년 동안이나 계속됐다.

　　최종적으로는 무려 48가지 약재가 가미되는 수준으로까지 갔어요.
이제 어느 정도 되는 거지요. 얼마나 많은 노력이 들었겠어요? 많은 돈
도 들었어요. 시험 삼아 어떤 경우에는 유사한 증세로 찾아오는 사람에
게 공짜로 그냥 주기도 했어요. 이런 식으로 해서 1년 정도 꾸준히 연
구하고 치료해서 내 병을 고쳤어요. 활락단에는 진통제와 요산을 조절
하는 데 쓰는 천오, 초오 등의 약재들이 들어가요. 또 신경줄에 작용하
여 파혈제破血劑로 쓰이는 서각, 즉 코뿔소 뿔도 들어가지요. 그런데 서
각은 대단히 귀한 약입니다. 호골虎骨이나 천산갑穿山甲 등과 더불어 보
호동물로 지정되어 있기 때문이지요. 그래서 대용으로 물소 뿔을 가미
하기도 하나 서각만큼 약효가 없어요. 이렇게 만든 약으로 10개월, 11
개월 동안 계속해서 복용하니까 병이 서서히 가라앉기 시작했지요. 동
양인들은 원래 초식 체질이므로 고기(육)를 많이 먹으면 잘 소화시키지
못하므로, 체내에 계속 축적되어 결국 그것이 하체로 모여 발 부분에
통풍 증세가 나타납니다.[7]

　진영원은 통풍의 원인을 육식으로 인한 기름기의 과다 축적으로 진
단한 후 진통, 요산 배출, 파혈 등의 효능을 갖는 48종의 약재를 활용하
여 '활락단' 비방을 완성했다. 11개월 동안의 치료과정에는 온갖 시행
착오와 시간, 비용이 동반되었다. 활락단은 희귀 약재인 서각, 천산갑을
비롯한 48가지 약재를 일정 비율로 배합하여 밀환蜜丸 형태로 만든다.
활락단을 복용하고 효험을 본 사람들의 입소문을 통해 멀리 강원도에서
까지 약을 주문해 간다.
　위의 사례처럼 비방은 한약업사 개인의 노력으로 획득되기도 하지만,
때로는 가업계승이나 근무 사사, 과외학습, 빼내기, 구매 등 여러 경로
를 통해서도 습득된다. 다음은 3대 가업 계승자인 한약업사 이기인이

---

7) 진영원(1925년생, 진가한약방) 제보. 2006년 2월 4일(3-05LH04022006진영원001).

공직생활 중 노승으로부터 콜레라 비방을 습득한 사례이다. 그는 평소
의 생활철학이기도 한 활인적선活人積善의 마음으로 '기보만병환耆補萬
病丸'으로 명명된 콜레라 비방을 얻어 여러 환자들을 치료했다.

> 근~데 비방 받은 방법을 이야기 하면 참 우습지요. 오래 전의 일입
> 니다. 합천 해인사 밑에 정국진이란 사람이 가을에 거둔 곡수를 낸다
> 해서 [사려고] 갔었지요. 도로변의 연초 판매점을 하고 있는 데서 많
> 은 사람들이 줄을 서 있길래 가보았어요. 이들은 무슨 병이든지 환약
> 丸藥 두 알만 먹으면 낫는다고 하면서 이를 스님한테 얻을라고 모여
> 있었던 거지요. 그래서 참 용하다고 생각하여 나중에 어떻게 해서 스
> 님을 집으로 데려와서 약을 지어보라고 하면서 처방을 주라고 했지요.
> 그 스님은 해인사에 있었어요. 융숭한 대접도 했지요. 이렇게 한 것은
> 그 처방을 배워 보려는 의도에서였지요. 하지만 스님은 32가지 약재
> 중 28가지만 적어주었어요. 그래서 나를 속인다고 생각하여 스님이 사
> 랑에서 잠을 자고 있는 사이 저고리 속에 넣어둔 비방 적은 책을 몰래
> 빼내 전깃불 아래서 재빨리 적기 시작했지요. 스님이 갈 때에는 여비
> 1만원 하고 승복 1벌을 사례비 택으로 드렸어요. 당시 스님은 나이도
> 많았는데, 김천 소재사로 떠났지요. 그런데 스님은 가던 길을 되돌아와
> 서는 '내가 인제 가봐야 적선도 못하겠고, 이것으로 내 대신 적선이라
> 도 해 달라'면서 비방 적힌 책을 건네주었어요. 그 책 속에는 콜레라
> 비방이 적혀 있었는데, 처방대로 지은 약이 효과가 커서 환 2개만 복
> 용하면 특효가 났어요. 그 당시에는 아직 괘약掛藥도 하지 않았는데(약
> 방을 열지도 않았는데), 집에 약 얻으러 오는 사람들이 장사진을 쳤어요.
> 당시 나는 경북도청 산업과장이었는데, 사무실까지 사람들이 그 처방
> 받으러 몰려들기도 했어요.8)

이기인은 기보만병환을 국가적인 차원에서 활용할 것을 건의하기 위
해 보사부 장관까지 찾아갔다. 이 정도로 기보만병환은 당시 유명한 약
이었다. 그는 돈을 벌기 보다는 노승의 뜻에 따라 그 약으로 적선을 많
이 했다. 하지만 10여 년 전부터는 그 약을 더 이상 처방하지 않는다.

---

8) 이기인(1919년생, 선인장한약방) 제보. 2006년 4월 9일(3-05LH09042006이기인001).

왜냐하면 만들기가 힘들기도 하지만, 최근에는 콜레라가 잘 발생하지 않기 때문이다. 기보만병환은 법제하기가 특히 어려운데, 처방한 약재를 단지 안에 넣고 1주일 밤낮으로 구워야 만들어진다. 노스님의 비방록 속에는 소위 '지랄병' 치료 비방을 비롯하여 10여 가지가 들어 있었는데, 중생의 고해를 들어주려고 10여 년 동안 연구하고 실험한 결과 만들어진 것이었다.

양명주(1926년생, 춘원당한약방)는 유명한 한약 전문인에게 수업료를 지불하고 사사하는 과정에서 귓병과 백내장 등의 치료 비방을 얻었다. 최종만(1928년생, 향일한약방)은 건재한약방 견습생 시절 약재를 판매하는 과정에서 그리고 박유홍(1942년생, 보생당한약방)은 이름난 선생의 업소로 들어가서 약 짓는 일을 하면서 처방 내용을 몰래 외워두는 방법으로 비방을 얻을 수 있었다.

2. 치료 사례를 통해 본 비방의 실천 양상

한방에서는 아무리 탁월한 처방이라도 한약업사와 환자 간에 인연이 맞지 않으면 병이 낫지 않는다는 말이 있다. 이는 약 짓는 정성과 달이는 정성, 먹는 정성 등 이른바 '치병삼보治病三寶'의 정성이 보태져야 비로소 병을 낫게 할 수 있다는 의미이다. '정성'은 병을 낫게 하고자 하는 노력이자 의지이므로, 한약업사가 환자를 대하는 면에서는 심혈을 기울여 집중하고 최상의 처방을 내리는 행위로 표현된다. '인연이 맞아야 병이 낫는다'는 말은 다른 한편으로는 동일한 약이라도 사람에 따라 효과가 달리 나타날 수 있음을 암시한다. 실제로 사람의 체질도 각기 다를 뿐만 아니라 약성의 반응양상과 복약의 여건 또한 상이하다.

한약업사 이기인은 이와 같은 현상을 불교의 연기론緣起論에 비유하여 손님과 약 지어주는 사람과의 '인연소치因緣所致' 혹은 '활인적선'의 논리로 파악한다.

활인活人이 있는 사람은 나에게 지금 약재가 떨어졌더라도 감나무 잎이라도 비벼서 넣어주어도 약이 되는 기라요. 이게 활인적선이지요. 저 사람 손을 지났다 카면 모두 약이 되는 기라요. 그렇기 때문에 이걸 해야 하는 기라요. 인연이 없는 경우에는 좋은 약, 좋은 처방 해주어도 병이 낫지 않지요. 그런 반면 [인연이 있는 경우에는] 내 손으로 뜨물을 떠가지고 약이라고 해줘도 낫는 거야. 그기 바로 '활인적선', '인연소치'이지요. 이런 경험은 상당히 했지요. 내가 확실히 저 증세에 될까 하는 의문도 되고 걱정이 되는 데도 약을 해주었는데, 어떻든 나았다고 하면서 인사까지 하니까요.9)

그러면서 그는 활인적선의 의미를 '갈葛 이파리, 콩 이파리' 사례를 들어가며 다음과 같이 좀 더 구체적으로 설명한다.

많은 환자들을 낫게 해준 그런 처방들이 있지만, 사람 체질 따라 모두 틀리므로 누구라도 이 약을 쓰면 된다 카는 거는 없지요. 체질에 따라 처방이 모두 틀리지요. 그런데 적선積善 … 이런 기 있지 싶어요. 이거는 참 이상한 거라요. 어떤 사람은 처방대로 지어가지고 해주어도 그 병이 안 낫고, 이거는 일자무식이고 아무 것도 모르는 사람인데 그 사람은 갈(葛) 이파리, 콩 이파리 주워 가지고 손에 문질러가지고 약을 지어줘도 낫는다 말이야. 그것이 바로 '활인적선 띠었다' 카는 기라. 일반 사람은 안 되는데, 활인적선 띤 사람은 갈 이파리로 약을 지어줘도 손에만 통하면 약이 되는 기라. 옛날에는 약이 없어 독 쓸어내는 데에 [쌀]뜨물을 했는 기라. 이러니 약이라 카는 거는 이상한 기라. '인연소치'라 카기도 하지요. 현재 의사든 어디 가도 못 나수는 병이 약전골목(대구약령시) 어디 가서 약 두 첩 먹고 나은 경우도 있어요. 이거는 [약 짓는 사람이] 그 사람(환자) 하고 인연이 맞아가지고 그렇지요.10)

---

9) 이기인(1919년생, 선인장한약방) 제보. 2006년 5월 5일(3−05LH05052006이기인001).
10) 이기인(1919년생, 선인장한약방) 제보. 2006년 4월 9일(3−05LH09042006이기인001).

이와 같은 인연으로 이기인은 콜레라 외에 암이나 청간, 지랄병 등의 불치병을 치료하고 불임증 환자에게 아이도 낳게 해주었다. 이런 대부분의 환자들은 다른 곳에서는 치료가 어려워서 몹시 답답한 마음으로 자신에게로 와서 치유된 경우이다. 한약업사들은 스스로 창안했건 아니면 타인으로부터 습득한 것이건, 보유한 비방을 통해 많은 사람들의 병을 치료해 주었다. 앞 절에서 살펴본 진영원의 통풍 비방 사례처럼, 비방은 세상에 알려지지 않은 '비밀스런 새롭고 획기적인 처방'이므로 보통 기존의 처방으로는 해결이 불가능한 병증을 치료한다.

이 장에서 차례로 소개되는 이기인, 류경희, 최종만 3인의 임상 사례들은 불임과 소아마비, 만성 피부질환(적정풍), 늑막염 등 당시로서는 상당히 획기적인 비방의 의료적 실천이었다. 먼저 불임증과 소아마비 환자를 비방으로 치료해준 이기인의 이야기를 들어보자.

어제도 어떤 여자가 와서 나도 모르는데, "아직 살아 계시네요?" 이러 캐요. 하하! 그러면서 "우리가 어린 아이 못 낳아가~ 넷이나 약 먹어가지고 낳았는데, 또 우리 며느리 데리고 왔어요" 캐요. 그거 모두 다 인연으로 해서 그런 거지요. 또 울산이나 포항에서 와서 어린 아이 못 낳다가 낳아가지고 또 이번에는 아이 이름 지어주라고 해요. 하하! 또 어떤 사람은 친구를 데리고 왔는데, 약을 3제 먹어야 하는데 1제 먹어보고 '안 되는 모양'이라 생각하고 오지 않았는데 이 경우에는 인연이 되지 않아서 그러지요.

김만벽이란 사람은 아이가 소아마비에 걸려 여러 병원을 전전해도 안 되어 [나한테] 데리고 왔어요. 그는 이전에 허리가 아파 기어들어와서 나한테 치료받아 나았던 사람과 사업상 거래관계에 있던 사람의 친군가 봐요. 소개로 날 찾아 왔었지요. 10살 정도 되는 아이를 안고 들어왔어요. 내가 그 사람한테 "처방할 좋은 약이 있는데 …" 카면서 … 이 약은 돈이 비싸지요. 그런데 처음 만난 사이에서 돈이 많이 들면 혹시 먹지 않을까 싶어 "나가서 우황청심원牛黃淸心元을 사먹어 보고 뭔가 조금이라도 변화가 있거든 나에게 오너라"고 했지요. 성분을 알맞게 해서 지어 먹도록 시켰지요. 그런데 왔더라고요. 그래서 사향麝香을 비롯한 비방 약재를 가미하여 다소 비싸지만, 약을 지어 주었지요. 꾸준히 복약한 결과 나았어요. 그런 인연으로 해서 10년 동안이나 매년 인사를 왔지요. 나 때문에 불구자가 되지 않고 나았다고요.[11]

위 사례에서처럼, 이기인은 불임 치료 비방을 통해 시어머니로부터 며느리까지 대를 이어가며 자녀를 생산할 수 있게 해주었다. 또 양·한 방을 막론하고 여러 병·의원을 다녀도 치료하지 못한 10세 아이의 소아마비도 비방으로 낫게 하였다. 그는 이를 '인연' 혹은 '활인적선'의 논리로 간단히 설명하지만, 실제로는 한방의 이치를 질병 치료의 현실에 합치시키고자 땀 흘린 노력의 결실이었다.

다음은 한약업사 류경희가 비방으로 적정풍赤疔風이라는 만성 피부병을 낫게 한 사례이다. 적정풍은 몸 표면에 붉은 반점이 생기는 오래된 피부병의 일종인데, 그는 본방에다 자신이 경험하고 연구한 가미방을 첨가한 32종의 약재를 처방했다. 특히 이 처방에는 경분輕粉이나 석웅황石雄黃 같은 광물약재를 비롯하여 몽고의 희귀약재 호동루胡桐淚, 고급약재 사향까지 들어간다.

> 오래 동안 하다 보니 양방에서도 어려운 병들을 낫게 한 경우도 간혹 있지요. 몸 표면에 붉은 반점이 생기는 오래된 피부병을 많이 고쳐 주었어요. 때로는 하얀 색깔의 반점이 생기기도 하는 병입니다. 한방에서는 이것을 '적정풍'이라 하지요. 비슷한 병을 치료하는 본방도 있지만, 나는 이를 바탕으로 가미하는 등 연구를 하고 경험을 많이 쌓아 이 병에 잘 듣는 새로운 처방을 내고 약을 만들어 사용했지요. 32종의 약재를 이용해서 환제를 만들어 썼지요. 약이 비싸기도 하지만, 약재를 구할 수가 없어 더 어렵지요. 호동루 같은 약은 몽고지방에서 나는데, 500년 된 나무의 벌레 똥입니다. 사향도 비싸고 구하기도 어렵지요. 광물약재인 경분이나 석웅황도 들어가요.[12]

---

11) 이기인(1919년생, 선인장한약방) 제보. 2006년 4월 9일(3-05LH09042006이기인001).
12) 류경희(1924년생, 인산한약방), 제보. 2006년 8월 10일(3-05LH21082006류경희001).

한약업사 최종만은 자신의 늑막염 비방인 금은내소산金銀內消散을 처방하여 많은 환자들을 치료해주었다. 이는 그가 스스로 연구해서 개발한 비방으로서 평생 동안 수집·보관해온 비방 노트에 수록되어 있다. 의료시설이 미흡했던 예전에는 늑막염이 목숨을 앗아갈 정도로 중한 병이어서 많은 환자들이 그의 한약방을 찾았다. 그는 5~10첩의 금은내소산 가미 처방으로 병을 치료했다. 그의 처방 노트에는 금은내소산 처방 이름 옆에 '治 肋膜炎'이라 쓰여 있고, 금은화 5돈錢, 천산갑穿山甲, 대황大黃 각 3돈, 당귀 미尾, 적작약赤芍藥, 백간잠白干蠶, 목별자木別子, 조각자皂角刺, 백지白芷, 유향乳香, 몰약沒藥, 연교連翹, 과루인括蔞仁, 천화분川花粉, 포공영浦公英 각 2돈, 절節 감초 1돈 순으로 처방 내용이 나열되어 있다.

　　'금은내소산'이 늑막염 처방이지요. 내가 50년 전부터 모아놓은 처방전 노트에 있지요. 천산갑은 환부 깊이까지 약 기운을 차고 들어갑니다. 대황, 당귀, 적작약, 백간잠, 연교, 포공영 등은 염증을 파열시킴으로써 증상을 완화시키는 효과를 내지요. 몰약은 진통 효과를 내고요. 당귀의 경우 '꼬리尾'가 피를 흩어지게 하는 파혈제 효과가 있지요. 그래서 머리는 두고 잔 발을 쓰지요. 이것은 부위에 따라 약성에 차이를 나타냅니다. 머리는 조혈제로, 몸통은 보혈제로, 꼬리는 파혈제로 각각 씁니다. 유사하게 감초는 '머리節'가 염증을 삭이는 효과를 내므로 대가리 꼭대기만 잘라서 쓰지요. 나머지는 단맛을 내는 데 씁니다. 예전에는 이 처방을 상당히 많이 썼어요. 전에 어디 시장 하던 사람 둘째 아들도 늑막염에 걸려가지고 5첩 먹어가지고 낫게 했거든요. 이전에 많이 썼는데, 3년 전부터는 안 오더라고요. 전에는 한번 먹고 효험을 본 사람을 통해 환자들이 자꾸 왔는데, 3년 전부터는 잘 오지 않아요. 이전에는 이거 먹어가지고 많이 나았어요. 이 처방은 내가 연구해가 만든 거지요. 예전에는 이 처방으로 참 많은 늑막염 환자들을 낫게 해주었어요.[13]

13) 최종만(1928년생, 향일한약방) 제보. 2006년 8월 24일(3－05LH24082006최종만001).

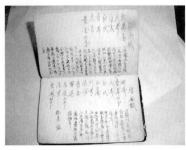 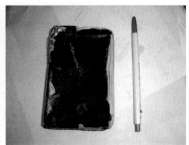

〈그림 Ⅶ-1〉 비방 노트 내지, 향일한약방   〈그림 Ⅶ-2〉 비방 노트 표지, 향일한약방

이와 같은 비방은 자가 획득한 것이든 아니면 남의 것을 수집한 것이든 대단히 소중하게 보관된다. 대부분의 한약업사들은 이를 노트에 기록하거나 혹은 편집해서 내밀하게 보관, 활용해 왔다. 특화된 이들 비방은 특정 업소의 정체성 혹은 상징과도 같은 것이어서 보유자는 유출되지 않도록 보안 유지에 상당한 신경을 쓴다. 마찬가지로 한약을 배우려는 사람들은 종업원으로 들어가거나 혹은 수업료를 지불하고 배우든지 아니면 사람을 넣어 이를 얻으려고 애를 쓴다. 경남 사천에서 3대째 한약업을 계승하고 있는 박유홍의 다음 사례를 통해서는 비방을 지키거나 혹은 얻기 위해 주인과 종사원이 보인 태도의 일단을 엿볼 수 있다.

　　그래서 아버지 약방을 나와 관내의 삼천포나 인근 남해 등지로 이름 있던 선생들을 찾아다니며 이른바 '비방'을 전수 받으러 노력했어요. 처음에는 남해군의 한의사 두 분을 차례로 찾아갔어요. 그 중 한 분은 남해군 고현면 탑동 부락에서 한의원을 운영하던 차○○ 선생님이었어요. 일제시대 한지의사제限地韓醫師 자격을 가지고 있었어요. 상당한 의술은 물론 비방도 가지고 있었어요. 그 선생은 이후 좀 더 큰 곳으로 가서 의업을 해야 되겠다고 생각하여 부산으로 이전했어요. 그렇게 하시다가 오래 전 작고했어요. 이곳에서 1년 반 정도 근무했어요. 두 번째로는 남해읍에 소재한 정덕상 한의사 문하로 들어갔어요. 그 선생 역시 일제시대 한지한의사였어요. 이 분도 벌써 타계했어요.. 여기서도 1년 반 정도 근무했습니다. 이들 한의원 근무시절에는 월급 개념도 없었고요. 명절에 그저 용돈 조금 받고 신발이나 얻어 신는 정도였어요. 나는 돈을 벌기 위한 목적보다는 이들이 가지고 있는 비방을 공부해서 전수 받기 위해 들어갔어요. 비방이란 소중한 것이어서 어느 누구에게라도 잘 알려주지 않는 것이므로 이를 '베껴오기 위한' 것이지요. 당시 나는 선생님이 처방을 내려 약을 지으라고 하면, 불러주는 화제和劑를 머릿속에 몰래 외워두었다가 기록하는 방법으로 익힐 생각이었거든요. 그렇지만 선생님이 내 계획을 눈치 채고는 나에게 더 이상 약 짓는 일을 시키지 않는 것입니다. 당시에는 한의사가 환자를 진찰하여 처방이 내려지면 종사자에게 '무슨 약 몇 돈' 하는 식으로 그냥 불러주는 식이었어요.[14]

옛날부터 유명한 의자들은 자신의 비방을 잘 간수하기 위해 주머니를 별도로 만들어 여기에다 비방 적은 종이를 넣고 허리춤에 항시 달고 다녔다. 이는 간수 외에 언제 어디서든 꺼내 효율적으로 활용하기 위한 목적도 있었는데, '약낭藥囊'이라고 불렀다.

중국 초한시대에 신의로 일컬어졌던 화타華陀는 자신의 비방을 푸른색 주머니에다 넣고 다녔으므로 '청낭비결靑囊秘訣'이라 했는데, 다음과

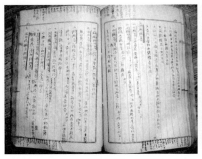
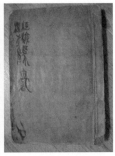

〈그림 Ⅶ-3〉『經驗漢方學囊』, 경험방 모음집 내지, 동광한약방

〈그림 Ⅶ-4〉 『經驗漢方學囊』, 경험방 모음집 표지, 동광한약방

14) 박유홍(65세, 보생당한약방) 제보. 2006년 2월 9일.

같은 일화도 전해온다. 그는 해부학 시술도 행할 만큼 의술이 뛰어났다. 당시 조조가 큰 병이 나서 화타를 불러 자신의 병을 치료하도록 명했다. 유비 편인 화타가 뇌수술을 해야 한다고 주장하자, 조조는 그가 자신을 해치려는 술책이라고 생각하여 그를 죽이려 했다. 죽음에 임박하여 화타는 항시 차고 다니던 푸른색 주머니를 떼 내어 그를 지키던 옥지기獄吏에게 주면서 후세에 전하도록 부탁했다. 옥리가 이 사실을 자기 부인에게 말하자, 그녀는 '신의 의술을 지녔다는 화타도 죽는데, 이게 무슨 소용이 있겠는가?' 라고 생각하여 이를 불태워 없애버렸다.[15]

필자가 만났던 일부 한약업사들은 이로부터 명칭이 유래된 『오봉청낭결五峰靑囊訣』, 『경험한방학낭經驗漢方學囊』, 『제중한방학낭濟衆漢方學囊』 등의 비방록을 보유하고 있었다. 이 중 『오봉청낭결』은 박경열(1927년생, 동광한약방)이 보유한 것으로서, 한약에 입문할 무렵이던 1958년 스승이던 오봉五峰 김재성(작고, 성남한의원)의 비방을 편집·간행한 것이다.

3. 비방의 전승과 현재적 의미

비방은 각고의 노력으로 획득된 소중한 지적 자산으로서 업소의 영업활동과 직결되는 만큼 비밀스럽게 보관, 활용되어 왔다. 하지만 아무리 탁월한 비방일지라도 시간의 흐름에 따라 그 가치와 의미도 달라지는 법이다. 영구불멸의 과학적 진리가 없듯이, 비방 또한 사람의 체질과 약성 변화에 따라 효능 저하와 권위의 약화를 초래한다. 오래 전 선대의 비방을 물려 받은 한약업사들의 공통된 이야기 중의 하나는 과거 그렇게 탁월했던 비방들이 지금은 '약이 잘 듣지 않는다'는 점이다. 이는 한의약서의 기성 처방에도 마찬가지로 적용되는 사실이다. 다음은 비방

---

15) 홍준희(88세, 상고당한약방) 제보. 2006년 3월 25일(3-05LH25032006홍준희001).

의 현재적 의미에 대한 이와 같은 인식을 드러내는 몇몇 한약 전문인들의 이야기다.

> 예전에는 산에서 자생하는 자연산 시호로 처방한 약을 써서 몸속의 돌을 많이 뺐어요. 이에 비해 비료나 퇴비를 사용한 식시호植柴胡, 재배한 시호는 약성이 많이 떨어져 약을 써도 효험이 적어요. 중국에서 들어오는 시호는 자연산이라 해도 실은 재배한 것이라서 약효가 너무 없어요. 지금은 산에서 나는 자연산 시호가 없어 환자 치료도 할 수 없는 지경입니다. 식시호는 배倍로 약을 써도 효용이 별로 없어요.16)

> 국산이더라도 재배한 약재는 예전의 자연산에 비해 약효가 3분의 1로 떨어진 상태입니다. 예를 들면, 신체의 한열寒熱을 치료하는 시호의 경우, 『동의보감』 처방에 의하면 2∼3g이면 가능했는데, 지금은 10g을 넣어야 합니다. 다른 약재도 마찬가지여서 예전에 비해 2배가량 많은 약재를 사용함으로써 약효를 내려고 해요.17)

> 예컨대, 예전에는 당귀를 1cm 정도만 썼으나, 지금은 2∼5cm를 써야 동일한 약효가 날 정도입니다. 옛날과 지금의 약재가 내는 약성의 차이는 자연산과 재배산의 차이 정도로 큽니다.18)

이처럼 옛날과 지금의 약성 차이는 이전에 애써 획득한 비방은 물론 기성 처방의 효능을 무색하게 만들고 있으므로 한의약의 기존 지식체계를 혼란하게 만들 가능성을 안고 있다. 실제로 신체의 한열을 치료하는 시호의 경우, 『동의보감』 처방대로라면 2∼3g이면 가능했는데, 지금은 10g을 넣어야 유사한 약효를 낼 수 있다. 한약업사들은 유사한 약효를 내기 위해 약재 용량을 늘려 이에 대처하고 있는 실정이다. 이처럼 비방을 비롯한 한약 처방의 가치와 의미가 변화된 원인은 약리적, 사회문

---

16) 진영원(1925년생, 진가한약방) 제보. 2006년 2월 10일(3 – 05LH10022006진영원001).
17) 김종식(1948년생, 복원당한약방) 제보. 2006년 5월 11일(3 – 05LH11052006김종식001).
18) 박유홍(1942년생, 보생당한약방) 제보. 2006년 9월 2일.

화적 측면에서 다음의 몇 가지로 정리 가능하다.

첫째, 채식 위주에서 육식 비중이 커지고 패스트푸드를 많이 섭취하는 등 식생활 패턴이 변화됨으로써 체질 자체가 달라져 약물에 반응하는 정도가 상이함을 지적할 수 있다. 우리나라 사람들은 옛날부터 초식에 의존했으므로 한약 처방 또한 그러한 체질적 바탕에 적합한 수준에서 결정되었다. 음양오행과 오운육기 원리에 따라 신체의 체질적 특성과 기혈의 흐름을 중시하는 한의약의 의료적 실천은 이와 같은 변화된 신체 내부의 조건에 민감하지 않을 수 없다. 따라서 예전에는 아주 잘 치료되었던 비방일지라도 현재의 상황에서는 그렇지 못할 수도 있다. 다음은 부친의 가업을 계승한 김종식의 이야기다.

> 부친이 쓰시던 의서나 비방전秘方箋 등의 자료들도 아직까지 고스란히 보관하고 있어요. 부친은 중풍, 불임증을 비롯하여 고질적이어서 치료가 곤란한 병(난치병)들을 잘 고쳤어요. 아버지의 이러한 비방이 예전과는 달리 이제는 잘 듣지 않습니다. 그 이유는 현대인의 생활패턴이 이전과는 많이 달라졌기 때문이지요. 즉 식생활을 보면 육식이나 패스트푸드를 많이 먹어 생체리듬, 체질이 많이 바뀌어져 버렸기 때문입니다. 이런 변화는 20년 전부터 나타나기 시작했는데, 동일한 약으로는 병이 잘 낫지 않을뿐더러 부작용이 생기는 경우도 있습니다.[19]

둘째, 자연산 약재가 줄어든 대신 재배산 약재가 많이 유통됨으로써 동일 약재이더라도 약성에 상당한 차이가 나타난다. 춘원당한약방에서 20년간 수종하며 시아버지(양명주, 1926년생)로부터 한약을 배워온 박정순(1957년생)이 처음으로 한약에 발을 들여놓던 1980년대 중반만 하더라도 사용하던 약재의 70~80%가 자연산이었다. 그러던 것이 차츰 재배 약재 비중이 늘어나 이제는 거꾸로 되었다. 이처럼 자연산 약재가 감소한 것은 채약자들의 수적 감소와 재배면적의 증대, 중국을 비롯한 외국 약

---

19) 김종식(1948년생, 복원당한약방) 제보. 2006년 5월 11일(3−05LH11052006김종식001).

재의 수입 증가 등이 복합적으로 작용한 결과이다. 농촌의 연료조달 체계의 변화로 더 이상 땔감을 채취하지 않게 됨으로써 울창해진 산림은 약초의 생장과 채약 조건을 어렵게 만들었다. 인건비 상승으로 인한 악화된 채약의 채산성 조건 또한 자연산 약재 생산 비중을 떨어뜨린 하나의 원인이 되었다.

이와 같은 복합적인 원인으로 인해 산야의 우수한 토종 약초들이 자연 소멸하거나 혹은 시야에서 멀어지고 있다. 이는 국내에서 유일하게 한약도매시장 기능을 갖는 대구약령시에서 상장되는 국산 약재 가지 수의 감소를 통해 알 수 있다. 즉 개장 초기이던 1980년 중반에는 120종에 달했으나, 지금은 80여 종으로 줄어들었다. 특히 석창포石菖蒲, 소회향蘇茴香, 삼릉三陵, 백질려白疾黎 등의 약재는 종자조차 보존되기 어려울 정도이다. 이는 우수한 자생 약초를 질병 치료와 경제자원으로 활용하지 못한다는 사실에 더하여 귀중한 약초 유전자와 본초本草의 지적 기반을 잃게 되지 않을까 하는 우려를 낳게 한다. 특히 재배 약초는 비료나 퇴비 등으로 인해 자연산에 비해 약효가 많이 떨어져 기존의 처방대로 병을 치료하기조차 어렵다. 한약 경력이 55년에 달하는 진영원은 과거 자연산 산시호山柴胡를 가미한 처방으로 담석증이나 방광결석 등의 질병을 많이 고쳐주었으나, 이제는 약재가 생산되지 않아 그렇게 할 수도 없어 궁극적으로는 한약의 신뢰를 떨어뜨리게 만든다고 본다.

예전에는 우리 산야에 약이 많았지만, 지금은 산이 짙어 약이 모두 녹아버렸지요. 많이 생산되던 약이 이제는 나오지도 않아요. 예전에는 산 시호(채약한 시호)를 가지고 대시호탕大柴胡湯이나 소시호탕小柴胡湯을 처방하여 담석증이나 방광결석 등의 환자들을 수십 명씩이나 고쳐주기도 했어요. 지금은 산에서 나는 자연산 시호가 없어 환자 치료도 할 수 없는 지경입니다. 식 시호는 배로 약을 써도 효용이 별로 없어요. 이제는 시호탕으로 돈을 벌 수 있는 기회도 잃어버린 셈이지요. 자연산 약이 없어지자 치료율이 떨어지지요. 한약에 대한 신뢰도 약화되어 인기

가 떨어지니 돈벌이도 잘 안돼요.[20]

셋째, 약성이 좋은 국산 약재에 비해 중국 등지의 수입산 약재가 유통되는 비중이 차츰 커졌다. 현재 우리나라 전체 한약 유통량 중 수입산 비중이 60~70%를 차지한다. 이로 인해 이제 한약업사들이 한약 처방을 내기 위해서는 중국 약재가 없어서는 안 될 형편이다. 신토불이 논리나 지정학적 기후와 토양 여건으로 이유를 설명하는 것처럼, 수입산에 비해 국산 약재의 효능이 대체로 뛰어나다. 중국을 비롯한 외국 약재도 일부 우수한 품질의 것이 있지만, 자연산과 재배 약재가 비교되는 만큼이나 이들은 국산 약재에 비해 약효가 많이 떨어진다.

한약업사 진영원(1925년생, 진가한약방)은 중국에서 들어오는 시호의 경우, 비록 자연산이라 해도 실은 재배한 것이나 마찬가지여서 약효가 너무 없다고 말한다. 길경(도라지)의 경우에도 과거 자연산은 감기로 목이 따갑거나 기침, 기관지염 등에 잘 들었지만, 수입산이나 재배 길경으로는 효력이 크게 떨어진다고 한다. 이러한 현실은 한약업사들로 하여금 비방을 비롯한 기존의 한약 처방 내용을 무비판적으로 수용하는 것을 주저하게 만든다. 따라서 한약업사들은 동일한 약효를 내기 위해 많은 양의 약재를 사용하게 되고, 이는 소비자의 경제적 부담을 가중시킨다.

> 차츰 재배 약재나 수입 약재를 많이 사용함에 따라 상대적으로 약성이 떨어지게 되었지요. 그래서 동일 처방이더라도 사용하는 약재의 양이 많아지게 됩니다. 실제로 의약서 처방에 나와 있는 대로 약을 쓰면 병에 잘 듣지 않아요.[21]

넷째, 다른 농산물과 마찬가지로 약재의 경우도 약성이 충실히 영근 시기에 채취해야 하지만, 그렇지 않음으로써 약성이 많이 저하된다. 한

---

20) 진영원(1925년생, 진가한약방) 제보. 2006년 2월 10일(3-05LH10022006진영원001).
21) 박유홍(1942년생, 보생당한약방) 제보. 2006년 9월 2일.

약(녹용) 중상仲商을 거처 한약업사가 된 양명주에 의하면, 가을 약재는 입동 '전3일 후3일'이 약재 채취의 적기라고 본다. 하지만 여름이라도 약가가 괜찮다 싶으면 채취시기를 무시하고 약을 캐낸다고 비판한다. 추채秋採에 속하는 작약이나 목단牧丹의 경우 봄이나 여름에 캐면 '늙은 할마이 배짝 처럼' 쪼글쪼글하게 되어 약성이 상당히 저하되어 제 가치를 발휘하기 어렵다. 반면 가을에 캐면 알이 들어 윤기가 흐르고 만지면 자글자글해져 최상의 약성을 낸다. 이처럼 재배농가에서 돈벌이만을 위해 채취시기를 제대로 지키지 않는 것도 문제지만, 한편으로는 관련 기관의 지도시스템이 제대로 갖추어지지 못한 점에 대해서도 비판한다.

　　과거에 우리도 [약]망태 둘러메고 약 캐러 다니면서 실물 조사를 많이 해보았어요. 약 캐서 팔려고 우리 집에 수십 명씩이나 오기도 했어요. 그런데 이제는 중국약이 있어야 처방을 낼 지경입니다. 지금은 약을 많이 재배하잖아요? 입동 '전3일 후3일' 하는 시기에 채취해야 약성이 제대로 나는데 맘 대로입니다. 보사부에서는 무엇 하는지 모르겠어요. 이런 것을 관리·감독해주어야지요. 재배농가에 대해 정부에서 채취시기를 엄격하게 지도해야 하는데, 그렇게 하지 않아요. 약재는 가을에 캐야 알이 차게 돼요. 손으로 만져도 춘채春採인지 추채인지 당장 알 수 있어요.
　　우리나라에는 요새 돈밖에 없는 것 같아요. 여름에 약이 좀 비싸면 약성에 관계없이 마구 약을 캐서 내다 팔아요. 도대체 보사부(보건복지부)에서는 무엇을 하는 것이냐 말입니다. (약장의 작약을 꺼내 만져보며)가을에 캔 약을 만져보면 자글자글하면서 윤기가 흐르고 딱딱하지만, 여름 약은 건조시 오그라들어 버리므로 만져보면 가을 약재와 완연히 차이가 납니다. 보건소에서 한약방 점검 나올 때 '여름에 약 못 캐도록 감독해야 되지 않느냐?'고 물어보면 '상부의 지시대로 이런 조사만 하라고 하니 그런 데까지는

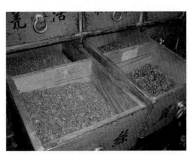

〈그림 Ⅶ-5〉 약장 속의 약재, 영진한약방.

손이 못 미친다'고 대답해요. 의료보험도 실시되고 있는 상태에서 한약
이 뒤떨어진 원인이 바로 여기에 있습니다. 하지만 물건이 없으니 여름
에 캐낸 약이라도 사놓지 않을 수밖에 없어요. 이렇게 되면 약을 써도
약효가 떨어져 병이 낫지 않아요. 따라서 신약 의료보험 나온 후 한약이
타격을 받기 마련입니다. 봄이나 여름에 작약이나 목단을 캐면 늙은 할
마이 배짝처럼 쪼글쪼글하게 됩니다. 가을에 캐면 알이 들어 따글따글해
져요. 보사부장관이라면 이런 사실을 알고 보건소에 지시하여 단속이 되
도록 해야 합니다. 달여 먹어보면 여름과 겨울 것이 감미甘味가 천지차
입니다.22)

　양명주의 이러한 주장에 대해 20년째 수종 중인 며느리 박정순도 다
음과 같이 동감을 표시한다.

　　약에는 춘채와 추채가 있어요. 요즘은 약재가 고갈되는 즉시 계절에
관계없이 전화로도 당장 필요한 약재를 구입할 수 있지요. 하지만 얼마
전까지만 해도 필요한 약재는 반드시 가을에 자연산을 구입해 썼어요.
뿌리 음식의 경우 가을에 생산한 것이 더 맛이 있듯이, 약재의 경우에
도 뿌리 부분에 약효가 충실하게 축적되기 때문입니다. 시아버지께서는
추채한 약재가 건조시켰을 때 윤기가 있고 만져보면 구부러지지도 않고
튼튼하여 좋다고 말씀하셨어요.23)

　한약업사들은 이처럼 변화된 환경을 직시한 나머지 기존의 처방을
포함한 비방 내용을 새로운 각도에서 재해석하여 대처해 나간다. 선대
가 전해준 비방일지라도 이를 그대로 활용하기보다는 본인의 임상경험
을 바탕으로 '참고'하는 수준에서 약재의 양을 조절하거나 가감하는 방
법으로 활용한다. 다음은 12세 때부터 조부의 한약방으로 들어와 이를
계승한 조우현의 이야기다.

22) 양명주(1926년생, 춘원당한약방) 제보. 2006년 4월 15일(3-05LH15042006양명주001).
23) 박정순(1957년생, 춘원당한약방) 제보. 2006년 4월 15일(3-05LH15042006박정순001).

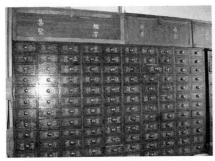

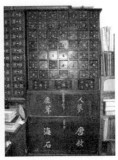

〈그림 Ⅶ-6〉 오대준(1921년생)의 약장,
천수당한약방.

〈그림 Ⅶ-7〉 오대준
부친(오도호, 작고) 약장

조부 때는 비방이 상당히 있었던 편입니다. 하지만 시대, 기후, 사람의 체질이 모두 달라졌기 때문에 예전 조부 때의 비방이 지금은 전혀 듣지 않아요. 그래서 옛 한의약서 본방을 중심으로 여러 약재를 나름대로 가감해서 쓰고 있어요. 물론 조부가 남긴 비방 내용을 때때로 참고는 하지만요. 예전에는 자생약초가 많이 생산되고 또 약효가 뛰어났지만, 지금은 그렇지 못해요. 사람들이 채식 위주에서 육식을 많이 하게 됨으로써 체질도 많이 바뀌었어요. 따라서 한의약서에 나와 있는 처방대로 약을 쓰면 잘 듣지 않아요. 체질에 따라 다른 약을 가감해 써야 해요.[24)

이러한 현상은 약장의 크기에도 반영되어 시기별로 상당한 차이가 난다. 3대 계승 한약방의 경우, 조부와 부, 아들의 약장이 각기 다르고 또 규모가 상이하다. 앞선 세대의 약장 규모가 가장 작은 반면, 현대로 올수록 크다. 세대별로 전체 규모가 2~3배씩 차이난다. 이는 한약 수요가 예전보다 늘어났기 때문이라기보다는 약성이 저하된 재배산, 수입산 약재가 많이 사용되는 상황에서 동일 처방이더라도 더 많은 양의 약재를 써야 하기 때문이다. 다음은 3대 계승 한약방을 운영하고 있는 박유홍의 이야기이다.

24) 조우현(1923년생, 일제한약방) 제보. 2006년 3월 24일(3-05LH24032006조우현001).

조부님이 사용하던 약장은 아주 작은 크기였어요. 이에 비해 아버지
가 사용하던 것은 그보다 2배, 3배는 컸어요. 또 내가 사용하는 것은 아
버지 것보다도 2~3배 더 커요. 이처럼 시간이 지날수록 약장 규모가
점점 커지는 이유는 그만큼 더 많은 약재가 필요한 때문으로 봐야지요.
이거는 예전에 비해 사람들의 한약 수요가 늘어났기 때문이라고 해석해
서는 안 됩니다. 그럼 왜 그럴까요? 보다 근본적인 이유는 오늘날의 약
재가 갖는 약성이 그만큼 떨어지기 때문입니다. 예전에는 대부분의 약
재가 우리 산야에 자생해온 것이었으므로 약성이 강해 의약서 처방에
나와 있는 정도의 소량으로도 병에 잘 들었어요. 많은 약이 들지 않았
어요. 따라서 소형의 약장이더라도 서랍에 가득 채운 경우 상당 기간
쓸 수가 있었어요. 하지만 차츰 재배 약재나 수입 약재를 많이 사용함
에 따라 상대적으로 약성이 떨어지게 되었지요. 그래서 동일 처방이더
라도 사용하는 약재의 양이 많아지게 됩니다. 그러니 약장 규모가 더
커질 수밖에 없지요. 실제로 의약서 처방에 나와 있는 대로 약을 쓰면
병에 잘 듣지 않아요.[25)]

비방에 대한 가치와 의미 부여도 상당히 변화되어 효용이 적다고 생
각되는 비방에 대해서는 개방적인 태도를 취한다. 일부 한약업사들은
연구 목적으로 간청하는 한의과대학 교수들이나 한약협회 차원의 비방
공유루트를 통해 보유해온 비방을 공개한다. 한약협회에서는 1997년 4
월 학술분과위원회 내에 '고령자 비방 채록단'을 결성하여 2년 동안
262명의 회원으로부터 1,200방을 수집한 후 『동의험방신찬東醫驗方新纂』
을 간행한 바 있다.[26)]

한의약계의 특성상 비방은 자식에게조차 가르쳐주지 않을 정도로 비
의성이 강한 것임에도 불구하고, 채록 사업이 가능했음은 분명 비방에
대한 인식의 변화를 말해준다. 필자와 3차례 면담을 했던 양명주는 과
거 사사했던 선생으로부터 얻은 바 있던 백내장과 귓병 비방을 기꺼이

---

25) 박유홍(1942년생, 보생당한약방) 제보. 2006년 9월 2일.
26) 자세한 내용은 대한한약협회, 앞의 책, 2006, 758~763쪽을 참조하시오.

이야기해 주었다. 그러면서도 아직까지 활용 중인 위염 치료 비방散劑에 대해서는 약명이나 처방, 약재 이름 등 어느 것에 대해서도 절대 가르쳐주지 않았다. 소장 중인 비방 모음집인『제중한방학낭濟衆韓方學囊』에 대해서도 사진 촬영조차 못하게 했다.

필자가 농담조로 처방된 약재가 무엇인지를 묻자, 그는 웃으면서 "이런 거는 종업원에게도 안 가르쳐 줍니다. 며느리는 환하게 알고 있어요. 비방을 남발하면 욕 얻어먹어요. 화제 가지고 사람 찾으면 안 됩니다" 라면서 신중한 입장을 취했다. 이는 비록 특정 질환에 치료 효과가 탁월하면서 남이 모르는 비방일지라도, 체질과 병증을 세밀하게 파악하는 집중이 필수적이기 때문에 비방의 획득만이 능사가 아니라는 주장이다. 따라서 비방을 가진 사람이나 이를 얻으려는 사람이나 비방 그것 자체에만 매달려서는 안 된다고 주장한다.

예를 들어, (동석한 필자의 아내를 가리키며)이 분의 혈압을 재어보고 맥을 짚어보고 하면 속이 차가운지 아니면 따뜻한지에 대해서도 대충 짐작하고, 피가 잘 도는가 안도는가에 대해서도 알고, 빈혈이 있나 없나에 대해서도 알지요. 폐, 대장, 비위계, 삼초계, 간계, 간담, 심소장, 심방계 … 맥을 짚어보면 또 침沈하고, 부浮하고, 깔깔하고 … 모두 책에 있거든요. 오장육부를 우리가 모두 보았지마는 … 책에 보면『동의보감』,『의학입문』,『방약합편』,『의문보감』,『경악전서』모두 깡마리 해놓았어요. 그러니 사람에 집중해야지, 비방(화제) 가지고 사람 찾으면 다 맞는 게 아니에요. 그러므로 가르쳐주고 욕 얻어먹는 기라요. 따라서 이걸 안 가르쳐주지요. 사람을 집중해야 되지, 집중도 하지 않고 화제 가지고 사람 찾으면 안 됩니다. 사람 다칩니다. 사람의 증세를 집중해서 파악해야 합니다. 이게 참 어려운데 … 별로 알지도 못하면서 화제 가지고 댕기는 사람들 … 우리 일가 중 한사람인데, 약 달이는 데 와가지고 뭣을 한데 섞어 놓았는데 … 참! 이거 위험천만입니다. 어쨌든 여기 몇 푼分 더 들어가는가 덜 들어가는가 이런 것을 세밀하게 해야 됩니다. 사람 병증이나 체질 등을 고려해서 약을 세밀하게 써야 합니다. (그러면서 양명주는 내 아내에게 배변 상태를 물어보며)이것도 알아야 됩니다.

대변이 잘 안 나오면 잘 나오도록 해주고, 설사가 나오면 거두어주고 이렇게 해야 합니다. 위가 안 좋으면 위를 보補해야 하고요. 그런데 나한테 비방 가져간 경우 그걸 가지고 약을 써서 병이 안 좋아지면 내 욕만 할 게 아닙니까?[27]

스스로 개발한 것이든 아니면 다른 사람으로부터 획득한 것이든 한약업사들은 비방을 소중하게 보관한다. 자가 획득 비방의 경우, 일부는 이를 생업활동 과정에서 첩약 형태로 활용하는 데서 나아가 특허 출원을 통한 지적 자산으로서의 사회적 공인과 한방 제제 개발을 시도한다.

현행 약사법상 한약업사는 '혼합 판매' 기능에 제한되므로, 엄격한 의미에서는 이와 같은 비방의 활용과 광고 등에서 많은 제약을 갖는다. 따라서 비방의 한방제제 개발을 위해서는 제조와 매약 허가를 획득해야 한다. 한약업사 진영원은 스스로 획득한 통풍 비방(활락단)을 이용하여 한방제제 개발을 시도해 보았지만, 현행 의료법의 제약과 많은 자본 및 노력의 투입, 성공에 대한 확신의 부족, 고령인 점 등으로 포기한 바 있다. 그러면서 그는 통풍 비방을 잘 간직해 두었다가 한의약을 전공하는 손자라도 생기면 이를 전승할 계획이다.

약을 널리 광고하려면 제약회사를 설립해야 해요. 제조회사를 통해서만 제조한 약으로 대량생산이 가능하고 또 어느 정도 광고도 할 수 있지요. 이를 위해 주위에 자문을 구해보기도 했어요. 하지만 10억원의 돈이 투자되어야 했으므로 포기했어요. '활명수'는 소화제이므로 사람의 체질과 무관하게 두루 효과가 날 수가 있지요. 하지만 활락단은 사람의 체질에 따라 약효가 많이 다르게 나타나므로 약의 광고 자체도 잘못하면 '과대광고'가 되어 법에 저촉될 수도 있어요. 따라서 제약회사를 차리는 데도 많은 돈이 들고 또 엄청난 신경을 쓸 테지만, 이 약을 대량생산하여 과연 성공을 할 것인지에 대해서도 장담을 못해 차라리 그 돈으로 위험 부담 없이 그냥 노후나 잘 챙기자 싶어 포기한 거예요. 하

하! 만일 내 자녀가 한의과대학으로 가서 동일 업종으로 일을 하는 경
우에나 가능하지, 그렇지 않으면 어려워요. 아들은 생물학 공부를 하여
제약회사에 근무하므로 어려워요. 손자가 곧 대학진학 할 예정인데, 한
의과대학이나 법과대학으로 고민 중이에요. 만일 한의과대학으로 가면
이 비방을 손자에게 계승해 줄 것입니다.[28]

제4편 한약업사의 일과 여가, 생활물증

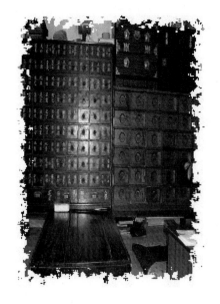

제Ⅷ장 한약업사의 일과 여가, 사회관계

1. 한약업사의 일에 대한 평가

여가는 가사와 쇼핑, 자녀양육을 비롯하여 수면이나 식사, 개인적 습생과 같은 인적 자본의 유지에 필수적인 활동과 노동에 전념하고 남은 시간을 의미한다. 따라서 여가시간은 오락이나 음악, 휴식은 물론 취미생활, 자원봉사활동, 교육 등 다른 모든 형태의 일들을 추구하는 데 할당할 수 있는 자유시간이다.[1] 한 사회에서도 여가의 종류와 형태 및 이에 대한 의미부여 방식은 시대와 지역, 계층, 개인 취향 등에 따라 다양하다.

전통사회에서는 생업과 여가생활이 분리되기보다는 참여의 주체와 때와 장소, 기능이 상호 연계되면서 보완적인 성격이 강했다. 산업화와 도시화의 진전은 일관작업과 시간 관리, 일터와 가정의 분리를 전제하므로 양자 사이를 점차 분화시켜 왔다.[2] 한약업사의 일과 여가 관계는 업무의 고유성과 개인 조건에 따라 상호성과 배타성을 동시에 갖는다.

---

1) Rojek, C., *Capitalalism and Leisure Theory*, 1985(김문겸 역,『자본주의와 여가 이론』, 서울 : 일신사, 2000, 26~27쪽.)
2) 박경용, "구술 생애사를 통해 본 근현대 대구 섬유노동자들의 노동생활과 여가"「향토문화」19집, 대구향토문화연구소, 2004, 69~70쪽.

평생 동안 한약업에 종사해온 원로 한약업사들의 인식과 경험을 중심으로 그들의 일과 여가생활에 대해 살펴보자.

한약업사는 업무의 독자성과 개별성이 강한 전문 자영직 종사자로서, 방문자를 직접 상대해야 하는 일의 성격상 업무 공간을 벗어나기 어렵다. 예전에는 주거공간으로서의 집과 일터로서의 한약방이 동일했음은 물론 한지 무의촌 의료 자영업의 특성상 공휴일도 없이 장시간 약방문을 열었다. 일상적 업무 또한 전통가옥의 사랑방에 종일토록 앉은 자세로 고객을 맞아 처방을 내고 약을 지었다.

다음은 한약업사들이 그들의 생활경험을 통해 인식하는 '직업으로서의 한약업'에 대한 평가이다. 첫째, 한약업사들은 장시간 한약방을 지켜야 하는 일의 성격상 여유시간이 없어 사회관계 형성과 유지에 어려움을 겪어왔다. 일부 한약업사들은 이러한 어려움을 '약방에 징역사는 생활'로 빗대어 표현한다.

> 한약업사 일을 하는 게 좋지 않은 점은 하루 종일 내도록 이렇게 앉아가지고 초조하게 손님을 기다려야 하는 거지요. 요새 일요일 문 닫고 쉬는 이런 거는 한 몇 년 전부터나 했지, 예전에는 일요일에도 문 열었어요. 이거는 한 6, 7년밖에 안됐어요. 아이엠에프(IMF) 그것 나고부터 이랬지 싶어. 그전에는 토요일도 열고 일요일도 열었지요. 공휴일 그런 것도 없이 했어요. 예전에는 새벽 어둑어둑 하면 문을 열고, 저녁에도 9시 이상 넘어야 문을 닫고 그랬어요. 그러니 친한 친구 만나는 일도 시간 내어서 하기가 어렵지요. 저녁에 모임을 가지려 해도 피곤해서 어렵고 … 사회관계를 원활히 유지해 나가는 데 애로가 있지요.[3]

실제로 예전에는 어두울 때 약방문을 열고 저녁에도 찾는 손님이 없어야 일을 마쳤다. 일요일을 포함한 공휴일조차도 없었다. 그러다 보니 친한 친구라 할지라도 시간을 내어 만나기 어렵고, 모임 같은 데도 참

---

3) 류경희(1924년생, 인산한약방) 제보. 2006년 3월 25일(3-05LH25032006류경희001).

여하기가 쉽지 않았다. 특히 한약업사의 일을 대행하거나 약방을 지킬
수 있는 종업원이 없는 경우에는 고객에 대한 도의상 문을 닫고 약방을
비울 수도 없었다.

> 예전에는 휴일도 없이 사시사철 온종일 약방에 앉아 있었어요. '감옥
> 에 갇힌 몸'이나 마찬가지지요. 평생 약방에 징역살고 있는 거나 마찬
> 가지지요. 만일 약 지으려 사람이 왔을 때 내 볼일 본다고 문 닫아놓고
> 없으면 어떻게 해요? 약방을 크게 해서 종업원도 여럿 있고 하는 경우
> 에는 맡겨놓고 볼일도 보고 하겠지만요.[4]

　류경희는 이와 같은 팍팍한 생활경험으로 인해 4남이 한의학을 공부
한다고 할 때 만류하기도 했다. 하지만 '그것도 제 팔자'라는 그의 말처
럼, 현재 4남은 부친의 한약방 상호를 물러 받아 한의사로서 2대 가업
을 계승하고 있다.

　둘째, 이와 같은 일의 속성으로 인해 아래 박경열과 조우현의 사례처
럼, 상당수 한약업사들은 무릎 관절에 염증을 겪는 등 일종의 직업병에
시달리기도 한다. 지금처럼 직립식 약 탁자가 나오기 이전에는 전통식
가옥의 사랑방에 앉아 목제 약 탁자 위에다 수십 장씩 첩지를 깔아놓고
종일토록 약을 지었다. 이로 인해
상당수 한약업사들은 무릎 관절을
비롯한 다리 부분이 좋지 않아 치
료를 받기도 했다. 다음의 구술인
용문은 약방 일로 인한 건강상의
애로를 경험한 몇몇 원로 한약업
사들의 이야기다.

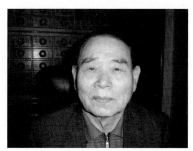

〈그림 Ⅷ-1〉 한약업사 류경희, 1924년생,
인산한약방

---

4) 조우현(1923년생, 일제한약방) 제보. 2006년 3월 24일(3-05LH24032006조우현001).

예전에는 앉은뱅이 약 탁자 위에다 첩지帖紙를 20장씩 깔아놓은 상 태에서 꿇어앉아 약을 꺼내 짓기가 정말 힘들었어요. 그래서 다리를 다 망가뜨렸어요. 그 약 탁자를 45년 동안 기념으로 보관하고 있어 요.5)

매일처럼 진종일 약방을 지켜야 하므로 마치 '감옥에 갇혀 징역을 사 는 격'이지요. 따라서 무릎 관절이 상당히 안 좋아요. 생각해 보세요? 지금은 의자에 앉아서 일을 하지만, 예전에는 방에 앉아 진종일 일을 하니까 말이에요.6)

한약업을 하기 전에는 한약방이 참 선망되기도 했지만, 막상 하고보 니 직업이 좋으면서 건강[유지]에는 안 좋아요. 젊은 시절 여가가 있으 면 절에 가서 수양하고 그것뿐이지, 특별히 운동하고 그런 거는 없었어 요. 일을 마치고 저녁 되면 쉬기가 바빴지요. 초기에는 어둑어둑해서 약 방문을 열었다가 밤 9시까지 일을 했어요.7)

약방에만 있어 운동 부족으로 건강이 안 좋아 요즘은 운동 하려고 자주 약방을 비웁니다. 내가요. 몸이 이러다 보니까, 노력 많이 하다 보 면 병이 재발하거든요. 약방 당장 때려치우고 신경 좀 안 쓰고 살고 싶 은데 … 아이들이 자꾸 말려서 며느리한테 맡겨두고 볼 일이 쪼매 있는 데도 밖으로 나가요.8)

지금은 한약 경기가 많이 위축된 데다 고령이어서 고객이 현저히 줄 어들었지만, 예전에는 한약 수요가 상당했다. 1963년부터 한약방을 운 영해온 최종만의 경험으로는 1990년대 중반까지도 한약방 수입이 괜찮 았다. 그래서 잘 될 때는 고객이 하루에 보통 10여 명씩이고 많을 때는 15~20명에 이르기도 했다. 한약업사들이 상담을 하고 처방을 내리기까

---

5) 박경열(1928년생, 동광한약방) 제보. 2006년 8월 25일(3-05LH25082006박경열001).
6) 조우현(1923년생, 일제한약방) 제보. 2006년 3월 24일(3-05LH24032006조우현001).
7) 류경희(1924년생, 인산한약방) 제보. 2006년 8월 16일(3-05LH16082006류경희001).
8) 양명주(1926년생, 춘원당한약방) 제보. 2006년 10월 14일(3-05LH14102006양명주001).

지는 고객 1명당 보통 20~30분씩 소요되
므로, 매일 10시간씩은 앉은 상태로 일을
해야 한다. 예전에는 모두 첩약으로 포장
해서 팔았기 때문에 약을 짓는 일도 만만
찮았다.9)

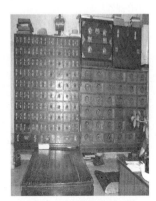

〈그림 Ⅷ-2〉 약장과 약 짓는
탁자, 복원당한약방.

최종만은 이처럼 한창 돈을 벌 때 하루
종일 책상다리로 앉아 일을 하고, 저녁이
면 친구들과 또 여러 시간씩 술을 마시느
라 운동할 시간을 갖지 못했다. 그는 술을
특히 좋아했기 때문에 젊은 시절에는 약
방문을 닫은 후 2차, 3차씩 돌아가며 술을
마시므로 새벽 2~3시에 집에 들어가는 때도 허다했다. 이런 생활을
30년 동안 계속한 어느 날 무릎 관절에 이상이 왔다. 증세가 심하여 그
는 결국 골다공증으로 양쪽 다리를 수술해야 했다. 1993년과 2001년도
에 왼쪽과 오른쪽 다리를 각각 수술하여 10년 수명의 인조다리를 장착
했다. 그는 이처럼 운동부족에다 젊어서 몸 관리를 소홀히 했던 점 때
문에 하루 최소한 5천보는 걸을 것을 강조한다.10)

한약업사 진영원(1925년생, 진가한약방)도 이와 같은 직업의 특성상 양방
에서도 고치기 이려운 '통풍' 질환을 얻어 상당한 고생을 했다. 그는 1
년 동안의 온갖 시행착오 끝에 자신의 병을 치료할 수 있었는데, 그 과
정에서 비방을 얻어 전화위복의 기회로도 삼았다.11)

한약업사들은 위의 조우현, 최종만, 진영원과 유사한 인식을 하고 있
으나, 이기인처럼 산행과 운동 및 절제되고 규칙적인 생활을 통해 이에

---

9) 최종만(1928년생, 향일한약방) 제보. 2006년 8월 24일(3-05LH24082006최종만001).
10) 최종만(1928년생, 향일한약방) 제보. 2006년 3월 18일(3-05LH18032006최종만001).
11) 통풍 치료 및 비방 획득과 관련되는 자세한 내용은 제Ⅶ장 2절 '치료 사례
    를 통해 본 비방의 실천 양상' 169~176쪽을 참조하시오.

대비해온 이도 있다. 이기인은 건강유지를 위해 설령 손님이 있더라도 수시로 약방을 떠나 전국의 산을 찾아 다녔다. 아울러서 여가 시간을 이용하여 정구와 유도 등의 운동도 했다. 나이 들어 산을 찾기 어려워 지면서부터는 도보로 출퇴근하는 방식으로 운동을 계속한다.

한약업은 하루 종일 사무실에 앉아 있어야 하는 단점이 있어요. 하지 만 지난 30여 년간 전국의 여러 산을 다녔으므로 건강을 비교적 유지해 온 셈이지요. 지금은 3키로 떨어진 황금동 아파트에서 매일 걸어서 약 방으로 출근하지요. 새벽 4시면 약방에 옵니다. 휴일이 아니더라도 아 무리 바쁘고 설령 손님이 있더라도 산에 가고 싶으면 떠나곤 했어요. 그 덕택으로 아직까지 사는 모양이지요. 손님 생각하면 아무 것도 못하 지요. [손님이] 오면 오고, 가면 가고 … 인연소치라. 인연이 되면 만나 고, 안되면 안 만나지요. 나는 나고, 너는 너고 그런 것이지요.12)

셋째, 한약업사들이 고객을 대하여 성심성의껏 처방을 내려 약을 정 밀하게 지어 주어도 때론 병이 잘 낫지 않는데, 이때는 한약 전문인으 로서 정말 난처한 상황에 빠지기도 한다. 병이 잘 낫는 경우를 포함하 여 이러한 상황에 대해 한약업사 이기인은 '인연소치'로 자위하곤 하지 만, 병을 고치는 전문인으로서는 정말 난감함을 경험한다. 다음 이야기 처럼, 한약업사 조우현도 12세 때 조부의 약방에 수종하며 한약에 입문 하여 70년을 넘게 종사했지만, 때로는 온갖 처방으로도 고객의 병이 낫 지 않아 부담을 느끼기도 했다.

내 나이가 팔십 넷이에요. 허허! 1990년도에 갱신된 면허증을 보세 요. 내가 대구시 서구보건소 한약업사 1호입니다. 가장 오래 되었다는 거지요. 이렇게 오래 되었지만, 어떤 때는 애로점도 있어요. 간혹 정성 스럽게 약을 지어주어도 먹고 잘 낫지 않을 경우에는 부담이 되기도 해 요.13)

12) 이기인(1919년생, 선인장한약방) 제보. 2006년 5월 5일(3-05LH05052006이기인001).

이런 원인을 두고 한약업사들은 여러 가지로 분석을 하는데, 그 중 약성 저하가 큰 이유 중의 하나라고 입을 모은다.[14] 어쨌든 한약업사들은 법률적 판단의 단 1%가 오판인 경우에도 법조인으로서 죄를 짓는 것과 같이, 자신들의 업도 그와 마찬가지라고 인식한다.

> 병도 법과 매 한가지라요. 99%는 잘 판결해 줘도 1% 오판하면 법조인으로서는 큰 죄거든요. 우리도 똑 같아요. 그런 정신으로 업을 해야 하고요.[15]

넷째, 한약업사들은 타 업권과의 경쟁관계에서 한약의 전승체계와 특성을 무시하는 '주먹구구식 처방' 내지는 '전문성 부재', '사람의 목숨을 내맡길 수 없는 영역' 등과 같은 공격적 언설과 비하격의 담론을 접하면서 세력의 열세와 지위 보전의 위기감을 느껴왔다. 이는 근대화 과정에서 합리성과 과학성이 강조됨으로써 전통이 폄하되고 한약의 특성이 무시되는 분위기와 맞물리는 문제였다. 따라서 한약업사들은 정체성의 약화에 더하여 업권 잠식과 한약업사 시험 폐지 등 존립의 근거까지 위협받고 있다. 한약의 의료보험 배제, 외국산과 재배산 약재 비중 증대로 인한 약효 하락, 양의약에 경도된 의료정책 등 총체적인 의료사회 환경의 변화도 한약의 경쟁력을 떨어뜨리게 만들었다.

다음은 이와 같은 부정적 환경과 관련하여 한약업사들이 인식하고 경험한 몇몇 구술들이다.

> 예전에 좋은 약이 많이 나올 때는 잘 팔렸으나, 신(양)의들이 한약을 죽이려고 하고, 보험도 안 되어 약가가 비싸므로 수요가 차츰 적어져요.

---

13) 조우현(1923년생, 일제한약방) 제보. 2006년 3월 24일(3-05LH24032006조우현001).
14) 자세한 내용은 제 Ⅶ장 3절 '비방의 전승과 현재적 의미' 178~180쪽을 참조하시오.
15) 조우현(1923년생, 일제한약방) 제보. 2006년 3월 24일(3-05LH24032006조우현001).

양약의 경우 감기약은 1,500원이면 구입할 수 있잖아요?[16]

  한약 이거는 일본시대부터 별로 큰 인기도 없었고, 역사는 깊지만 예전에는 핍박을 많이 받았고, 요새도 한의원 이런 데 비하면 핍박이 여전히 많아요. 또 후배 양성도 없고요. 이거 인제 끝나는 것이라요. 우리가 갔뿌면요.[17]

  예전에는 당귀니 천궁이니 하는 것들이 산에서, 지리산에서 나던 것들은 조금만 넣어도 효과가 아주 대단했어요. 지금은 전부 비료를 주고 키웠으니 택도 없지. 어떤 약재는 3배, 4배, 5배까지 써도 이전의 약에 될까 말까 하지. 『방약합편』에 있는 약도 2배로 해야 돼요. 1980년대까지만 해도 약효가 좋았는데, 재배 많이 되고 외국산이 많이 수입되고부터는 약효가 상당히 떨어져요.[18]

  이상과 같은 여러 가지 이유로 인해 한약업사들은 자기들이 한약의 마지막 세대가 되리라 생각하며 대단히 비관적으로 말한다. 전국 3개 대학에 한약학과가 설치되어 있어 매년 100여 명의 한약사가 배출되고 있기는 하지만, 한약방 전통을 이어나가려는 사람이 소수인 점으로 미루어 볼 때 특단의 대책을 강구하지 않는 한 한약업사들의 이러한 전망이 틀리지는 않은 것 같다. 1983년 이후 한약업사 시험이 실시되지 않아 이제는 한약을 배우기 위해 한약방으로 들어오는 사람들도 거의 없다. 비록 한약업사 시험에는 실패했지만, 한약에 상당한 매력을 느껴 사명감으로 선대의 약업을 3대째 이어온 박유홍의 다음과 같은 심정은 함의하는 바가 크다.

  예전에는 장사가 잘 되어 밤 1시, 2시까지 주문 받은 약을 짓고 또 포장하느라 바빴던 적도 있습니다. 이럴 때는 어떻게 해서든지 약을 배

---

16) 진영원(1925년생, 진가한약방) 제보. 2006년 3월 16일(3-05LH16032006진영원001).
17) 류경희(1924년생, 인산한약방) 제보. 2006년 3월 25일(3-05LH25032006류경희001).
18) 오대준(1921년생, 천수당한약방) 제보. 2006년 9월 2일(3-04LH02092006오대준001).

우고 또 자격증을 취득해서 계승하려고 애썼지요. 하지만 지금처럼 한
약수요가 급감한 상태에서는 차라리 다른 일을 했더라면 하는 생각도
들어요. 약이나 좀 팔리면 괜찮은데, 그렇지도 않은 상태에서 하루 종일
약방을 지키기도 여간 힘든 일이 아닙니다. 다른 일을 볼 수도 없고, 여
기에 얽매여 있어야 하기 때문이지요.[19]

이와 같은 부정적 인식에도 불구하고, 한약업사들은 다른 한편으로는
사람의 병을 고쳐주는 적선의 자긍심과 사회적 인정, 안정적인 경제생
활, 일의 청렴성과 장기 지속성 등의 측면에서 긍정적으로 평가한다. 특
히 3대 한약 계승자인 이기인은 한약업은 환자의 병을 봐주는 일이므로
정업을 통해 '적선'을 할 수 있는 좋은 일이라고 생각한다. 그는 평소
남에게 베푸는 일을 삶의 모토로 삼아온 자신의 인생철학에 따라 콜레
라 처방약을 내어 많은 환자들을 구료하는 데서 나아가 '활인적선', '치
심각병治心却病'의 자세로 평생 한약업사로 살아왔다. 이런 입장에서 그
는 한약업사로서의 자신의 일을 다음과 같이 평가한다.

　　한약업사는 좋고 나쁜 게 없지만, 남의 병을 보기 때문에 마음으로
기쁘게 생각해왔지요. 그런 마음으로 약업을 하고 있는 택이지. '활인적
선'이라 카는 거지요. 나쁜 일은 아니지요. 콜레라 약의 경우 단복 구급
약이므로 그냥 아픈 사람에게
주어 좋은 일 한 것이지요. 따
라서 그런 거는 적선을 해야
하지요. 재산이란 있다가도 없
어지지만, 적선이란 것은 죽더
라도 남아있는 재산이므로 오
래 동안 가는 것이어서 그게
좋은 것이지요. 이건 나의 인생
관과 같아요. 그래서 치심각병,
마음을 닦아야 병을 고친다는

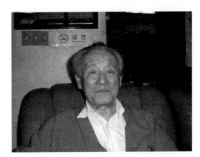

〈그림 Ⅷ-3〉 한약업사 이기인, 1919년생,
선인장한약방.

---

19) 박유홍(1942년생, 보생당한약방) 제보. 2006년 9월 2일.

거지. 마음을 올바로 가져야, 마음을 편안하게 가져야 병을 낫게 하는 거지. 약 지을 때도 그런 사실을 참고해서 하는 거지. 마음을 다스려가지고 병을 다스리는 게 치심각병이지. 이게 불교원리이면서 한방에서도 통하는 것이지요. 나는 이걸 해서 그런지 지금까지 살아 있지요. 이 일은 허물이 없어요. 이거는 깨끗한 기라요. 아픈 사람 더듬어 봐주지요. 약 지어 주지요.[20]

　한약업사들은 아픈 사람의 병을 살펴주되, 자비와 온정으로 그리고 정성과 정직한 마음으로 임할 것을 강조한다. 비록 갈무리해 놓은 약일지라도 모든 약은 살아 있기 때문에 양질의 약재를 정량대로 그리고 법제와 가미 등 법(처방)에 맞게 사용해야 효과가 있기 때문이다. 한약업사들이 '상술로 임하면 절대 병이 낫지 않는다'고 하면서 '정업'을 강조함은 이 때문이다. 이로써 보건대, 한약업에서 '활인적선'과 '치심각병', '정업'은 표리부동의 관계에 있다. '썰어놓은 약도 살아 있다'는 약의 생명론을 통해서는 인간心과 자연藥과의 소통과 합일의 정신을 읽을 수 있다.

　　사업처럼 돈 벌려고만 하면 약성이 옳게 들어갑니까? 병이 나을 리가 없지요. 약을 옳게 못 쓰기 때문이지요. 이거는 남의 몸을 위한 일이므로 어떻게든 마음을 선의로 잘 써야 됩니다. 영리적으로 해서는 절대 병이 낫지 않습니다. 약도 절대 죽은 게 아닙니다. 썰어놓은 약 모두가 내부에 [고유의] 성분을 가지고 있기 때문입니다. 살아 있습니다. 옳은 마음으로 써주어야 효과를 낼 수 있고, 병을 다스릴 수 있습니다. 주인이 잘못하면 약재도 살아있기 때문에 그걸 좋아하겠습니까? 비유적으로 그렇게 말할 수 있다 이 말입니다. 사람처럼 눈을 뜨고 활동하는 거는 아닙니다만, 이치가 이렇다 이 말입니다. 약재도 움직이길래 치료를 시키고 하는 것 아닙니까? 물을 달여서 약물이, 약 성분이 나와가~ 창창하게 그야말로 활력 있게 힘이 있어야 병이 낫지, 죽었는 것 같으면 어떻게 병을 퇴치할 수 있습니까? 효과가 없지요. 능력이 없지요. 약을 달

20) 이기인(1919년생, 선인장한약방) 제보. 2006년 5월 5일(3-05LH05052006이기인001).

여 놓으면 기름이 팔팔 나오면서 능력이 있길래 병을 고치는 기라. 이렇게 보면 살아 있는 게 아닌가요?[21]

한약업사들은 이와 같은 자세로 업에 임하므로 때로는 막중한 책임감을 느끼기도 한다. 무의면이 많아 지금처럼 의료 혜택이 폭넓게 미치지 못했던 시기에는 더욱 그러하였다. 1962년부터 경북 경산에서 한약방을 운영해온 박경열에게는 병이 나면 제일 먼저 자신에게로 달려와서 조언을 구하는 단골고객도 여럿 있다.

　　환자를 보면서 놀라는 경우도 많았어요. 굉장히 위험한 병인데, 병원에 가라고 해도 안 가요. [병원에] 가도 안 되니까 나보고 고쳐달라고 해요. 이럴 때는 많은 책임감을 느낍니다. 이럴 때는 신이 이 환자를 내게 맡긴 것으로 생각하고, "내 힘닿는 대로 해보겠습니다"라고 말하지요. 병만 나면 아무리 중한 병이라도 일차적으로는 내한테로 와서 보이고 가지요. 이런 단골고객이 몇이 있어요.[22]

2. 한약업사의 여가생활

앞에서 살펴본 바와 같이, 원로 한약업사들이 왕성하게 약업 활동에 임하던 예전에는 공휴일조차 없이 종일토록 약방에 매여 있었기 때문에 대부분 여가생활을 즐기기가 어려웠다. 1970년대 이전까지만 해도 관광을 비롯하여 여가선용을 위한 사회적인 시스템도 갖추어지지 못했다. 그래서 손님이 오지 않는 한가한 시간에는 찾아오는 친구나 지인들과 장기나 바둑을 두면서 소일하였다. 술을 좋아하는 경우에는 퇴근 후 이들과 술집을 찾는 정도였다.

---

21) 이기인(1919년생, 선인장한약방) 제보. 2006년 5월 5일(3-05LH05052006이기인001).
22) 박경열(1928년생, 동광한약방) 제보. 2006년 11월 11일(3-05LH11112006박경열001).

개인적으로 특별한 취미생활이 없습니다. 아침부터 밤까지 매일처럼 약방에 앉아 있어야 하므로 여가시간도 없어요. 젊은 시절에는 퇴근 후 친구들과 어울려 술 마시고, 근무 중에 손님이 없을 때는 장기 뜨는 정도였지요.[23)]

손님이 오지 않는 시간이면 간혹 바둑친구와 함께 약방 안에서 바둑을 두기도 하지요. 퇴근 이후 시간에는 저녁에 친구들과 만나 술집에 가서 술을 마시기도 하고요. 그 외 특별한 취미는 없어요. 예전에는 휴일도 없이 사시사철 온종일 약방에 앉아 있었어요.[24)]

일부 한약업사들은 골동품 수집 및 풍수와 관상 봐주기 등을 취미생활과 생계유지를 위한 보조적 수단으로 활용하기도 했다. 특히 6.25전란 전후의 어려웠던 사회경제적인 상황에서는 약업이 잘 되지 않아 이것만으로는 생계유지가 어려웠다. 진영원은 한약을 배우던 시절, 일을 돕던 이인제한약방에서 어깨너머로 익힌 골동품에 대한 안목을 바탕으로 불상과 도자기, 고서화 등을 수집하여 되파는 방식으로 가계를 이어나갔다. 6.25전쟁 중에는 6~7명의 전문 수집상과 접촉하며 각종 골동품을 중개하였다. 한번은 길가에 나와 있는 호신용의 소형 신라불상을 직접 구입하여 2~3년 동안 먹고 살 수 있는 큰 돈을 벌기도 했다.

6.25전쟁 중 약장사가 잘 안되어 6~7명의 가이다시(골동품상)들과 접촉하며 이들이 가져오는 물건을 중개해주며 생계를 이어나갔어요. 6.25 난리통이라 받을 돈도 못 받고 약도 안 팔리고 경제적으로 참 곤란한 생활이었어요. 한번은 길가에 엿 반티를 놓고 호신불 용도의 도금한 신라불상을 파는 이가 있었어요. 상당히 값진 물건이어서 아는 친구에게 돈을 빌려 구입했지요. 나중에 이를 고가에 팔아 이 돈으로 2~3년 지내기도 했어요. 그 무렵 석재石齋 서병오 병풍 2~3점, 죽농竹濃 서동균 서화 등이 쏟아져 나오길래 이를 사들여 돈을 좀 벌기도 했어요. 당시

23) 최종만(1928년생, 향일한약방) 제보. 2006년 6월 20일(3-05LH20062006최종만001).
24) 조우현(1923년생, 일제한약방) 제보. 2006년 3월 24일(3-05LH24032006조우현001).

에는 모조품이 잘 나오지 않던
시절이라 괜찮은 것 하나 잘
하면 1~2년 생활할 수 있는
돈을 벌일 수 있었어요. 난리통
에 덕신약업을 운영하면서 골
동품 장사를 병행했지요. 서화,
골동, 도자기, 불상 등 여러 가
지를 취급했지요. 집에 소장한
책을 보기도 하고 또 이전의
'이인제약방'에 근무하면서 그
선생으로부터 어깨너머로 배운

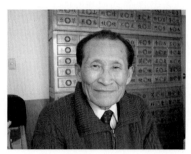

〈그림 Ⅷ-4〉 한약업사 진영원, 1925년생,
진가한약방

지식을 통해 골동에 대한 나름대로의 안목을 키웠지요. 그 후에도 한약
방을 하면서 지금까지 줄곧 골동품을 만져오고 있습니다. 아직까지 남
아 있는 물건이 조금 있어요.25)

진영원은 또한 풍수와 관상에도 관심을 가지고 배웠다. 풍수는 조부
때부터 해왔기 때문에 젊은 나이에 어른들로부터 조금씩 들어서 배웠
다. 지금까지 의뢰가 있을 경우에는 간혹 주말을 이용하여 산야를 다니
며 묘 터를 봐주고 있다. 관상 보는 법도 이인제한약방에 드나들던 대
전 사람으로부터 배웠다.

　골동 외에도 나는 풍수도 보고 또 관상쟁이도 하지요. 관상은 대전의
　대가인 유근배가 이인제 집을 드나들 때 조금씩 배워둔 것이지요. 풍수
　는 집안이 옛날부터 이쪽에 좀 밝았기 때문에 그런 영향을 받은 거지
　요. 특히 조부가 풍수에 능했는데, 내가 19세에 돌아가셨지만, 조금씩
　이야기를 해주서서 들은 게 있지요. 이런 연유로 이전에 홍구석유 사장
　이 자기 묘 자리를 잡아달라고 해서 그와 함께 3년 동안 틈나는 대로
　전국 명산을 돌며 안목을 넓혔지요. 서울 구릉골에 가니 정말 명산임을
　알게 되었어요. 그렇게 해서 그 사람 묘 터를 3개나 잡아주었어요. 대전
　에 방을 하나 구입한 후 며칠씩 지내면서 묘 터를 잡아 주었어요.26)

25) 진영원(1925년생, 진가한약방) 제보. 2006년 3월 16일(3-05LH16032006진영원001).

진영원이 취미생활로 익힌 풍수와 골동품에 대한 지식을 생계 보조 수단으로 활용했다면, 이기인은 서예를 평생의 여가 활동을 위한 소재로 삼았다. 그가 7세 때 처음으로 붓을 잡은 후 30대부터 치심治心의 수단으로 본격 서예를 한 것이 이제 50년이 넘는다. 그는 지금도 아침 이른 시간이면 붓을 잡고 마음을 가다듬는다. <그림 Ⅷ-5>처럼, 한약방 내부 벽에는 불교『반야심경般若心經』과 이백李伯이나 두보杜甫 시편 등 10여 편의 자필 서예작품들이 걸려 있다.

1994년에는 서울(혜나·컨트 갤러리)과 뉴욕(하버드대학)에서 '이기인: 인간애에 바친 한 생애' 라는 제하의 작품전시회를 개최하기도 했다. 그는 약업을 통해 그리고 의술로 적선을 많이 한 바 있지만, 전시회를 통해 생긴 작품 판매대금조차도 전액 안면 기형아 돕기 성금으로 쾌척했다. 다음은 <서예전시회 도록> 서문에 소개되었던 이기인의 생애와 예술혼에 대한 글이다.

> 동호東湖(이기인의 호)는 집에서 서예를 50년 이상이나 해왔으며, 지금도 매일 몇 시간씩 계속하고 있다. 서예는 매일 아침 5시부터 시작되는 그의 참선과 페인팅으로 이루어진 일상의식의 일부분이다. … 그가 깨어있는 시간들은 항상 쉼 없고 쉽지 않은 시간들이지만, 그는 마침내 서예를 통해 내적 사고와 감정을 표현하는 길을 발견하였다. 그에게 있어서 서예란 바로 철학적 대화를 의미한다. … 그는 그날에 특별히 의미가 있는 시 한 수나 구절을 쓴다. 그리고 그는 모든 붓놀림이 만족스러울 때까지 수없이 많은 종이를 버리면서 같은 문장을 계속 반복하여 쓴다. 대부분의 다른 한국의 서예가와 같이 그도 중국의 복잡한 한자를 즐겨 쓰고 있다. 이것이 그의 철학적 열정을 충족시켜준다고 그는 말한다. 그의 서예는 그의 인생관을 나타내고 있으며, 예술가에 있어서 이 과정은 참선의 의식인 것이다.[27]

---

26) 진영원(1925년생, 진가한약방) 제보. 2006년 2월 10일(3-05LH10022006진영원001).
27) 이강기, 『서예전시회 도록』 서문, 혜나·컨트 갤러리, 1994.

한편 일부 한약업사들은 성장과
정에서 생활화되어온 유교와 한학
을 바탕으로 유도회儒道會나 향교
및 서원 관련 일이나 시회詩會 활
동에 참여함으로써 여가 시간을 활
용한다. 양명주는 조상 제사를 비
롯한 의례나 일상생활에서도 유교
적 절차와 예의범절을 대단히 중시
한다. 이러한 생각과 생활태도로

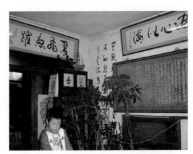

〈그림 Ⅷ-5〉 이기인의 서예작품,
선인장한약방.

인해 그는 지역사회 관련 단체에서 중추적인 역할을 맡아 성균관 전학典
學과 대구향교 사무장의事務掌儀를 거쳐 현재 고문으로 있으면서 수성구
유도회 회장을 11년째 계속하고 있다.

주말에는 매월 1회 개최되는 대구, 경산, 밀양, 청도 등지의 시회에
참여한다. 아울러서 약업을 하는 틈틈이 한시를 770수 가량이나 지었는
데, 번역문까지 첨부하여 출판할 계획을 잡아놓고 있다. 이로써 보건대,
양명주는 약업 활동 외에는 대부분의 여가시간을 유교와 한시 관련 단
체의 일에다 투입하고 있음을 알 수 있다.

> 매 주말마다 돌아가며 대구 동국시사, 경산 삼음시사, 밀양 동호시
> 사, 청도 화산시사 등의 시회 모임과 유도회 일로 다니지요. 수성구 유
> 도회 회장 일도 11년째 해오고 있어요. 아무리 핑계 대고 빠져나오려
> 고 해도 안돼요. 대구향교에는 고문으로 있고요. 한시 지어놓은 것도
> 번역은 다해 놓았는데, 돈이 모자라 책을 만들지 못하고 있어요. 내가
> 지은 것이 700수가 넘어요. 남의 것까지 합쳐 800수쯤 돼요. 노트에 9
> 권이나 돼요.[28]

---

28) 양명주(1926년생, 춘원당한약방) 제보. 2006년 10월 14일(3-05LH14102006양명주001).

  몇몇 한약업사를 중심으로 이상의 여가생활 양상을 살펴본 바에 의하면, 골동을 비롯한 민예품 수집과 풍수, 관상, 서예, 유도회 활동, 한시 짓기 등의 여가형태는 한약업과 일맥상통한 점이 발견된다. 이들 여가활동은 '전통'이라는 맥락과 한약업에 필수불가결한 '한자어'가 범용된다는 점에서 화투놀이나 장기, 바둑, 술 마시기, 관광, 산행, 운동 등과 같은 일상적 성격의 여가활동과는 차이난다. 이로써 보건대, 한약업사의 삶에서도 일과 여가생활은 완전 분리되기보다는 많은 점에서 상호 조응한다고 볼 수 있다.

  원로 한약업사들은 여든을 넘기면서 활동반경이 줄어들 뿐만 아니라 여가를 함께 즐기던 주위 사람들도 하나둘씩 사망함에 따라 이제는 약방에서 함께 장기 둘 사람조차 없다. 최종만은 술친구조차 없어 주말이면 동네 인근의 노인 밀집소로 나가 시간을 보낸다.

  > 같이 장기 뜰 상대도 없어요. 그래서 요즘은 약방에 손님이 없을 때 화투짝을 내놓고 혼자 '갑오 뜨기'를 하면서 시간 보내지요. 일요일은 집 부근의 [대구] 신천新川 희망교 아래 노인들이 많이 모이는 곳에 나가 소일하기도 해요. 함께 놀면서 때로는 술도 사서 대접하기도 해요. 집사람은 노래 배우러 나가고 또 절에도 자주 다니고요.29)

3. 한약업사의 사회관계

  한약업사들은 한국사회의 여느 직업인과 마찬가지로 혈연, 지연, 학연에 기초한 인간관계망을 갖는다. 이들은 또한 일과 관련해서도 일정한 범주의 사회관계를 형성한다. 한약업은 자영업에 속하므로 단일 조직 속의 지위를 갖는 경우와는 다소 차이가 있겠지만, 여기에도 크고

---

29) 최종만(1928년생, 향일한약방) 제보. 2006년 6월 20일(3-05LH20062006최종만001).

작은 업권 조직 및 구성원 상호간의 유대감과 이를 유지·강화시키기 위한 상징 기제가 존재한다. 전체적으로는 수평적 유대가 강하면서, 개인적으로는 출신 한약방의 계보에 의한 유사 사제관계 혹은 후견적 관계 (patron-client relationship)도 형성한다.

역사적으로는 경쟁 집단간 업권業權 설정 문제를 두고 상당한 갈등을 겪어왔기 때문에 한약업사들 또한 이의 대응 차원에서 내부 조직과 구성원 간의 유대 강화에 상당한 노력을 기울여 왔다. 여기서는 일상생활 속에서 공·사적인 연고와 일을 중심으로 한약업사들의 사회관계 양상을 이해하고자 한다.

앞에서도 살펴보았듯이, 한약업사들은 공휴일도 없이 약방을 온종일 지켜야 하는 일의 특성상 사회생활을 하는 데 상당한 어려움을 겪어왔다. 특히 종업원 없이 혼자서 한약방을 운영해 나갈 때는 더욱 그러하다.

대구약령시처럼 동종 업소가 밀집해 있는 경우에는 교류의 빈도가 다소 활발하겠지만, 한지 무의면에 영업지역이 분산, 제한되어온 현실은 한약업사 상호간의 밀착된 유대를 어렵게 만들었다. 따라서 조우현의 사례처럼, 한약업사의 사회관계 양상은 보통 가까운 연고관계의 사람들을 중심으로 한두 개의 친목계를 만들어 정서적 유대를 맺고 구성원 상호간의 경조사에 참여하는 정도이다.

> [대구] 약전골목 사람들은 서로 이웃에 붙어 있고 또 보존위원회도 있으므로 수시로 만나 모임도 하고 친목계도 있는 것 같아요. 하지만 나는 이렇게 떨어져 있으므로 이들과 별로 교류도 없이 지내왔어요. 다른 약업 종사자들과도 특별히 친목모임을 하는 것도 없고요. 그저 주위 친한 사람들 몇이 모여 친목계 하나 만들어 서로 만나고 하는 것 뿐이지요. 이들과는 한 달에 한 번씩 약방에 모여 이야기도 하고 때로는 저녁도 하곤 했지요.30)

---

30) 조우현(1923년생, 일제한약방) 제보. 2006년 3월 24일(3-05LH24032006조우현001).

한약업사들이 한약방 연고지역에서 태어나거나 어려서부터 오래 동안 거주해온 경우에는 상포계와 같은 전통적인 성격의 친목계에도 가입하여 지역 동년배와 끈끈한 유대를 형성하기도 했다. 류경희는 대구 변두리의 동촌이 고향으로서 어릴 때부터 함께 자란 친구들을 중심으로 24명으로 구성된 상포계를 비롯하여 여러 개의 친목계에 가입했다. 그는 대구 동인동이나 신암동 등지로 옮겨 다니면서도 이들 계원들과 지속적인 유대관계를 맺어왔다. 본인은 약방 일도 빠듯하지만, 술을 마시지 못해 자주 만나지는 못해도 계모임에는 가능한 참여해 왔다. 이제는 대부분이 사망하고 절친했던 2, 3명 정도만 교류하고 있다. 그 중 친족 성원인 류경환과 류덕희는 각각 대구 칠성시장과 동촌 둔산屯山에 살고 있다. 두 살 위의 김한노 또한 고향인 대구 동촌 둔산에서 노년을 보낸다.

> 옛 대구 동촌 고향 친구들과 계모임도 여럿 있었지요. 상포계도 있었고, 친목계도 여러 개 있었지요. 상포계는 24명 정도 들어 있었지요. 이제는 다 죽고 몇 명 남아있지 않아 유지할 수가 없어요. 칠성시장 안에서 '3.1우국관'을 지키고 있는 집안사람 류경환(83세)이가 고향 친구입니다. 동촌 검사동 출신이지요. 지금도 자주 통화합니다. 술을 잘 먹고 성격이 정말 쾌활하지요. 나는 술을 전혀 못하므로 많이 어울리지 않아요. 류경환은 신천대로를 만들 때 대구시하고 싸워 고가도로 만들도록 해서 칠성시장이 뜯기지 않았어요. 그가 칠성시장을 실제로 살린 분이지요. 옛 공무원 출신의 류덕희도 고향 친구입니다. '희'자 돌림으로 몇 촌 됩니다. 동촌 둔산에 살지요. 동촌 사는 김한노(85세)는 두 살 더 먹어도 친구로 지내요. 예수교를 믿어요. 외에도 몇이 더 있긴 한데, 요즘은 소식이 없어요. 술을 안 먹으니 만나는 기회도 적고 만나도 재미가 없고 … 내가 술만 먹는다면 자주 만날 것인데 ….[31]

한약업사들은 출신 영역과 한약업계 진입 연령의 폭이 굉장히 넓다.

---

31) 류경희(1924년생, 인산한약방) 제보. 2006년 8월 16일(3-05LH16082006류경희001).

필자가 만난 제보자들도 어려서부
터 자가 혹은 타인의 한약방에 수
종한 사람(조우현·진영원·최종만·홍준
희·김희정·이시호)을 비롯하여 일반
공무원(오대준·이기인)이나 교사(조한
제·박기택), 회사원(류경희·박경열·박유
홍·김종식), 침구사(조덕식), 한약 중상

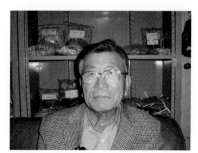

〈그림 Ⅷ-6〉 한약업사 박기택, 1925년생,
온화당한약방.

(양명주) 등 출신이 다양하다. 한약
업사로 진입한 연령도 빠르게는
20대(김희정·이시호)부터 늦게는 50대(오대준·이기인)에 이르기까지 진폭이
크다. 따라서 일부 한약업사들은 전직 직장 동료들과의 모임을 사회관
계의 중요한 발판으로 삼는다.

다음은 20여 년 동안 교사생활을 하다가 한약업사가 된 박기택의 교
사 모임에 대한 이야기다. 그는 '오산회'와 '청지회' 2개의 교사 출신
모임에 지금까지 참여해 오고 있다. 회원들은 계절 따라 한 번씩 만나
식사를 하고 회비도 적립하여 경조사 지원과 단체관광 등의 친목활동을
해왔다.

> 교사생활을 24세 때부터 시작해서 40대 중반까지 20여 년 동안 했어요.
> 전직 동료들끼리 한 번씩 만나 서로 얼굴 보는 모임이 2개 있어요. 하나는
> '오산회'인데 계절 따라 한번씩 만났지요. 지금 4명이 죽고 17명이 남았어
> 요. '청지회'도 있는데, 여기도 2, 3명이 죽고 비슷한 수가 남았어요. 회비
> 도 적립하고 경조사에도 참여하지요. 만나면 같이 밥을 먹기도 하고 간혹
> 단체관광도 다녀오곤 했어요.32)

경북 경산에서 43년째 한약방을 운영하고 있는 박경열은 초등학교와
중등학교 학연을 중심으로 사회관계를 형성하고 있다. 그는 대구에서

---

32) 박기택(1928년생, 온화당한약방) 제보. 2006년 3월 27일(3-05LH27032006박기택001).

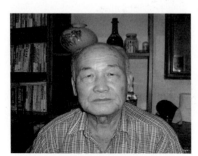
〈그림 Ⅷ-7〉 한약업사 박경열, 1928년생, 동광한약방.

태어나 덕산학교와 대구농림학교를 차례로 졸업했다. 2개의 이들 동기생 모임은 당초 20여 명씩 출발했지만, 이사나 사망 등으로 지금은 5~7명씩만 남아 있다. 다른 모임과 마찬가지로 1~2개월에 한 번씩 만나 얼굴 보며 식사도 하고 회원들의 경조사를 지원하는 형식으로 유지해 왔다.

2개의 출신 학교 모임에 참여하고 있어요. 하나는 대구농림 34회 동기회 모임입니다. 예전에는 매월 1회씩 20여 명이 모였지만, 병이 나거나 죽기도 하여 이제는 5~6명만 참석해요. 저녁에 모여 여흥도 즐기곤 했지만, 나이 들어서는 귀가의 어려움 등으로 주로 낮에 모여 밥 먹는 정도입니다. 또 2개월에 한번 모이는 정도로 횟수도 줄였어요. 대학 학장이나 교장 등 교육계 출신이 많아요. 다른 하나는 대구 덕산학교 출신들의 모임인 '덕우회'지요. 현재 7~8명의 회원이 만나고 있어요. 예전에는 저녁에 모여 1만원짜리 식사를 했지만, 이제는 낮에 모여 6천원짜리 식사를 합니다. 경조사 때는 개인적으로 참여하고, 모임에서 10~20만원씩 지원해 왔어요. 지금은 회비 없이 식사비만 냅니다. 향우회나 친족 모임은 '인부족, 재부족人不足, 財不足'이듯이 잘 안돼요. 경산이나 대구지역에 특별한 친족 모임은 없어요.[33]

일부 한약업사들은 한약협회를 비롯한 업권 단체나 관변 혹은 준 관변 성격의 지역사회 단체에 적극적으로 활동함으로써 사회관계 범주를 확장한다. 이는 한약방의 잠재고객 확보 및 사회적 위세의 제고는 물론 업권 단체와 지역사회에 대한 봉사의 기회가 되기도 한다. 최종만이 한약업과 관련하여 참여하고 있는 단체는 전국과 지역단위의 한약협회 및

33) 박경열(1928년생, 동광한약방) 제보. 2006년 11월 11일(3-05LH11112006박경열001).

약령시보존위원회, 영맥회, 삼오친목회 등이다. 그는 이들 단체에서 간
부와 일반 회원으로 활동해 왔다.

대구약령시처럼 한약 업소가 밀집된 공간에서는 약령시 활성화와 보
존이라는 특수 목적과 상호간의 친목도모를 위한 단체들의 활동이 비교
적 활발하다. 최종만은 6.25전란 직후부터 50년 이상을 줄곧 대구약령
시에서 한약과 인연을 맺어왔다. 특히 '삼오친목회'는 한약업사를 비롯
하여 한의사, 한약도매상 등 범한방인으로 구성된 약령시 한의약업인들
의 순수 친목단체이다. 그는 모임 결성 때부터 지금까지 37년째 회장을
맡아오고 있는데, 매월 한 번씩 만나 식사를 함께 하고 회비도 적립하
여 경조사 지원과 등산, 관광을 통해 친목을 다져오고 있다. '영맥회兪
脈會'는 한약업사 중심의 기존 약령시보존위원회 법인이 2000년에 전체
업권으로 확대 개편되면서 대구약령시에서 영업을 하는 한약업사들의
친목단체로 만들어진 것이다.

> 약령시 한약업사 친목단체인 '영맥회'가 있어요. 업권 단체이면서 상
> 호간 친목을 도모하는 일도 하지요. 2000년도인가 약령시보존위원회를
> 전체 업권으로 개방·확대하면서 기존의 보존회 회원이던 한약업사들이
> 따로 친목 수준의 단체를 만든 겁니다. 약령시의 한약업 종사자들이 모
> 여 만든 '삼오친목계'에도 가입해 있어요. 원래 8명이 한다고 이런 이름
> 을 붙였어요. 지금까지 37년째 모임을 계속해 오고 있어요. 15명으로
> 늘었다가 이사나 사망 등으로 지금은 10명만 참여하고 있지요. '남성한
> 약방' 류창록, '명제한약방' 신용환 … 그리고 '대남한의원'의 여운영은
> 몇 년 전에 죽었어요. '대구한약방' 최종대, '대일약업사' 서종활, '대영
> 당한약방' 조용호, '대광한약방' 이영주, '대덕한의원' 김계진, 슈퍼를
> 하고 있는 정추길, 그리고 '향일한약방' 최종만 등이지요. 매월 26일에
> 모임을 가져요. 회비를 적립하여 경조사에 부조도 하고 또 직접 참여하
> 기도 하고요. 현재 제가 회장으로 있습니다. 조만간 부부동반으로 제주
> 도 여행갈 계획을 잡고 있어요. 내가 이 모임 시작 때부터 지금까지 계
> 속 회장을 해오지요.[34]

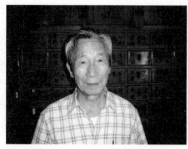
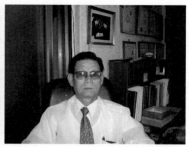

〈그림 Ⅷ-8〉 한약업사 김희정, 1926년생,　〈그림 Ⅷ-9〉 한약업사 최종만, 1928년생,
　　　　　천일당한약방.　　　　　　　　　　　향일한약방.

　　최종만은 이 외에도 1990년에는 약령시보존위원회 위원장을 맡아 약
령시를 이끌기도 했다. 약령시보존위원회는 350년 역사의 대구약령시
활성화와 전통 보존을 위한 범한방인의 조직으로서 1978년에 결성된
약령시부활추진위원회를 모태로 한다. 그는 1985년 지구별 라이온스 클
럽 회장을 비롯하여 방위협의회와 방범협의회 등과 같은 지역의 몇몇
사회단체 회장과 고문직으로 활동하기도 했다. 이런 소임을 다하는 데
는 관례상 상당액의 사비가 들어가는데, 그는 주민으로서 지역사회에
봉사한다는 생각으로 임했다. 아울러서 대구에 거주하는 친족원의 모임
인 경주 최씨 풍계공파 김전종친회에도 적극적으로 참여하여 30년 동
안이나 계속해서 회장을 맡고 있다.

　　　제가 대구시 지구 라이온스 회장을 1985년에 했어요. 회장은 최소한
　　연간 1천만원 이상의 사비를 들여야 했습니다. 당시 라이온스 지구별 회
　　장을 했던 사람들끼리 모여 친목 모임을 결성했어요. 당초 회원이 64명
　　이었는데, 이제 38명으로 줄었어요. 나는 나이가 많아 2005년에 탈퇴했
　　어요. 중구 남성로 방위협의회 회장을 3년간 역임했어요. 여기에는 현재
　　고문으로 있고요. 또 중부경찰서 방범협의회 회장을 2년 동안 했어요.
　　어릴 때부터 일본으로 들어가서 고향 사람들하고는 친분관계가 적어 고

향 친목모임은 없어요. 경주 최씨 풍계공파 김전종친회를 30년 동안 회
장 일 하면서 이끌어오고 있지요. 김전은 고향 마을 이름입니다. 총 30
여명 되는데 지금은 15~16명 남아 있어요. 월 1회 모임을 가지며 회비
도 모으고 경조사에도 참여해 오고 있지요. 이 모임은 상당히 오래 전부
터 해온 것이어서 현재 50년이나 되었어요. 종친들이 대부분 외지로 나
와 있어 명절 때 고향에 가도 집안 어른들을 만날 수도 없고 해서 도시
에서 이런 종친회를 함으로써 만나 뵙고 인사를 드려왔지요.[35]

부산에서 천일당한약업을 운영하는 한약업사 김희정은 전국적인 업
권 조직인 대한한약협회를 비롯하여 부산한약협회, 영남지역 약업인들
의 친목단체인 영남약우회 임원으로 활동해 왔다. 그는 1980년대에 대
한한약협회 수석부회장을 8년 동안이나 역임했다. 그 과정에서 그는 이
른바 한약 '업권 수호투쟁'을 주도적으로 이끌기도 했지만, 내부적인 문
제로 한때는 국가 수사기관으로부터 조사까지 받았다.

그가 1960년대 중반 결성 때부터 줄곧 참여해 왔던 영남약우회嶺南藥
友會는 대구와 부산을 중심으로 하는 영남지역 한약업자들의 친목모임
이다. 대구에서는 약전골목의 백인기(선일한약방), 류판학(남성한약방), 방태
영(감초당한약방) 등이 주축이 되고, 부산에서는 그를 비롯하여 김한준(동춘
당한약방), 신세균(감초당한약방) 등이 참여했다.

모임의 창립 구성원들은 부산과 대구에서 각 12~13명씩이었다. 부산
범어사 계곡에서 모임을 갖고 초대 회장에는 부산의 신세균이, 그리고 부
회장에는 대구의 류판학이 각각 선임되었다. 이때 김희정은 부산지역 간
사가 되었다. 그 후에 마산의 한성당한약방과 진주 대원한약방 등 여러
지역에서도 한약업자들이 참여함으로써 영남을 아우르는 대표적인 친목
모임으로 발전했다. 이 모임은 한약업자들의 친목모임이었지만, 영남지역
을 넘어 전국의 한약업계를 좌지우지할 정도로 영향력이 상당했다.

35) 최종만(1928년생, 향일한약방) 제보. 2006년 6월 20일(3-05LH20062006최종만001).

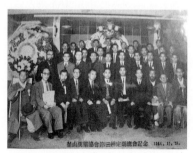

〈그림 Ⅷ-10〉 부산한약협회 제3기 정기총회
기념, 동강당한약방, 1964.11.21.

영남약우회는 부산과 대구를 오
가며 우의와 친목을 다지고 약가
조정과 약재 생산, 한약 유통과 관
련한 정보 교환 등 약업 활동과정
에서 적잖은 역할을 했다. 무엇보
다도 약업인들 간에 순수한 인간
미를 상호 나누었다는 게 가장 큰
보람으로 인식된다. 영남약우회는
지금까지 존속하지만, 수년 전부터
는 고령인 점과 40주년 기념행사 때의 창립 멤버 선임 문제로 기분이
상해 더 이상 참여하지 않는다.

영남약우회 결성과 활동은 지역 한약업사들의 친목 도모와 약업 활
동의 수월성을 높이는 기능 외에도 구성원 개개인의 사회관계를 조정
하는 역할도 했다. 김희정은 창립 구성원으로 참여하여 부산지역 간사
를 맡으면서 초대 회장이었던 신세균과의 인간적 갈등을 완화시킬 수
있었다.

그는 22세에 한약업사 허가를 취득한 후 13년 동안 줄곧 부산의 대
표 격이었던 신세균의 감초당한약방에서 일을 했다. 하지만 한약업사
법이 변경되면서 정해진 기한 내에 개업하지 않을 경우 허가가 취소되
므로 부득이하게 독립하지 않을 수 없었다. 이 과정에서 신세균은 김희
정을 계속 종사시키려 하고, 김희정은 허가를 살리기 위해 독립을 희망
했다. 결국 그는 독립을 하게 되고 이후 한동안은 두 사람의 관계가 소
원해지게 되었다. 독립과정에서 부산의 대표 격인 감초당한약방으로부
터 아무런 지원을 받을 수 없게 되자, 그는 대구의 대표 격인 남성한약
방(류판학)을 찾아가 사정을 이야기한 후 도움을 청했다. 다음은 이에 대
한 김희정의 진술이다.

나는 군에 갔다 온 후에도 이전 근무처였던 '감초당'에 다시 들어갔
어요. 줄곧 13년 동안을 근무한 셈이지요. 그러던 중 박정희 대통령 들
어서고 하면서 법이 바뀌어 한약방을 개설하지 않은 경우에는 한약업사
허가가 소멸된다고 했어요. 내가 바로 그런 입장이 되어 상당한 고민을
했어요. '감초당'에서는 나를 계속 일해주기를 바라며 붙잡았으니까요.
약방에 대한 의리와 앞으로의 내 살 길 사이에서 말이지요. 나는 부득
불 독립을 해야 하겠다는 결심을 세우고 '감초당' 사장한테 이야기를
했지요. '감초당' 사장은 독립을 극구 반대했지요. 이 문제를 두고 3일
동안을 심각하게 갈등했습니다. 자격증을 살리기 위해서는 어쩔 수 없
다고 생각했어요. 그래서 '감초당'과 결별하고 '천일당한약방天一堂韓藥
房'을 열어 독립했지요. 이렇게 되고 보니 약재 조달을 비롯하여 이전
근무처였던 감초당으로부터는 아무런 지원과 협조를 받을 수 없게 되었
어요. 한편으로는 너무 난감했어요. 당시 내 입장에서도 감초당을 나올
때 퇴직금도 한 푼 없었을 뿐만 아니라 이후 약재 공급도 전혀 없었기
때문에 상당히 서운했었지요. 그래서 대구 약전골목의 남성한약방 류판
학씨에게로 가서 사정을 이야기했어요. 그러자 운영에 필요한 모든 약
재를 공급해 줄 테니 약방을 개설하라고 해서 약방을 열었지요. 이후
곧바로 영남약우회가 만들어지는 과정에서 회장이던 신세균 씨가 나를
부산지역 간사로 지목했어요. 상당히 당황하기도 했지만, 이로 인해 이
전의 서운했던 서로의 감정을 삭이는 계기가 되었어요. 이때 맺은 인연
으로 해서 남성한약방 류판학과는 상당한 나이 차이에도 불구하고 형과
동생으로 각별하게 지냈으며, 그의 아들(2대 류창록) 대까지 관계를 이어
가고 있습니다.[36]

김희정은 남성한약방의 창업주 류판학의 지원으로 독립에 성공할 수
있었다. 그는 영남약우회 창립과정에서 부산지역 간사로 참여하는 등
적극적인 활동으로 주인이었던 신세균과의 불편했던 관계를 개선할 수
있었다. 이런 인연으로 그는 대구의 남성한약방과는 2세대에 걸쳐 교분
을 이어오고 있다.

36) 김희정(1926년생, 천일당한약방) 제보. 2006년 8월 17일(3-04LH17082006김희정001).

제Ⅸ장 한약방의 일상사와 생활물증

1. 한약방의 일상 : 공간, 사람, 일

한약방은 한약업사가 약업 활동과 관련한 제반의 업무를 수행하는 장소이자 한약 유통의 한 업태로서, 전통의약의 일상문화가 생성·표상·전승되는 공간이다. 한약방의 일상사는 생약재의 정제와 수치, 관리, 처방, 한약 가공, 판매 등 한약 유통과 관련한 제반의 일들이 종사원들에 의해 수행되는 과정이다.

1) 한약방 공간 구성과 기능

한약방 내부 공간은 고객 상담과 사무, 약재 보관 및 관리, 탕제, 전시·인테리어 등의 기능과 관련하여 몇 부분으로 나누어진다. 한약방 공간은 좁게는 10평 미만에서 넓게는 30평 이상에 이른다. 한약업사들이 도·소매 기능을 겸하던 1980년대 중반까지만 해도 다량의 건재약을 보관하고 관리할 넓은 공간과 많은 사람들이 필요했다. 전국적인 상권을 유지했던 이들 '건재한약방'의 경우에는 사무 기능 위주의 한약방 공간 외에 별도의 약재 창고건물이 부속되었다. 동양3국에서 한약 거상으로 이름났던 대구약령시의 김홍조한약방에는 200평이 넘는 대형 창고가 6

동이나 있었다.

사무공간은 한약업사가 고객을 맞이하여 상담과 집중을 통해 처방을 내리는 곳이다. 이곳에는 사무용의 책상 외에 의자, 탁자 등의 편의시설이 배치된다. 예전의 온돌식 전통가옥 구조에서는 방바닥에 목제 약 탁자를 놓고 앉아서 종일토록 고객을 맞이했다. 이로 인해 일부 원로 한약업사들은 무릎 관절에 병이 생겨 고생을 하기도 했다. 한약업사의 사무용 책상 위에는 집중과 처방에 필요한 한의약서나 돋보기, 주판, 계산기 외에 전화기, 필기도구 등이 놓여 있다.

<그림 Ⅸ-1>의 향일한약방처럼, 일부 업소에는 '漢(韓)藥業士 ○○○'라고 쓴 명패나 감사패, 오래된 문방사우 세트 등의 상징적인 물건들도 놓는다. 이곳은 한약방의 가장 중심이 되는 장소로서 주변에는 오래된 물건이나 한약업사의 사회적 지위와 활동내용을 나타내는 여러 가지 표징들이 배치된다. 벽면에는 한약업사 자격증이나 허가증, 교육 수료증을 비롯하여 사회활동의 흔적들을 나타내는 임용장과 표창장, 사진 액자 등이 부착된다. 한의약서나 감사패, 주요 처방이나 비방을 수록한 자료집, 기타 귀중품을 넣어둔 책장도 지근거리에 있다.

한약방에서 필요한 약재는 약장과 약재진열장, 창고 등에 보관된다.

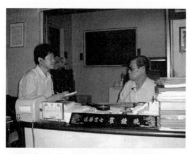

<그림 Ⅸ-1> 사무 공간, 향일한약방 : 필자와 면담 장면. 책상 위에는 감사패와 한약업사 명패, 주판, 한의약서, 관련 서류 등이 놓여 있다.

도·소매를 겸한 건재한약방에는 건재를 보관하는 별도의 창고 건물이 필요하나, 소매 위주의 한약방은 보통 사무·약장공간과 연계된 진열장 공간을 활용한다. 약장에는 당장 사용할 약재를 넣어 두며, 잔여 약재는 플라스틱이나 목제 약통, 마대, 한약재 규격봉투 등에 담겨져 진열장이나 창고에 보관된다. 한약업사는 약장을 사무공간과 가

까운 곳에 배치함으로서 환자 집증
과 처방, 약 짓는 일이 원활하게
이루어지도록 한다. 예전에는 사무
공간과 약장공간이 통합된 상태에
서 방바닥이나 약 탁자 위에 첩지
를 늘어놓고 약을 지었다. 지금은
약장 앞에 입식의 제약 탁자가 설
치되어 있고, 탁상용의 저울과 약
을 담는 용기들이 배치된다.

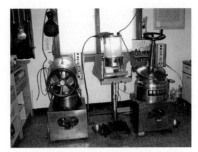

〈그림 IX-2〉탕제 공간, 동광한약방 : 자동
한약추출기(우)와 포장기(좌)

탕제공간은 처방한 약을 탕액湯液으로 달여 내는 곳으로서 사무 및
약장공간과는 분리된다. 1980년대 중반부터 자동식 약탕기가 보급되기
시작하면서 한약방마다 탕제공간이 설치되었다. 탕제 업무가 추가되면
서 부대시설 설치와 인력 고용으로 고정비용은 늘어났지만, 더 이상 첩
약을 싸지 않아도 되었다. 대부분의 한약방에는 방문고객의 규모에 따
라 2~5대의 약탕기가 설치되어 있다. 고객이 많은 경우에는 별도의 전
문 탕제요원을 두지만, 그렇지 않은 경우에는 한약업사 혼자 약재관리
를 비롯한 탕제 업무까지 수행한다.

한약업사들은 한약 전문 업소의 상징성을 강화하기 위해 한약 도구
나 동물 박제, 약초 화분, 한방 액자 등을 전시·진열한다. 보통 벽면이
나 사무용 책장 등의 여백을 활용하나, 쇼 윈도우에 별도의 전시·인테
리어 공간을 설치하는 경우도 있다. 동광한약방에는 벽에 대형 녹각이
나 벌통이 걸려 있고, 사무공간으로 활용하는 사랑방에는 40년 된 약방
탁자와 문방사우가 놓여있다. 천일당한약방과 향일한약방에는 소형 진
열장을 설치하여 처방약 표본이나 우황청심원, 경옥고瓊玉膏 등의 한약
을 전시한다.

'신농유업神農遺業', '박시제중博施濟衆', '선약신통仙藥神通', '백초유령
百草有靈' 등의 글귀를 적은 한방 액자는 한약방마다 공통적으로 활용되

는 이미지 강화 수단인데, 개업할 때 특별히 제작하거나 아니면 지인들로부터 선물로 받은 것들이다. 수십 년 동안 서예를 익혀온 이기인(1919년생, 선인장한약방)은 스스로 제작한 한시 작품 10여 점을 전시하고 있다. 천일당한약방의 김희정(1926년생)은 동료 한약업사들이 보내온 신년 연하장을 액자에 담아 전시한다.

지금은 대부분의 한약방이 현대식 건물이어서 기능에 따른 공간상의 특징이 부각되지 않고 획일적이다. 40~50년 전에 지은 약방 건물은 한약업사가 집무하는 사무공간의 중심성과 약재보관 공간의 통기성이 두드러진다. 1964년 초에 경상북도 한약협회와 한의사협회 건물로 신축된 향일한약방과 비슷한 시기의 춘원당한약방이 여기에 해당한다. 이들 한약방은 사무공간이 보조공간이나 약재보관 공간, 탕제 공간보다 공통적으로 높게 위치함으로서 중심성이 두드러진다.

한약업사 최종만(1928년생)은 1963년 1월 1일 개업한 후 1년 반 동안 돈을 벌어 30여 평의 이 건물로 옮겨와서 지금까지 43년간 줄곧 자리를 지키고 있다. 향일한약방의 내부공간은 약재를 진열·보관하는 공간과

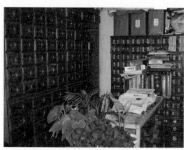

〈그림 IX-3〉 약장 공간, 보생당한약방 : 부친(우)과 본인(좌) 약장의 크기가 다르다. 규모가 더 작은 조부의 약장은 분실되었다.

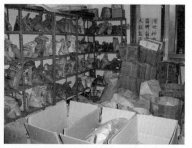

〈그림 IX-4〉 약방 창고, 동광한약방 : 규격품 약재가 앵글과 박스, 목제 약통 등에 보관된다. 창유리에는 '인구재약人救在藥', '제세신약濟世神藥' 등의 글귀가 붙어 있다.

한약업사 사무공간, 보조공간인 뒷방, 탕제공간 등 크게 4부분으로 나뉜다. 다음은 각 공간의 특성과 기능, 배열되어 있는 물건들에 대한 설명이다.

● 약재 진열·보관 공간

미닫이 약방문을 열고 들어서면 가장 먼저 마주치는 공간이다. 시멘트 바닥 가운데에 탁자 하나를 두고 응접용 소파가 놓여 있다. 이곳에서는 종사원이 내방객을 맞아 업무를 보거나 장기 등을 두며 소일한다. 양쪽 벽면으로는 철제 앵글에 각종 규격품 약재가 진열·보관된다. 입구 가까이에는 질열장이 놓여 있고, 내부에는 벌꿀, 인삼, 영지, 인삼양위탕人蔘養胃湯 등의 주요 약재와 처방 표본이 전시되어 있다. 약재 진열 앵글 옆에는 누군가로부터 받은 오래된 철제 캐비넷이 놓여 있다.

● 한약업사 사무공간

한약방의 사무공간은 약재 진열공간보다 50cm 정도 높은 건물 중앙에 위치한다. 한약업사는 이곳에서 손님을 상담·집중하여 처방을 내린다. 방문객이 한약업사를 대면하기 위해 이곳으로 들어가기 위해서는 댓돌에다 신발을 벗고 방 안으로 올라가야 한다. <그림 IX-1>처럼, 중앙에는 한약업사의 책상과 의자가 정면을 바로보고 위치하며, 좌측으로는 손님용의 의자 3개가 놓여 있다. 그 옆에는 대형 책장이 있고, 책장 위에는 소형의 독·극약장이 얹혀 있다.

한약업사가 앉아 있는 후 벽면에는 한약업사 자격증과 영업허가증 등 각종 증서와 사회단체로부터 받은 공로장과 감사장이 부착되어 있다. 그 밑으로는 한의약 서적을 비롯한 처방노트 등을 꽂아놓은 소형 책장과 책꽂이가 놓여 있다. 한약업사와 가장 근거리의 방바닥에는 소형 철제 금고가 놓여 있고, 우측에는 오동나무 약장과 대형 철제 캐비넷이 나란히 서 있다. 약장 옆에는 날이 마모되어 활처럼 휜 오래된 약 작두가 있다. 금고와 약장, 캐비넷, 약 작두 등은 최종만이 처음으로 한약방을 열 때 구입해서 46년 동안 줄곧 사용해온 것들이다. 집무실 안의 철제 캐비넷에는 인삼이나 녹용 등 귀중 약재와 주요 문서들을 보관한다.

● 보조공간 : 뒷방

한약업사 사무공간 뒤쪽에는 보조공간으로 활용되는 뒷방이 약간 낮은 곳에 위치한다. 이곳에는 15년 전 누군가로부터 받은 구형의 오래된 약장이 하나 더 놓여 있다. 과거 손님이 많을 때는 이 약장에도 약재를 가득 채워 놓고 첩약을 지었다. 지금은 손님이 적어 약장 대신 장식용으로 보관 중이다.

● 탕제공간

뒷방을 지나 건물 외부의 부속 건물에는 수도와 연결된 탕제 및 법제 공간이 있다. 3대의 자동식 한약추출기가 설치되어 있고, 옆으로는 가스 장치의 법제 기구炒器가 놓여 있다. 이곳에는 탕제작업을 마친 약 탕기와 약 짜는 자루 등을 세척할 수 있는 수도가 설치되어 있다. 탕제 공간은 마당과 연결되어 있으므로 세척한 한약 기구와 약재를 건조하는 공간으로도 활용된다.

2) 한약방의 일상과 종사원의 업무

지금은 한방 영역이 의와 약, 도매와 소매 등으로 기능이 명확하게 분화되어 있지만, 과거에는 이들 업무 영역과 업권 기능이 상당 부분 통합되어 있었다. 도·소매 업권이 분리된 이후부터는 한약방 기능이 소비자에게 첩약을 소매하는 수준으로 축소되었다. 이로써 한약업사들은 11종의 법정 한의약서에 수재된 한약 처방에 의거하여 여러 가지 약재를 '혼합 판매'한다. 이는 공인된 기존의 처방, 소위 '기성 처방'에 규정된 약재의 가지 수와 양에 따라 여러 가지 약재를 배합하여 판매하는 것을 의미한다.[1]

한약업사들이 '약을 짓는다'는 것은 일반 상품의 단순 거래행위와는 달리 가감이나 가미, 온량溫涼, 보사補瀉 등 상당 수준의 전문 지식과 임상 경험을 필요로 한다. 환자 집중과 처방을 위해서는 인체의 해부학적

---

1) <약사법> 제16조 2항 참조.

이해와 병리病理, 병인론病因論을 비롯한 약물, 본초, 처방, 진단, 주역과
음양오행의 철학 외에 다양한 임상지식을 요한다. 한약업사들은 이와
같은 한약 지식을 체득하기 위해 장기간의 실물 수련과 현장 경험을 거
친다. 따라서 한약업사들이 소비자를 대상으로 '약을 지어 파는' 행위는
단순 매매 이상의 지식 집약적인 성격을 띤다.[2)]

약재의 도·소매 기능이 법적으로 분화되지 않은 시기에는 한약방의
규모가 지금보다 훨씬 컸다. 한약방에서 일하는 사람들의 수도 더 많았
다. 예전에는 대부분의 약재가 생산자나 수집상으로부터 원형의 '짝약'
형태로 유통되었으므로, 이를 절단하고 작근·보관·포장·발송하는 데 많
은 일손이 필요했다. 일제 강점기까지만 해도 년 1~2회 열리는 약령시
를 통해 1년 동안 사용할 약재를 한꺼번에 구입하여 잘 갈무리한 후 보
관했다.

한약재를 절단하는 기계가 보급되기 이전에는 모든 약재를 수동식
작두로 썰어 사용했기 때문에, 약을 써는 일은 한약방 종사자들의 주된
일과 중의 하나였다. 주문이 밀릴 때는 아침부터 약을 썰기 시작하여
밤 시간까지 계속했다.

종사원들은 대부분이 한약방 내
에 기거하며 일을 했다. 식량이 부
족했던 예전에는 식구가 많은 가
정의 '입 하나를 덜기 위해' 한약
방으로 들어오는 경우가 많았다.
따라서 종사원들은 일의 대가를
바라기보다는 숙식을 해결하고 명
절 때 옷 한 벌 얻어 입고 용돈이
나 받는 정도로 만족했다. 일부 뜻

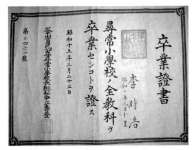

〈그림 IX-5〉 부산 부민공립심상소학교
졸업증, 동강당한약방, 1941.

---

2) 박경용 외, 앞의 책, 192쪽.

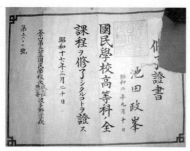

〈그림 IX-6〉 부산제5공립국민학교 수료증,
동강당한약방, 1943.

있는 종사원들은 틈틈이 한약공부
를 해서 한약업사가 되었다. 다음
은 부산부민공립심상소학교(1941년)
와 고등소학교(부산제5공립국민학교,
1943년)를 차례로 마친 후 한약방에
들어가 일을 하기 시작한 한약업
사 이시호의 구술이다.

　고등소학교 2년 졸업 후 밥도 얻어먹고 한약공부도 할 겸해서 한약
과 인연을 맺게 되었지요. 뭐 취직이랄 것도 없이 그저 밥 얻어먹으러
간다고 해서 한약방에 들어간 거지요. 이때 내 나이가 16, 7세쯤 되었
어요. 지금은 모두 약을 썰어가지고 넣어주지만, 당시에는 원형 약재를
사와서 물에 불려가지고 약 작두에 썰어 말리는 등 한약방 일이 참 많
았어요.[3)]

　한약재를 절단하는 기계가 보급되기 이전에는 모든 약재를 수동식
작두로 썰어 사용했기 때문에, 약을 써는 일은 한약방 종사자들의 중요
한 일 중의 하나였다. 주문이 밀릴 때는 아침부터 약을 썰기 시작하여
밤까지 계속했다. 종사원들은 대부분 한약방 내에 기거했으므로 근무시
간이 정해져 있지 않았다. 일과를 마치는 시간도 정해지지 않아 해가
져서 사람들이 더 이상 약방을 찾지 않아야 문을 닫았다. 일요일을 비
롯한 공휴일에도 항시 약방문은 열려 있었다.[4)] 퇴근 이후에도 환자가
찾아오면 약을 지었다. 다음은 결혼 후 24년간 한약업사인 시아버지를
수종하며 한약을 배워온 박정순의 증언이다.

---

3) 이시호(1927년생, 동강당한약방) 제보. 2006년 9월 9일(3-05LH09092006이시호001).
4) 박경용 외, 앞의 책, 193~194쪽.

　　예전에는 손님들이 많이 와서 오후 9시 넘어서까지 일을 했어요.
집에 퇴근해 있더라도 손님이 오는 경우가 있어 간혹 약방으로 불려
오기도 했어요. 따라서 우리 집은 약방으로부터 반경 1km 이내에 있
어야 했지요. 지금은 나이도 많고, 손님들도 적어 일이 좀 수월한 편
입니다.5)

　　한약방의 일상과 종사원의 업무 영역은 업권 설정에 따라 차이난다.
앞에서 언급했듯이, 약재 도·소매 기능이 지금처럼 확연히 분화되기 이
전에는 한약업사들이 '건재한약방' 형태를 유지하며 약재 유통을 전담
하다시피 했다. 아울러서 약재를 썰어 말리고 작근·포장하는 등 정제와
수치修治, 처방, 한약 조제, 관리, 판매 등의 모든 일이 한약방 내에서
이루어졌다. 약을 써는 기계나 자동식 약탕기도 보급되지 않아 약재 유
통과 관련한 모든 업무가 사람의 힘으로 처리되었다.

　　한약방 주인인 한약업사는 이와 같은 일련의 일들을 총체적으로 관
리해 나간다. 처방 효과는 사용하는 약재의 품질 여부에 크게 좌우되므
로, 한약업사는 집증과 처방 외에 약재 준별 능력 또한 뛰어나야 한다.
양질의 약재를 구입한 후 약성을 최적의 상태로 유지하는 일도 중요하
다. 특히 습도가 많은 여름철에는 약재가 변질되기 쉬워 각별한 주의가
요망된다. 병증과 체질은 물론 고유 약성에 따라 처방하는 약재의 배합
방식이 다르고 법제 기법도 다르다. 일부 한약업사는 부인을 비롯한 가
족의 도움으로 혼자서 이러한 모든 일들을 처리해 나가지만, 보통 1~2
인의 종사원을 고용한다.

　　종사원이 2인 이상일 경우에는 탕제와 약 짓는 일을 각각 분담하지
만, 전문성을 요하는 업무 외에는 모든 일을 함께 처리해 나간다. 특히
약을 썰고 첩약을 쌌던 예전에는 더욱 그러하였다. 도매를 겸한 대형
건재한약방에서는 주인 외에 약재창고 관리인, 영업사원, 회계원 등 업

---

5) 박정순(11957년생, 춘원당한약방) 제보. 2006년 4월 15일(3-05LH15042006박정순001).

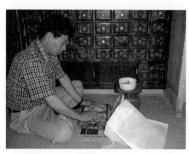

〈그림 IX-7〉약 짓기, 향일한약방 : 20년 넘게 근무하고 있는 이상원(1954년생)이 한약업사의 처방에 따라 약을 짓고 있다.

무 분담이 비교적 뚜렷했다. 지금은 한약재 규격화 정책으로 제약 공장에서 약재가 정제되어 나오므로 한약방 종사원들의 업무가 대폭 줄어들었다. 따라서 일부 한약방에서는 청소와 탕제, 제한된 법제 등 한정된 업무만을 담당하는 여성 종사원을 둔다. 한약도매상에 전화하면 필요한 약재를 곧바로 쓸 수 있도록 정제된 약재를 즉각 배달해 주기 때문이다.

필자가 관찰한 16개 한약방 중 8개소에만 종사원이 고용되어 있으며, 나머지 8개소는 한약업사 혼자 모든 일을 처리해 나간다. 고용 한약방 중 4개소에는 여성 종사원이 근무한다. 비고용 업소들도 예전에는 대부분 최소한 1명이라도 종사원을 고용했다. 종사원을 고용하지 않는 경우에는 한약업사의 부인이 손님 접대와 전화 받기, 청소, 한약 정제와 수치 등의 약방 일을 돕는다. 동광한약방(1928년생, 박경열)은 건강원을 운영하는 장남이 한동안 수종하며 일을 거들었는데, 독립한 다음부터는 부인이 손님에게 마실 것을 내어오거나 청소하는 등의 일을 돕는다.

약재 관리와 법제, 한약 처방과 조제 업무는 사람의 건강과 생명은 물론 비방 등 한약방 고유의 지적 자산의 보존·승계와 영업활동과도 관련되는 문제이므로 믿을만한 사람이 필요하다. 따라서 가족 구성원이 약방 일을 주도적으로 지원하는데, 춘원당한약방(양명주, 1926년생)의 경우는 과거 종업원이 있더라도 채약 경험이 있는 한약업사의 부인이 줄곧 약재 관리와 법제 등 약방 일에 적극적으로 참여했다. 다음은 한약업사 양명주 부인의 구술내용이다.

약방을 시작한 이후로는 이 일을 줄곧 했지요. 약을 씻어 말리고 썰고, 법제하고, 첩약을 싸는 등 온갖 일을 다 했지요. 종업원 하고요.
특히 약 썰기가 참 힘들어요. 참 많이 썰었어요. 한두 근, 일이십 근은
괜찮은데, 때로는 한번에 200근, 300근까지 썰 때도 있어요. 이럴 때
는 밤늦게까지 약 써는 일을 하지요. 특히 설이 다가오면 손님이 많아
밤 2시까지 약을 짓던 때도 있었어요. 종업원은 퇴근하고 남편과 둘
이서요.[6]

원로 한약업사들이 이처럼 혼자 아니면 가족이나 여성 종사원 위주
로 약방을 꾸려나갈 수 있음은 절단기계의 보급과 한약재 규격화 사업
으로 인한 업무의 대폭적인 감소 외에도 고령이어서 고객이 많이 줄어
든 때문이다.

2. 한약방의 약업 기능과 생활물증

한약방에서는 약재를 반입, 정제한 후 처방을 내려 첩약을 지어주거
나 湯湯·환丸·산散·고膏·정제錠劑 등 여러 형태로 제조해서 판매한다.
이를 위해서는 여러 가지 기구나 도구가 필요한데, 그 과정에서는 관련
문서자료나 사진, 상징적 물건들도 생산된다. 이와 같은 약업의 여러
생활물건들은 차츰 기능의 상실로 자연 소멸되거나 형태가 변형되었
다. 오래 전부터 생산, 활용되어온 물건들 중에는 형체도 없이 사라져
버린 것이 있는 반면, 박물관이나 한방 업소에 유물로 전시, 보관된 것
도 있다.

전통 의약기구는 기능과 용도에 따라 채약도구와 약연기, 약성주기,
약 도량형기, 제약기, 약장기, 약탕기, 의료기구와 의료보조기구 등으로
나뉜다[7] 이 중 한약방의 기능과 관련되는 의약기로는 약연기와 약 도

---

6) 양명주의 부인 박씨(1926년생, 춘원당한약방) 제보. 2006년 10월 17일(3-
   05LH17102006양명주001).

량형기, 제약기, 약장기, 약탕기 등이다. 한약방의 생활물증은 ①약재의 정제·보관·관리, ②환자 집증과 한약 처방·법제·제조, ③약재 유통, ④ 한약방 광고와 상징화 등의 기능에 따라 분류 가능하다.

1) 약재의 정제, 보관, 관리 기능과 생활물증

생산자나 수집상, 혹은 판매업소 등으로부터 약재를 반입하여 정제·보관·관리하는 데 필요한 한약 기구로는 약재를 규격에 맞게 절단하는 작두(혹은 석두)와 이를 보관하기 위한 약장기류가 주종을 이룬다. 산약을 많이 사용했던 예전에는 대부분의 약재가 정제되지 않은 상태로 반입되었으므로, 한약방에서 이를 세척·건조시킨 후 알맞게 썰어 잘 보관하면서 사용했다.

약작두는 한약방의 필수품으로서 약재를 정제하기 위해 일정한 크기로 절단하는 도구이다. 절단한 약재를 건조시키는 맷방석, 멍석, 봉태기 등의 물건들도 약방마다 구비되어 있었다. 지금은 대부분의 약재가 곧바로 사용할 수 있도록 제약공장이나 한약도매상으로부터 반 가공된 규격품 형태로 유통되므로 한약방에서는 녹용과 인삼 등 소량의 약재들만 정제해서 사용한다.

따라서 약재 건조 용구는 거의 발견되지 않는 반면, 약작두는 약방마다 1~2개씩 구비되어 있다. <그림 IX-9>의 약작두는 한약업사 최종만(1928년생, 향일한약방)이 1963년도에 최초로 개업할 때 구입해서 46년 동안이나 사용해온 것이다. 날이 무디어지면 숫돌에 갈아 반복적으로 사용하기 때문에 <그림 IX-8>처럼 날의 가운데가 닳아 마치 활처럼 휘어져 있다.

---

7) 국립문화재연구소, 『民間醫藥』(한국민속종합조사보고서 26), 1999, 270~362쪽.

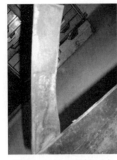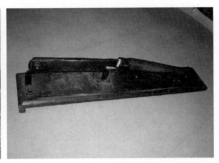

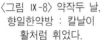

〈그림 IX-8〉 약작두 날,　　〈그림 IX-9〉 약작두, 향일한약방 : 한약업사
　향일한약방 : 칼날이　　최종만이 약방을 처음 개업하던 1963년에 구입한
　활처럼 휘었다.　　　　　것이다.

　정제나 수치한 약재를 약성 변화 없이 잘 보관하는 문제는 한약방의 중요한 업무 중의 하나였다. 약재가 부족하고 유통시스템이 원활하지 못했던 예전에는 1년 동안 사용할 약재를 한꺼번에 반입하여 보관했으므로, 특히 여름철에는 곰팡이가 슬거나 벌레가 생기지 않도록 상당한 주의를 기울였다. 약재 창고뿐만 아니라 약을 담아두는 기구 또한 통기성이 좋아야 했다. 1950년대까지 존속했던 한약방 천장의 종이 봉지 괘약掛藥은 최상의 약재 보관방법에 속했다.

　약장기류에는 약 항아리와 약장, 약통, 약쟁반, 약병, 약단지, 환약통, 약주머니, 약부대, 법제한 약만을 보관하는 초약기炒藥器 등이 있다. 이들은 목재나 사기, 섬유질, 종이 등으로 만들어졌다. 이 중 한약방에서 많이 사용하는 것은 정제한 약재를 보관하는 약장과 약통, 귀중약 보관함, 약궤, 독·극약장 등이다.

　1997년부터 실시된 한약재 규격화 사업으로 대부분의 약재가 반 가공된 상태로 밀폐된 비닐규격 봉투에 포장된 채 유통되므로, 지금은 약재 관리가 한결 수월해졌다. 언제든지 전화만 하면 도매 업소에서 주문한 약재를 곧바로 배송해 주기 때문에 한꺼번에 많은 양의 약재를 구입할 필요가 없다. 따라서 한약방에서는 당장 사용할 만큼의 약재만 약장

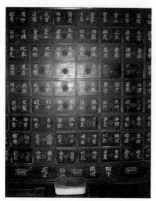

〈그림 IX-10〉 약장, 복원당한약방

에 보관한다. 많이 쓰이는 일부 약재나 희귀 약재, 특수 약재 등은 별도의 약통이나 약궤, 약병에 담아 보관한다. 약장이나 약통, 약궤는 보통 목재로 만들어지나, 일부 약통은 합판이나 양철, 플라스틱으로 되어 있다.

약장은 실용성과 형태나 꾸밈새의 미감이 뛰어난 대표적인 한약기구 중의 하나로서 한약방의 상징이기도 하다. 약장은 재질이 단단하여 오랜 시간에도 뒤틀리지 않으며 통기성과 방충·방습 효과가 큰 오동나무나 기목나무 등으로 만들어진다. 규모에 따라 약간의 차이는 있지만, 약장에는 보통 200~300종의 많은 약재가 보관 가능하다. 2칸 서랍의 약장이 보편적이나 어떤 약장은 가장 윗부분에는 3칸, 중간에는 2칸, 아래쪽에는 1칸 서랍이 각각 배치되기도 하며, 활용되는 약재의 양과 사용 빈도에 따라 위치가 다르다. 가장 밑 부분에는 잘 쓰이지 않거나 귀중한 약, 첩지나 저울 등을 넣어두는데, 표면에는 삼·용蔘·茸, 포·지包·紙, 기·형機·衡 등의 글자가 쓰여 있다.

약장은 오래될수록 크기가 작다. 예전에는 약성이 뛰어나 소량의 약재만으로도 처방 효과가 양호했기 때문이다. 예를 들면, 당귀의 경우 1cm 크기만으로 충분했지만, 지금은 2~5cm를 써야 비슷한 약효를 낼 수 있다. 계승 한약방의 경우에는 선대의 약장을 활용하지는 않으나, 상징성 제고와 유품 보존을 위해 장식 용도로 보관한다. 보생당, 복원당, 천수당 등의 한약방에서 확인된 바와 같이, 약장 규모는 세대마다 2~3배가량 규모가 차이난다.8)

---

8) 관련 내용은 제Ⅶ장 3절 '비방의 전승과 현재적 의미' 183~184쪽을 참조

인삼이나 녹용, 사향 등 귀중약은 철제 캐비넷을 비롯한 별도의 약
궤藥櫃에 넣어 두든지 아니면 일반 약장의 하단 약서랍에다 넣고 자물
쇠로 잠가 보관했다. 향일한약방은 2개의 캐비넷을 활용하며, 천수당
한약방은 나무로 만들어진 별도의 약궤를 구비하고 있다. 특히 천수당
한약방은 <그림 IX-13>처럼, 중재重材[9]와 독·극약 등 특수약재는
삼·녹용蔘·鹿茸, 독약·극약毒藥·劇藥, 험방·집취驗方·集聚, 해석·당재海
石·唐材 등으로 분류한 소형 약궤에다 보관한다. 특별히 많이 쓰이는
약재는 겉면에 동·의·보·감東·醫·寶·鑑이라 새긴 대형 약궤 속에 보관
한다.

독·극약은 보관상 특히 주의를 요하는 약재로서, 보건 당국에서도 이
를 철저히 관리·감독한다. 따라서 모든 한약방은 독·극약 전용의 소형
약장을 별도로 설치한다. <그림 IX-11>처럼 약통 겉면에는 검은 색의
'독毒' 자와 붉은 색의 '극劇' 자를 새겨 넣고 자물쇠를 장착했다. 아울러
서 '독·극약판매대장'을 반드시 구비하여 판매일자, 구입자 이름, 나이,
주소, 연락처, 직업, 구입자 서명날인, 판매량, 재고량 등을 기재했다. 관
할 보건소에서는 감독관이 연간 2
회 한약방을 방문하여 판매대장을
비롯한 관리 상태를 점검한다.

약장에 넣고 남는 약재는 규격
품 형태로 진열대에 적재, 보관된
다. 일부 한약방에서는 잔여 약재
를 밀폐된 비닐봉지 대신 합판이
나 목재, 양철, 플라스틱으로 만들
어진 사각 혹은 원통형의 약통에
보관한다. 이는 '한약도 살아 숨을

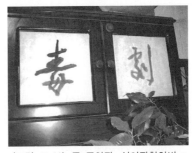

〈그림 IX-11〉 독·극약장, 선인장한약방 :
서예가이기도 한 이기인의 필체가
유려하다. 상당 중앙에는 잠금장치가 있다.

하시오.
9) 귀중 한약재.

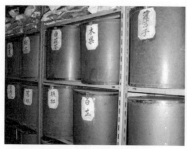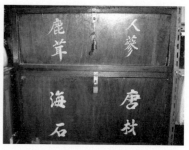

〈그림 IX-12〉 약통, 춘원당한약방 : 나복자蘿葍子, 목과木果, 백지白芷 등 약재 이름을 적은 종이를 부착했으며, 상단에는 잠금장치가 장착되어 있다.

〈그림 IX-13〉 약궤, 천수당한약방 : 잠금장치가 있고, 인삼·녹용人蔘·鹿茸, 당재·해석唐材·海石 등의 약명이 표시되어 있다.

쉬어야 한다'는 약재의 생명력에 대한 전통적인 인식을 반영한다.

아래 <그림 IX-12>처럼, 춘원당한약방은 합판으로 제작된 원통형의 약통에다 자물쇠를 장착하고, 겉면에는 약재 이름이 기입된 종이를 부착하여 구별한다. 복원당한약방은 플라스틱 약통에다 유사한 방식으로 잔여 약재를 넣어 보관한다(122쪽 <그림 V-12> 참조). 이들 약통은 앵글로 조립된 약재 진열 공간(춘원당)이나 전통 가옥의 마루(복원당)에 각각 보관된다.

2) 집증과 한약 처방, 법제, 제조 기능과 생활물증

한약방에서는 고객이 방문하면 그를 맞아 집증 후 처방을 내리고 법제 등을 통해 탕·환·산·고제 등의 한약을 만들어 제공한다. 한약방에서는 이러한 기능에 필요한 여러 종류의 한약 도구나 물건을 사용해 왔다.

적합한 약성을 내고 약효를 높이거나 독성 제거를 위해서는 특정 약재를 술酒炒이나 꿀蜜灸·蜜炒, 소금물鹽炒, 소금물과 술鹽酒炒, 생강즙薑炒, 심지어는 어린 아이의 오줌童便炒 등과 배합하여 열을 가해 굽거나 볶고 찌는 등의 법제를 한다.[10] 숙지황은 아홉 번씩이나 쪄서 말리기를

반복하는 이른바 '구증구포九蒸九炮' 과정을 거쳐야 할 정도로 법제하는
데 많은 노력과 세심한 주의가 필요하다. 이를 위한 대표적인 법제 도
구에는 약재를 굽거나 볶고 찌는 초기炒器나 증기蒸器가 있다. 현재 웬
만한 약재는 한약공장에서 절단과 법제 과정을 거쳐 반 가공된 형태로
유통되지만, 세밀한 법제는 해당 한약방에서 하고 있다. 따라서 대부분
의 한약방에서는 후라이펜 모양의 홈이 깊은 철제 초기와 약을 휘젓는
법제용 쇠 주걱을 보유한다.

집증 및 처방과 관련된 물건으로는 동인도銅人圖와 동인銅人, 처방전,
한의약서, 비방을 비롯한 경험방과 주요 처방 모음집 등을 들 수 있다.
동인도와 동인은 장부臟腑의 구조와 기혈의 흐름을 한눈에 볼 수 있도
록 인체구조를 종이에 그리거나 청동으로 만든 모형으로서, 환자 상담
과 집증 과정에 활용된다. 한의원과는 달리 한약방에서는 이를 잘 활용
하지 않았지만, 동광한약방을 운영하는 박경열(1928년생) 등 일부 한약업
사들은 집증 과정에 활용해 왔다.

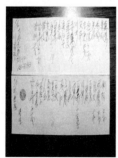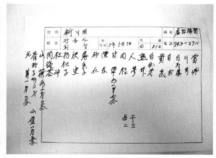

〈그림 IX-14〉 한약 처방전,   〈그림 IX-15〉 한약 처방전, 인산한약방
항일한약방

---

10) 黃度淵(裵元植 監修), 『對譯證脈·方藥合編－辨證增補版』, 서울 : 남산당,
    2002(1978), 149~150쪽.

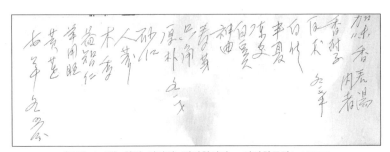

〈그림 IX-16〉 한약 처방전, 진가한약방 : 가미향군탕加味香君湯

　한약방에서 '방문' 혹은 '약방문', '화제' 등으로 일컫는 처방전은 한
약업사가 고객을 집중한 후 적합한 약재 가지 수와 배합량, 가미 혹은
가감 내용 등을 적은 일종의 '진료부'를 의미한다. 대부분의 한의약 고
서들에는 저자의 오랜 임상경험의 결과물이기도 하는 주요 처방들이 수
록된다. 한약업사들은 기성 한의서를 바탕으로 자신의 임상지식을 부
가, 응용하여 환자마다 처방전을 기록한다.

　지금은 한약업사의 처방전 기록 행위가 '혼합 판매'에 한정된 업권을
넘어서는 문제로 제기될 수 있어 약 짓는 편의상 생산된 것은 활용 후
곧바로 폐기된다. 하지만 일부 처방전은 연구 혹은 재활용 차원에서 별
도의 노트에 보관된다.

　필자는 현지조사 도중 최종만, 진영원, 류경희 등의 몇몇 한약업사로
부터 10여 장의 처방전을 수집하였다. 위 〈그림 IX-14〉, 〈그림 IX-15〉,
〈그림 IX-16〉은 이들이 생산한 처방전 일부이다. 류경희처럼 한약방
에서 자가 제작한 처방전 양식을 활용하는 경우도 있지만, 대부분은 달
력 이면지, 한지, 프린트 용지 등을 적당한 크기로 잘라 사용한다. 한약
방 처방전에는 고객의 기본 신상(나이·이름·주소·연락처) 외에 집중 결과(병
명·증세)와 처방 내용(처방 명·약재 이름·배합량)이 기재된다.

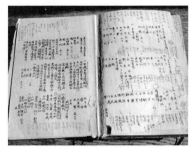
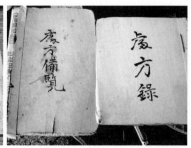

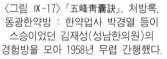

〈그림 IX-17〉『五峰青囊訣』, 처방록, 동광한약방 : 한약업사 박경열 등이 스승이었던 김재성(성남한의원)의 경험방을 모아 1958년 무렵 간행했다.

〈그림 IX-18〉 2대 처방록, 천수당한약방 : 오대준(좌)과 그의 부친(우) 처방록

　한약업사들은 연구와 처방과정에 참고할 목적으로 처방집이나 각종 한의약서를 소장한다. 이 중 463종의 처방이 들어있는 『방약합편』은 가장 많이 활용되는 한의서 중의 하나로서, 한약방마다 소장된다. 일부 계승 한약업사들은 상당량의 한방 고서를 소장한다. 3대 계승자인 박유홍(1942년생, 보생당한약방)은 조부 대부터 사용해온 『동의보감』을 비롯한 100여권의 고서를 소장한다.

　한약방에는 한방 고서 외에도 한방병원이나 관련 단체, 개인이 편찬한 임상처방 자료집도 보유한다. 동광한약방의 박경열(1928년생)은 스승인 고 김재성(대구 성남한의원)의 『오봉청낭결五峰青囊訣』을 비롯하여 대구한의사회의 『임상처방집臨床處方集』, 대전대학교 한방병원의 『한방병원처방집韓方病院處方集』등을 소장한다. 한약업사들은 이들 고서나 처방 자료집 외에도 평생을 한약업에 종사해오면서 수집한 비방과 경험방, 주요 기성 처방 등을 한데 엮은 독자적인 처방집을 보유한다. 천수당한약방의 오대준(1921년생)은 〈그림 IX-18〉처럼, 부친의 『처방록處方錄』과 자신의 『처방비람處方備覽』을 모두 소장한다. 이들 자료들은 실제 처방과정에서 참고나 비교 혹은 원용되는 등으로 소중하게 활용

되어 왔다. 이 중에는 특정 부분에 탁월한 치료효과를 갖는 이른바 '비
방'도 포함된다.

한약업사 류경희(1924년생)는 20여 년 전에 여러 한의약서의 주요 처방
과 자신의 경험방을 한데 모아 '상上'이라고 이름붙인 처방록을 만들었
다. 전체적으로는 멀미약, 탈모증을 비롯한 생활병과 각종 질환을 신체
부위별, 병별로 37개의 항목으로 분류했다. 각 처방은 '병증'과 '처방
내용'을 각각 나타내는 '치治'와 '방方'으로 구분되며, 처방 이름과 병
증, 약재 종류, 배합량, 가미 내용 등이 명시된다. 동일 처방도 남·여 성
별에 따라 구분된다. 한의약서의 주요 처방은 '원본 쪽수'를 뜻하는 '본
115'로 표시함으로써 경험방과 구분하였다. 처방록의 37개 질환별 처방
분류 항목은 다음과 같다.

·부인부婦人部	·맹장염부盲腸炎部	·담석증膽石症
·족부足部	·면종부面腫部	·어혈통부瘀血痛部
·족슬부足膝部	·두통부頭痛部	·현훈부眩暈部[11]
·정간부疔間部[12]	·유정·몽정부遺精·夢精部	·수병水病[13]
·한부汗部	·탈항부脫肛部	·늑막부肋膜部
·해소부咳消部	·비위부脾胃部	·유종부乳腫部
·이부耳部	·설리부泄痢部	·각기부脚氣病
·오간부五癇部[14]	·심견배부心肩背部	·골수저통骨髓諸痛
·간부肝部	·산증부疝症部[15]	·좌골신경통坐骨神經痛
·황달黃疸	·소변부小便部	·수면불안증睡眠不安症
·설부舌部		·설부 및 실음부舌部 及 失音部
·안면부眼面部		·몽병·심병·잡병夢病·心病·雜病
·소갈부消渴部		·불면·임파선부不眠·淋巴腺部
·편도선·축농부扁桃腺·蓄濃部		

---

11) 어지름증.

처방한 혼합 약재들은 탕약 제
조용의 목제 약상자나 자루에 한
데 담겨진다. 가정에서 약을 달여
복용하던 예전에는 1회 복용 첩지
로 포장되었다. 첩지는 보통 정사
각형의 한지가 활용되었다. 약 한
첩은 가정용 재래식 약탕기로 달
여 복용할 수 있는 1회분에 해당

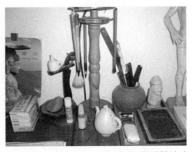

〈그림 IX-19〉 약방 붓과 벼루, 동광한약방

되며, 스무 첩이 한 제劑다. 한약 처방마다 보통 10여 종 내외의 약재가
일정량씩 배합된다. 따라서 약 한 제를 지어 포장하는 데는 약장으로부
터 약을 꺼내 작근, 배합하여 약첩을 싸기까지 상당한 시간이 소요된다.

예전에는 보통 방바닥에다 첩지를 배열해 놓고 첩약을 싸기도 했지
만, 일부 한약방에서는 1.5m×2.5m×0.3m 가량의 목제 약탁자를 이용했
다. 동광한약방과 복원당한약방에는 약 짓는 탁자가 지금도 남아 있다
(<그림 IX-20>). 한약방에서는 주문받은 첩약을 포개쌓은 후 운반이 용이
하도록 노끈으로 묶었다.

현대식의 필기도구가 보급되기 이전에는 붓을 이용하여 처방전을 기
재했다. 동강당한약방이나 동광한약방, 보생당한약방 등에는 이전에 사
용하던 약방 붓과 벼루, 먹 등이 보존되어 있다. 이 중 3대 계승자인 박
유홍(1942년생, 보생당한약방)이 소장하는 벼루함은 일제 강점기부터 한약업
을 해온 그의 조부가 사용하던 것으로서 벼루, 먹, 붓, 물통이 한 세트
를 이루고 각각을 담는 4개의 공간으로 나누어진다.

---

12) 가렵고 붉은 돌기가 생기는 피부병의 일종.
13) 다리가 붓는 병.
14) 5가지 지랄병.
15) 정낭精囊이 부풀어 오르는 병.

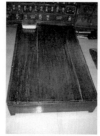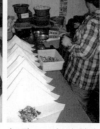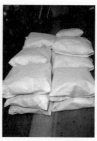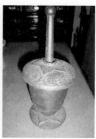

〈그림 IX-20〉 약방 탁자, 복원당한약방.　　〈그림 IX-21〉 약 첩지, 동광한약방.　　〈그림 IX-22〉 첩약 포장, 동광한약방.　　〈그림 IX-23〉 약절구, 동강당한약방.

　　지금은 한약방에서 자동약탕기로 달여주므로 처방해서 지은 약은 곧바로 부직포나 천으로 만들어진 약주머니에 한데 담겨진다. 일부 전문 탕제원에는 전통적인 제탕 원리를 적용시킨 돌솥약탕기를 활용하지만, 한약방에서는 대부분 스텐레스 자동약탕기로 약을 달인다. 한약방에는 약탕기 외에도 달인 탕액을 포장하는 포장기계, 약을 짜는 주머니와 막대, 약체 등도 구비되어 있다.

　　한약 소비가 많은 일부 반가에서는 약을 쉽게 짜기 위한 목제 약틀을 구비하기도 했다. 행인杏仁과 도인桃仁 등 견과류나 일부 딱딱한 약재는 달이기 전에 맷돌에 갈거나 절구통 혹은 호박에 넣고 약절구나 공이로 부순다. 쇠 호박은 분쇄과정에서 몸체를 고정시키고 약재가 밖으로 튀어나오지 않도록 하기 위해 받침대와 뚜껑을 각각 장착한다. 영사靈砂나 주사朱砂 등 어린 아이의 경기 치료용 약을 분말로 만들어 제조하는 데는 막자乳鉢나 약 공이乳棒, 약솔 등이 활용된다.

3) 약재 유통 기능과 생활물증

　　약재의 도·소매과정에서 가장 빈번하게 활용되어온 한약기구는 약 도량형기다. 그 중에서도 가장 대표적인 것은 약저울로서 손저울과 들저울, 탁상 저울 등으로 나뉜다. 약저울은 분평分平, 약평藥平, 약형藥衡이라고도 일컫는데, 약방에서 주로 사용한다고 해서 '약방 저울'로도 통한다.

<그림 IX-24>와 <그림 IX-25>처럼, 손저울은 푼分·돈錢·냥兩·근斤16) 저울 등 소량의 약재를 한사람이 측정할 수 있는 저울이다. 들저울은 약 가마니나 자루, 원형의 짝약 뭉치 등 큰 부피의 약재를 최소한 두 사람 이상이 동원되어야만 측정할 수 있는 저울이다. 들저울은 대량의 약 뭉치를 들어올리기 위해 저울 머리에 막대를 장착시키므로 '대저울'로도 일컫는다.

손저울은 저울대에 약재를 얹는 양철 그릇이 장착되어 있는 반면, 들저울은 대량의 약재 더미를 끌어올릴 수 있는 쇠갈고리가 달려 있는 점이 다르다. 손저울은 첩약을 짓는 과정에서 그리고 들저울은 도매할 때 주로 사용되었다. 1근 이상의 중간 부피를 측정할 수 있는 근저울은 채약자들이 팔러오는 산약을 구매할 때 간혹 사용된다. '은형銀衡'으로 불리는 푼저울은 극약이나 귀약貴藥, 금은 등 미세한 분량의 약재를 측정하는 데 활용되며, <그림 IX-24>처럼 비파형 모양의 저울집

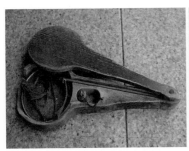
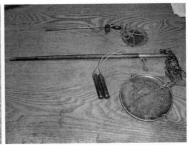

〈그림 IX-24〉 푼저울과 저울집,
진가한약방.

〈그림 IX-25〉 푼저울과 냥저울,
동광한약방.

---

16) 1푼=0.375g, 1돈=3.75g, 1냥=37.5g, 1근=600g.

에 보관된다.

이들 약방 저울은 이제 한약방에서 거의 사용되지 않는다. 약재 도매 기능이 소멸되었을 뿐만 아니라, 첩약을 짓는 데도 대부분 간편한 현대식의 탁상용 '그램(g)' 단위 저울을 활용한다. 한약방에서는 간혹 팔러오는 채약자들의 원형약재를 구매할 때 활용하는 정도이다. 일부 손저울은 기능은 사라졌으나, 선대의 유품으로 혹은 평생의 손때가 묻은 약업의 상징물로서 종종 약장 서랍에 장식용으로 내걸린다. 대부분의 한약방에서는 이러저러한 이유로 약방 저울들을 몇 개씩 소장한다. 대구약령시에서 3대째 한약방을 계승하고 있는 최종대(1937년생, 대구한약방)는 조부 대부터 사용해온 약저울 5종을 모두 보관하고 있다.

약 도량형기 외에 약재 거래 장부나 '장끼'로 일컬어지는 약재 주문서, 포장용기나 운반용 지게, 수레, 달구지, 리어카, 자전거 등도 약재 유통에 필요한 물건들이었다. 비닐이나 마대, 상자 등이 나오기 훨씬 이전에는 운반용 약재들이 가마니나 멱서리(섬), 오장이 등으로 포장되었다. 멱서리나 오장이는 가마니가 나오기 이전 볏짚으로 엮어 만든 것으로서 1920년대 만주나 대만 등지의 원거리로 약재를 수출할 때 포장하던 용기였다.[17]

약재 거래대금을 계산하는 주판 또한 한약방의 필수품이었다. 건재한 약방의 경우 두루마리에다 수백 종의 약재 가지 수와 수량, 가격을 적어오는 고객들을 상대로 회계처리를 빈틈없이 해야 하기 때문이다. 처음에는 5알 주판이던 것이 나중에는 4알로 바뀌었다. 주판 셈법에 더 익숙한 원로 한약업사들은 전자계산기가 보급된 이후에도 오히

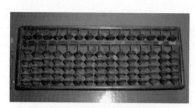

〈그림 Ⅸ-26〉 약방 주판, 보생당한약방.

---

17) 약령시부활추진위원회, 앞의 책, 331쪽.

려 주판 사용이 더 쉽다고 하면서 계속해서 활용한다. 일부 계승 한약방에서는 선대 한약업사가 사용해오던 주판을 유품으로 소중하게 간직한다. 3대 계승업소인 보생당한약방(1942년생, 박유홍)에는 1대 한약업사인 그의 조부가 사용하던 5알 주판이 100여권의 한방 고서, 한방 벼루함 등과 함께 보존되어 있는데, 뒷부분에는 '광신당한약방'이라는 당시 상호가 쓰여 있다.

첩약을 짓는 과정에서 인삼이나 녹용 등 소량의 일부 약재는 즉석에서 썰어 활용된다. 이때 절단된 약재를 담기 위해 작두 날 밑에다 나무로 제작된 소형의 약상자를 놓고 쓴다. 좀 더 큰 규모의 약상자는 처방후 혼합한 약재를 한데 담는 데 쓰인다. 약상자는 달인 탕약 봉지를 식히거나 탕제한 감기약과 원기회복약(쌍화탕·십전대보탕), 환약 등 판매용의 약봉지를 진열하는 용도로도 쓴다.

약재는 보관 도중 벌레가 먹거나 자연적으로 부스러지기도 하는데, 건재를 팔거나 첩약을 지을 때는 챙이나 채(얼기미)로 이를 걸러낸다. 약챙이는 상하로 까불어서 생기는 바람의 힘으로 이물질을 날려보낸다. 약채는 좌우로 흔들어서 생기는 중력으로 약 부스러기를 걸러낸다.

4) 한약방 광고와 상징 생활물증

한약업사들은 항시 자가 한약방의 존재와 특장을 사람들에게 널리 알림으로써 방문의 수월성 제고와 잠재 고객 확보는 물론 전통의약의 업소 이미지를 강화하고 상징성을 높이려 한다. 외형적으로는 한약방 상호와 연락처, 장소 이전 사실 등의 정보들이 부착형과 돌출형 간판을 통해 광고된다. 때로는 일제한약방과 인산한약방처럼 개업 초기에 내걸었던 낡은 목제 간판이 역사와 전통의 상징물로서 병용된다.

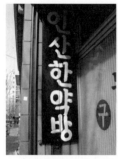 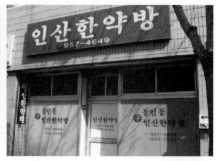

〈그림 IX-27〉 오래된 간판,   〈그림 IX-28〉 한약방 건물 광고, 인산한약방.
인산한약방.

　한약방 간판은 글자만으로 이루어진 것도 있지만, 한방 업소의 이미지를 부각시키기 위해 보약재로 쓰이는 녹각이나 사슴 혹은 전통 약탕기 등 상징성 있는 그림이 삽입되기도 한다. 일부 한약방에서는 유리창에 자가 업소의 '비방 상담'이나 '산삼 감정'을 알리는 광고물을 부착한다. <그림 IX-28>에 나타나 있는 것처럼, 한약업사 류경희의 인산한약방 사례를 통해 건물 광고 형식과 내용을 구체적으로 살펴보자. 첫째, 연락처는 약방 외에 자택의 것까지 게시함으로써 부재 시에도 고객과의 소통을 원활히 하고자 한다.

　둘째, 한약방 상호는 2개의 간판과 창유리를 통해 광고한다. 하나는 현대식의 대형 간판으로서 부착형이고, 다른 하나는 <그림 IX-27>처럼 개업 초기 검은 바탕에 하얀 글씨로 새겼던 오래된 목제 간판이다.

　셋째, 단골을 비롯한 기존의 고객들에게 약방 이전 사실을 인지시킬 목적으로 '구 동인동 인산한약방'이라는 광고 문구를 창유리 두 곳에다 적시하였다. 경기도 강화지역에 한약업사 허가를 취득했던 류경희는 1970년대 대구 동인동으로 전입하여 정착한 후 30년 동안 그곳에서 줄

곧 한약방을 운영했다. 그러다가 10여 년 전부터 지금의 장소로 이전
했다.

한약방 내부에는 한약 진열장을 별도로 설치하여 처방약 표본이나
희귀 약재, 이름난 보약 등을 전시한다. 천일당한약방의 경우 자가 제
조한 우황청심원이나 경옥고 등을 진열해 둠으로써 방문객에게 홍보한
다. 한약방 창유리에 '통풍痛風 상담'이라고 써 붙여놓은 진가한약방의
사례처럼, 일부 업소는 특화된 자가 비방을 알린다. 달력이나 탕약 박
스, 약 보자기, 약봉지 등도 한약방에서 해당 업소를 알리기 위해 사용
하는 물건 중의 하나이다. 방문 고객의 신뢰를 제고하고 사회적 표지로
서 동질감과 일체감을 강화하기 위한 한약업사 자격증과 정회원지장,
표창장, 감사장, 신임장 및 유력 인사와의 촬영사진, 십자가 등의 종교
적 표징들도 해당 한약업사와 한약방의 정체성을 강화하고 홍보하기
위한 물증이다.

일부 건재한약방에서는 상권 확장을 위한 홍보자료를 제작하여 각처
의 관련 업소로 배포했다. 여기에는 약재의 종류와 가격, 구입대금 정산
방법, 연락처, 주소 등이 적시되어 있다. 천수당한약방이 소장하고 있는
개성 삼용상회蔘茸商會의 신년 인사 '약방 엽서'(<그림 IX-29>, <그림 IX
-30>)는 당대 한약방의 거래관행과 광고방식 및 약재 종류와 시세 등을
알려주는 중요한 물증 중의 하나이다.

경남 진주에서 한약방을 운영하는 오대준은 부친의 약업을 계승하고
있다. 일제 강점기 경남 합천에서 일산한약방을 운영했던 그의 부친 오
도호吳道浩는 대구 약전골목이나 개성 등지로부터 약재를 조달했다. 과
거에도 한약업자들은 연말연시에 연하장을 주고받곤 했다. 특히 각처에
거래처를 두고 있던 한약 도매 업소에서는 '한약시세표'를 기입한 연하
엽서를 자체적으로 제작하여 발송했다.

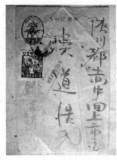

〈그림 IX-29〉 개성 삼용상회
연하엽서, 천수당한약방,
1947.1.5.

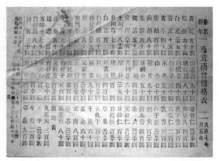

〈그림 IX-30〉 개성 삼용상회 한약시세표,
천수당한약방, 1947.1.5. : 연하엽서 후면.

이 약방 엽서는 개성 '삼용상회'로부터 1947년 1월 초에 보내온 것으로서, 수취인은 오대준의 부친 오도호이고, 주소는 '합천군 적중면 상시리 일산한약방'으로 되어 있다. '일산'은 오대준 부친의 아호다. '大日本帝國○○' 글자가 엽서 자체에 인쇄되어 있는 것으로 보아 일제 강점기 제작된 것으로서, 광복 이후에도 한동안 통용되었음을 알 수 있다. 엽서 가격은 5전이며, 일제 엽서에 '조선해방'을 기념하는 20전짜리 우표가 부착되어 있다. 이로써 보건대, 당시 엽서 1장당 우편요금이 25전임을 엿볼 수 있음과 동시에 일제 강점과 조선 해방의 상반된 시대 표상이 겹쳐있는 아이러니를 읽을 수 있다.

발신자는 '삼용상회'로서 주소 란에는 '開城府 ○町 630'이라고 적혀있다. '근하신년'이라는 글귀가 인쇄되어 있는 것으로 보아 업소 홍보겸 연말연시 인사의례 목적으로 제작된 것임을 알 수 있다. '소포료 12근 10원, 36근 50원', '주문 시에는 우편환으로 선금 송부하세요' 라는 인쇄글로 보아 약재 주문 시 구입자가 운송료를 부담하고, 약가 총액의 일정 비율을 미리 지불했음을 알 수 있다.

엽서 뒷면에는 각종 한약명과 근 당 약가가 기재된 '삼용상회가격표'가 제시되어 있는데, 72종의 주요 거래 약재와 약가 내용은 <표 IX-1>

과 같다. 가장 비싼 약재는 절삼切蔘으로 근당 900원이며, 그 다음으로
원육 800원, 초과 550원, 화정향 500원, 포부자 500원, 원두충 500원
등이다. 가장 값싼 약재는 근당 10원인 백지이며, 독활 15원, 백출과 향
부자, 후박이 각 25원이다. 구증대九蒸大와 구증중九蒸中은 생지황을 구
증구포 방식으로 법제한 숙지황 큰 것과 중간 부피의 약재로서 각 350
원과 250원이다.

〈표 IX-1〉 개성 삼용상회 약재 가격표, 1947.1.5

약재	약가	약재	약가	약재	약가	약재	약가
황기	90원	반하	90원	천황련	400원	지각	120원
길경	60원	사삼	50원	패모	130원	당목향	400원
백출	25원	원지	200원	마황	90원	전충	450원
창출	65원	오미자	70원	원구향	250원	원사인	320원
황령	40원	백하조	80원	삼릉	120원	일사인	150원
시호	120원	지실	30원	원두충	500원	태계피	150원
전호	80원	산수유	90원	포부자	500원	초과	550원
강활	60원	통두단	80원	원계피	130원	원랑천	110원
독활	15원	백복령	40원	태계피	70원	간황	60원
당택	85원	백개자	30원	원조매	100원	배금	60원
토천궁	85원	목과	50원	각랑	150원	원육	800원
일천궁	70원	산사	70원	별갑	300원	저령	320원
백지	10원	진피	90원	익지인	450원	오수유	80원
백작약	110원	법신곡	50원	육두구	400원	열지황	-
향부자	25원	영사	400원	화정향	500원	구증대	300원
형개	60원	고련피	60원	산조인	200원	구증중	250원
맥문동	100원	후박	25원	유황	300원	영특	200원
차전자	70원	방풍	100원	백간잠	250원	절삼	900원

한의약의 심오한 사상이나 한약업이 지향해야 할 생활실천 원리와
경구, 한약업사의 좌우명 등을 한자로 적은 액자나 족자는 한약방의 이
미지 제고를 위해 가장 보편적으로 활용된다. '인구재약人救在藥', '제세
신약劑世神藥', '인술시업仁術是業', '신농유업神農遺業', '연심청지鍊心淸

志’ 등은 그러한 몇 가지에 해당한다.

　사람의 병을 다스리고 건강을 도모하는 업소로서 방문하는 고객들에게 교훈이 될 만한 ‘건강 십칙健康 十則’(춘원당한약방)이나 ‘의가 십요·병가 십요醫家 十要·病家 十要’(천일당한약방) 등의 글귀를 담은 액자도 내걸린다. 이들 액자나 족자는 한약방을 개업하거나 이전할 때 자가 제작하거나 혹은 이러저러한 인연으로 지인들이 선물로 가져온 것들이다. 서예 기능을 지닌 일부 한약업사들은 유명한 옛 문인의 글이나 불교경전 등 생활의 지침이 될 만한 글귀를 작품으로 만들어 걸어두고 ‘정업’의 지침으로 삼는다. 50년 이상이나 서예를 닦아온 한약업사 이기인은 ‘안심이해安心似海’, ‘연비어약鳶飛魚躍’, ‘청정무구淸淨無垢’, ‘강심수정江深水淨’ 등의 작품을 게시해 두고 있다.

　이 외에도 약초 화분이나 한약기구, 녹각이나 대형 벌통을 비롯하여 약용의 동물 박제 등도 한약방의 이미지와 상징성을 높이는 소재로 활용된다. 한약기구로는 기능 상실로 더 이상 사용되지는 않지만, 한약의 상징성을 갖는 오래된 약연이나, 약방 문방사우, 약저울, 약숟가락, 약틀 등이다.

제5편 한약 전통의 계승과 단절

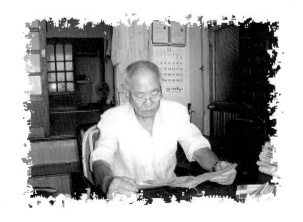

제 X 장 한약업사의 가업 계승과 현실인식
제 XI 장 결 론

제 X 장 한약업사의 가업 계승과 현실인식

1. 가업 계승 현황과 경로

1) 한약업의 계승 현황

한약업은 가족구성원의 조력을 필요로 하는 자영업적 특성과 비방을 비롯한 관련 지식·기능의 가내 전승 요구에 의해 '가업'으로 이어지는 경향이 있다. 한약업은 전문지식에 기초한 해당 家의 사회적 위상과 정체성의 상징임은 물론 경제적 기반인 점도 가업계승의 충분한 매력이 된다. 한약업사 허가는 특히 무의면의 의료복지 향상을 목적으로 설정된 만큼 환자의 병을 돌봐준다는 '인술' 실천의 측면에서 사회적인 존경과 선망의 대상이기도 했다. 따라서 전통사회에서 한약업사는 '인술' 실천의 표상이자 지역 유지이기도 하면서 신생아의 작명을 비롯하여 사주, 궁합, 풍수, 가정 대소사의 택일 등에도 관여함으로써 지역사회의 정신적 지주 역할을 했다.

한약업사에 대한 이와 같은 긍정적인 사회적 평가 때문인지 필자가 접했던 16개 한약방 중 11개 업소(69%)에서 한약을 가업으로 계승해 나왔다. 나머지 5개 한약방은 본인이 애써 한약업을 일구었지만, 후대 계승이 어려워 당대에 그칠 전망이다.

아래 <표 Ⅹ-1>은 제보자의 한약 계승 현황을 나타내고 있다. 이 중 춘원당한약방의 한약업사 양명주와 박정순은 '시부-자부' 관계로서, 23년째 같은 한약방에서 일하고 있다.[1] 일제 강점기 조부가 낙동강 수운을 이용한 상업 활동으로 부를 일구었던 달성군의 지주 집안 출신인 진영원은 옛 달성군 공산면의 장인 한약방에 들어가 수종하며 한약을 배웠다. 계승 한약방 중 이상의 사례 외에는 모두 직계혈연 관계를 통해 한약을 가업으로 전승하고 있다.

11개의 가업 계승업소 중 2대와 3대 계승이 각각 5개소로 대부분을 차지하며, 4대 계승업소가 1개이다. 가업 계승 경로를 계승자 본인을 기준으로 살펴보면, 위로는 조부로부터 시작하여 아래로는 손자까지 이어진다. 아래 <표 Ⅹ-1>과 <표 Ⅹ-2>를 비교하면, 가업 계승 경로는 계승선이 어디까지 이어지느냐에 따라 '선대 → 당대 → 후대', '선대 → 당대', '당대 → 후대'의 3가지 유형으로 분류 가능하다.

선대로부터 가업을 이어받아 후대로 계승해 주는 '선대 → 당대 → 후대' 유형은 선인장, 춘원당, 복원당한약방 등 3개 업소이다. 상고당, 일제, 진가, 보생당, 천수당한약방 등의 5개 업소는 '선대 → 당대' 유형에 속한다. 이들은 비록 선대로부터 가업을 물려 받았을지라도, 이러저러한 이유로 더 이상 계승할 수 없는 입장이다. 반면 장수당, 인산, 온화당, 동강당, 천일당, 강민당, 향일, 동광한약방 등 8개 업소는 당대에 한약업을 일구었다. 이들 중 인산, 동강당, 향일한약방 등 3개 업소는 가업이 한의 쪽으로 후대에 계승[2]되므로 '당대 → 후대' 유형에 속한다. 하지만 나머지 5개 업소는 후대 계승이 어려워 모두 당대로 끝날 사정이다.

---

1) 이하에서는 혼동을 줄이기 위해 한약업사 양명주를 중심으로 논의할 것이다.
2) 자녀가 한의사로 진출하더라도 한약방 수종 혹은 지속적인 교류를 통해 체득의 기회를 제공함은 물론 평생 동안 연마한 임상 경험과 비방을 비롯한 한의약 지식과 기능, 나아가서는 철학과 가치를 공유한다는 점에서 '가업 계승'으로 확대 해석하고자 한다.

〈표 X-1〉 제보자 가업 계승 현황

성 명	출생 년도	한약방 명칭	소재지	가업 계승	가업 계승 경로	비 고
이기인	1919	선인장	대구	4대	조부(한) → 부(한) → **본인(한)** → 자(의)	자 (미국한의사)
홍준희	1919	상고당	대구	3대	조부(한) → 부(한) → **본인(한)**	
오대준	1921	천수당	경남 진주	2대	부(한) → **본인(한)**	자2(의사)
조덕식	1922	장수당	부산	-	**본인(한)**	여1(약사)
조우현	1923	일 제	대구	2대	조부(한) → **본인(한)**	
류경희	1924	인 산	대구	2대	**본인(한)** → 자(의)	
진영원	1925	진 가	대구	2대	장인(한) → **본인(한)**	
박기택	1925	온화당	대구	-	**본인(한)**	
양명주	1926	춘원당	대구	3대	부(상) → **본인(한)** → 자부(종)	자부 계승 중
김희정	1926	천일당	부산	-	**본인(한)**	
이시호	1927	동강당	부산	2대	**본인(한)** → 자(의)	
조한제	1928	강민당	경남 진주	-	**본인(한)**	
최종만	1928	향 일	대구	3대	**본인(한)** → 자(의) → 손(중의대 수학)	직·방계 5대
박경열	1928	동 광	경북 경산	-	**본인(한)**	
박유홍	1942	보생당	경남 사천	3대	조부(한) → 부(한) → **본인(종)**	경영
김종식	1948	복원당	대구	3대	부(한) → **본인(종)** → 자(의)	경영
박정순	1957	춘원당	대구	3대	시조부(상) → 시부(한) → **본인(종)**	수종

※ 범례－한 : 한약업사, 의 : 한의사, 상 : 한약 중상, 종 : 종사자(경영 혹은 수종), 본인
　　　 : 제보자

이처럼 가업을 이어온 한약방의 향후 계승이 순조롭지 못함은 1983 년 이후 한약업사 시험이 전격 중단되고 한약대학(혹은 한약학과)이 설립 되지 못함으로써 한약전문인을 배출할 수 있는 여건을 조성하지 못한 제도상의 문제가 가장 큰 원인으로 간주된다. 3개뿐인 '선대 → 당대 → 후대' 계승 업소조차도 각각 미국 한의사(선인장)와 종사자(춘원당), 한의 사(복원당)로 이어짐으로써 상당히 불안전한 계승구조를 나타낸다. 미국 에서 자격증을 획득한 한의사는 아직까지 국내에서 인정을 받지 못하고 있으며, 한약방 종사자도 한약업사 시험 중단으로 당대 한약업사 사후 온전한 계승을 장담할 수 없기 때문이다.

가업 계승의 성격은 한약업사, 한의사, 한약 중상, 종사자, 경영자 등 다양한 양상을 나타낸다. 유일한 4대 계승 업소인 선인장한약방은 조부 와 부친으로부터 이기인(1919년생) 본인에게로 3대에 걸쳐 한약업사로 이 어져 오다가 미국에서 한의사 자격증을 받은 아들(4남)에게로 이어지고 있다. 제보자 중 이기인과 더불어 최고령자에 속하는 홍준희(1919년생, 상 고당한약방) 또한 조부와 부친으로부터 본인에 이르기까지 3대에 걸쳐 한 약업사로 계승되어 왔으나, 더 이상 이어지지 못하고 단절될 사정이다. 특이하게도 조우현은 조부로부터 그리고 진영원은 장인으로부터 한약 업을 물러 받았으나, 모두 더 이상 계승될 수 없는 입장이다. 이에 비해 최종만은 종조부로부터 가업을 계승한 종숙부 방계라인을 통해 한약을 이어받아 한의사 아들과 중의사中醫師 수학 중인 손자에게로 가업을 계 승시킴으로써 직·방계 5대를 잇고 있다.

약령시 전통이 350년 동안 명맥을 이어오고 있는 '한약의 도시 대구' 에는 이처럼 누대에 걸쳐 가업을 잇는 경우가 빈번하다. <그림 X-1> 은 최종만 가의 한의약 계보를 나타낸 것이다. 종조부(1:應達)와 그의 아 들인 2명의 종숙부(2:源敎·3:聖敎)가 한약전문인이었고, 다시 성교의 아들 (4:鍾大)에게로 3대째 계승되었다. 최종만(5)은 삼종제인 종대가 한약에 입문하기 전부터 10년 동안 종숙부(3)의 대구한약방에 수종하며 한약을 배웠다. 독립 후에는 종제(7:鍾哲)와 바로 밑의 동생(6:鍾漢)을 데리고 있으면서 한약 수업을 시켰다. 종제인 종철은 한약업사 시험 중단으로 부득이 한약도매업을 하게 되었는데, 종질인 그의 2남(9:○○)이 한약학과를 졸업한 후 최근 약령시에서 화춘한약국을 개업했다. 그의 3남(10:○○)도 대학에서 한약학을 공부한 후 제약회사에 근무하고 있다.

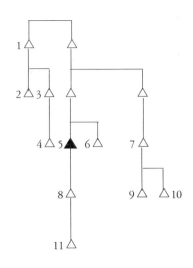

〈그림 X-1〉 최종만 가의 한의약 계보

　이로써 보건대, 최종만 가의 경우 5대에 걸친 직·방계 6촌 범위 내에서 한약업사와 한의사, 한약도매상 등 11명의 한의약 종사자가 나온 셈이다. 수원과 중국에서 각각 한의사 개업과 중의사로 수련 중인 최종만의 장남(8:진영)과 손자(11:현준)를 제외하면, 모두 대구약령시에서 가업을 계승하고 있다.

　제보자에는 포함되지 않지만, 일제 강점기부터 대구약령시를 거점으

로 일본과 한약 거래를 했던 고 신태문申泰文 가의 경우도 대표적인 한
의약의 계승가문에 속한다. 대일 한약 무역으로 기틀을 닦은 그는 두 명
의 아들明均·聖均에게로 한약과 한의를 각각 계승시켰다. 장남 명균은 당
초 관료의 길을 걸어 칠곡 군수와 경상북도청 양정과장 등을 지내다가
1962년 한약업사 시험에 합격한 후 약령시에 한약방을 열었다. 차남 성
균은 애초부터 한의에 뜻을 두고 한의사 검정시험을 통해 약령시에 한의
원을 열어 80세가 넘도록 업을 계속했다. 명균의 아들인 손자 현대賢大
는 경희대 한의학과를 마치고 동교 교수 겸 한방병원장을 거쳐 대통령
한방주치의까지 역임했다. 현대의 부인 또한 한의학을 전공하여 한의사
로 개업 중이다. 따라서 신태문 가의 경우에도 3대에 걸쳐 '한약 무역상
→한의사·한약업사→한의사'의 경로를 통해 가업이 계승되고 있다.

한의약업인이 밀집한 대구약령시에는 위의 두 가문(최종만·신태문) 외에
도 누대에 걸쳐 한방을 계승해 오고 있는 사례가 많다. 약령시보존위원
회의 조사 자료에 의하면,[3] 1999년 6월 현재 대구약령시의 52개 한약
방 중 선대 가업 계승 업소가 10개이고, 한의나 한약 쪽으로 후대 계승
을 준비 중인 업소가 7개였다. 이 중 2개 업소는 4대 계승이고, 12개 업
소는 3대째 가업을 계승하고 있다.

위 신태문 가 외에 한약업사 박재규(1933년생, 중앙한약방) 가도 4대째 한
의약을 계승 중이다. 그는 일제 강점기부터 대구약령시에서 천인당한약
방을 운영했던 부친(작고, 박성환)으로부터 약업을 물려 받아 한의사인 아
들(중앙한의원)과 한의사 수련 중인 손자에게로 계승시키고 있다. 대구약
령시 한약업소의 가업 계승 양상 또한 제보자들의 사례와 유사하게 한
약업사(9명)나 의생(3명), 한약 중상(2명)이던 조부나 부친 혹은 한약업사

---

3) 신전희, "한약계 발전과 대구약령시의 미래-대구 약전골목의 기능과 역
   할-"「대구약령시와 한의약 발전방안」, 대구 : 약령시보존위원회, 2000,
   106쪽. 참고로 76개의 약업사 경우에도 선대 가업 계승업소가 13개이고,
   자녀에게 계승하고 있는 업소가 12개이다.

본인(1명)으로부터 시작하여 당대(5명) 혹은 자녀(6명), 손자녀(3명) 등으로 계승되고 있다.

아래 <표 X-2>에서 1대 창업자를 기준으로 살펴보면, 11개 계승 업소 중 한약 중상 1개 업소(춘원당)를 제외하면 모두 한약업사로부터 시 작된다. 이 중 제보자 본인 당대에 시작한 경우가 3개 업소이며, 나머지 7개 업소는 부와 조부 등 윗세대부터 출발했다. 본인을 기준으로 하면, 제보자 당대 창업자 3명과 한약 중상 1인을 제외한 모두가 한약업사로 부터 가업을 계승하였다. 반면 아래 세대에서는 본인이 마지막 계승자 가 되는 6명을 제외하면 5명 모두가 한의사로 계승된다. 이러한 사실은 위에서 살펴본 바와 같이, 한약업사 시험 중단과 더불어 한약전문인을 양성하기 위한 교육기관조차 설립되지 않은 한약정책의 부재 때문이다. 이로 인해 박유홍(1942년생, 보생당한약방)과 김종식(1948년생, 복원당한약방), 박 정순(1957년생, 춘원덩한약방) 등 제보자 3인은 강한 계승의지에도 불구하 고, 선대의 가업을 원활하게 계승하지 못하고 있는 실정이다.

<표 X-2> 가업 계승 경로와 성격

계승 유형	계승 경로	계승의 성격		
		선 대	당 대	후 대
선대 계승	선대 → 당대 → 후대	한약업사	선인장(한약업사)	한의사(미국)
		한약중상	춘원당(한약업사)	종사자
		한약업사	복원당(한약업사)	한의사
	선대 → 당대	한약업사	상고당(한약업사)	-
		한약업사	일 제(한약업사)	-
		한약업사	진 가(한약업사)	-
		한약업사	보생당(한약업사)	-
		한약업사	천수당(한약업사)	-
후대 계승	당대 → 후대	-	인 산(한약업사)	한의사
		-	동강당(한약업사)	한의사
		-	향 일(한약업사)	한의사(자), 중의사(손)

3대와 2대 계승자인 박유홍과 김종식은 1983년도에 실시된 한약업사 시험에 응시했으나 실패한 후 경영인 자격으로 선대의 한약방을 계승 중이다. 이들은 공부를 마치고 직장생활을 하다가 20대에 본격적으로 선대의 가업 계승수업을 받았다. 하지만 십 수 년씩이나 선대의 한약방에 수종하며 한약 공부를 해왔음에도 불구하고, 더 이상 시험이 실시되지 않아 결국 한약업사 자격을 획득하지 못한 채 종사자 신분으로 가업을 계승할 수밖에 없었다. 결혼 직후이던 27세부터 22년 동안이나 시아버지를 수종하며 한약을 배워온 박정순도 30대 중반 한의사의 꿈을 갖기도 했지만, 여러 이유로 실현하지 못한 채 이들과 마찬가지 입장에 있다.

비계승 업소 5곳은 모두 당대에 한약에 뜻을 두어 한약방을 열었으나, 자녀에게 계승시키지 못한 채 본인 사후 문을 닫을 상황이다. 조한제와 박기택은 교사로 재직하던 중 독학으로 한약업사 자격을 취득했다. 박경열은 대구연초제조전매공사 과장으로 있으면서 당대 이름났던 김재성 한의사(성남한의원)에 사사한 후 한약업사가 되었다. 한편 조덕식과 김희정은 어려서부터 각각 침술 사사와 독학 및 한약방 수종으로 한약업사 시험에 합격할 수 있었다. 조덕식은 2녀가 양약사로 진출하고, 또 박경열은 장남이 자신을 수종하며 한약을 배워 한방병원에 근무하다 지금은 건강원을 운영 중이다.

이상의 한약 계승 현황을 종합해 보면, 16개 한약방 중 6개소만 후대로 계승되고 있는 실정이다. 5개소는 한의사로 그리고 1개소는 한약 지식의 전승자로 계승하고 있다. 따라서 앞선 세대로부터 누대에 걸쳐 한약 지식과 기능이 전승되던 한약방 전통이 계승 인력의 부재로 차츰 단절되어 가고 있음이 분명히 확인된다.

2. 가업 계승 양상의 실제

한약업사들은 시·도지사가 주관하는 한약업사 허가 시험을 통해 한약 계승을 위한 자격을 부여받았다. 이들은 한약전문 인력을 양성하기 위한 공교육기관의 부재로 보통 장기간의 한약방 수종을 통해 체득하는 방식으로 관련 지식과 기능을 연마해 나갔다. 이들은 일상 속에서 선대의 가업을 보아 왔기 때문에 한약에 대한 친숙하고 호의적인 태도 속에서 한약의 가치와 의미를 깨친다. 어려서부터 선대의 가업을 잇기 위한 준비를 해나간 이가 있는 반면, 일부는 보다 나은 가치를 추구하기 위해 일찍 다른 분야로 진출했다. 후자의 경우이더라도 일부 한약업사들은 직업생활 도중이거나 혹은 정년퇴직한 후 뒤늦게 가업을 계승했다.

1) 정년 퇴직 장년기 가업 계승 : 이기인과 오대준의 사례

제보자 중 30년 넘게 공무원으로 복무해온 이기인(1919년생, 선인장한약방)과 오대준(1921년생, 천수당한약방)은 50대에 비로소 가업을 계승했다. 이들은 모두 장남으로서 처음에는 가업 계승보다 더 나은 가치를 좇아 공직으로 들어섰지만, 약사행정을 담당하며 콜레라 치료 비방을 만들어 내거나 한약업사 시험에 응시하는 등 줄곧 한약 공부를 했다.

오대준은 공무원 생활 초기이던 1955년(35세)에 일찍이 한약업사 자격을 취득했다. 그는 산림공무원으로 여러 지방을 다니며 35년간이나 줄곧 봉직하다가 1976년 퇴임과 동시에 57세 때 거주지인 경남 진주에서 한약방을 열었다. 그의 조부는 유교 선비정신에 투철한 한문학자였고 토호 세력으로서 500석 규모의 지주였다. 부친은 일제 강점기 경남 합천군 적중면 상시리에 '일산한약방(一山韓藥房)'을 열어 20년(1925~1944)간 계속했다.

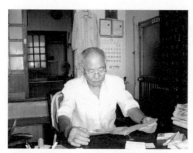

〈그림 X-2〉 2대 계승 한약업사 오대준,
1921년생, 천수당한약방.

그가 한약에 남다른 애착을 가지고 계속 관심을 가질 수 있었던 것은 부친의 가르침이 컸기 때문이다. 이기인도 도중에는 섬유사업에 손을 대기도 했지만, 경북도청과 대구시청에서 고위 관료로 근무하다 퇴임한 후 50세가 훨씬 넘은 나이에 가업을 계승했다. 다음 사례는 이들의 가업 계승에 대한 이야기다.

부친은 내가 태어나던 무렵부터 [약업을] 했기 때문에 일제시대 시험을 쳐서 약방을 했지요. 고향에서 보통학교를 졸업한 후부터 부친의 약방에서 일을 도우며 한약공부를 해왔어요. 이후 진주농림학교를 졸업하고 공직생활을 하면서도 계속 한약공부를 했어요. 실물공부는 아버지 밑에서 약 심부름을 하고 또 법제도 하면서 배웠고요. 이론 공부는 공무원 시절 『방약합편』이나 『동의보감』 등 의서를 보면서 했지요. 1955년 8월 25일 경상남도 한약업사 시험을 쳐서 자격을 얻었어요. 내가 35세쯤 되었지요. 당시 나는 산림공무원으로 재직 중에 시험을 쳤지요. 합격 후에 곧 개업을 하지 않고 … 면허증만 갱신하면 살릴 수 있었거든요. 예전에는 말소 안 됐어요. 4년 만에 한 번씩 갱신을 하면 되었어요. 2~3회 갱신했습니다. 예전에 부친께서는 공무원 하면서 좀 더 나은 가치를 실현하라고 권유해서 공직생활을 했는데, 막상 공직 은퇴하고 나서는 할 일이 없어 한약방을 개업한 거지요. 1976년 8월 10일 저 건너편에다 처음으로 약방을 열었어요. 내가 57세 때지요.[4]

청도 각북면 오산동, '시하의 몸'이 되어가지고 … 조부님은 특히 나병환자 약을 많이 썼는데, 경향 각처에서 환자들이 왔어요. 그 시골까지요. 어른도 학자시고 선비시고, 약을 잘 아셨는데 … 나는 젊을 때는 약을 하지 않고 공직에 이, 삼십년 있다가 오십이 넘어가지고 어른 하던

---

4) 오대준(1921년생, 천수당한약방) 제보. 2006년 9월 2일(3-04LH02092006오대준001).

거니까 시험 쳐가지고 합격해가 이렇게 해나왔지요. 조부님과 어른은 청도서도 하고 대구 나와서도 했지요. 조부 때는 다른 지방에서도 사람들이 와서 약을 지어갔고, 어른도 자연히 일을 도우며 보고 듣고 하면서 어깨 너머로 약을 배워 했지요. 나는 대구시청과 경북도청에 공무원으로 있었지요. 3급이므로 과장, 국장 정도 되지요. 나도 집안에 약을 하는 분위기니까 공직 있다 나와서 딴 것을 할 게 없으니까 자연적으로 이 업을 하게 되었지요.[5]

이들 모두는 공직 퇴임 후 '할 게 없어서' 가업을 계승했다고 말하지만, 장남으로서 일찍부터 줄곧 부친의 일을 보아오고 또 거드는 과정에서 한약에 관심을 가지고 항시 공부를 했다. 오대준은 일찍부터 한약업사 허가를 취득한 후 후일을 생각해서 여러 번의 갱신을 통해 효력을 계속 살려 두었다. 이기인은 공직생활 중 국세청장이나 내무부장관 등을 지낸 김수학이나 태종학 등 동료 공무원들이 중앙정부로 발탁되어 가는 와중에서도 떠나지 않고 자리를 지켰다. 이들의 가업 계승은 정년 후의 생업활동 연장 필요성 외에도 한약에 대한 의지와 장남으로서의 의무감 등이 복합적으로 작용한 결과였다.

2) 중도 퇴직 청년기 가업 계승 : 김종식과 박유홍의 사례

한약업사 자격 획득에 실패한 상태에서 선대의 가업을 계승해오고 있는 박유홍(1942년생, 보생당한약방)과 김종식(1948년생, 복원당한약방)의 사례도 위 제보자와 비교해 볼 때 유사성이 발견된다. 이들도 처음에는 공부를 마친 후 부친의 곁을 떠나 새로운 직업생활을 경험했다. 하지만 이들은 좀 더 이른 시기에 자신이 선택한 일에 매력을 느끼지 못한 채 가업 계승 쪽으로 돌아섰다. 김종식은 2남 3녀 중의 막내로서 그리고 박유홍은 장남으로서 20대 후반의 비슷한 나이에 부친을 수종하며 한

---

5) 이기인(1919년생, 선인장한약방) 제보. 2006년 4월 9일(3-05LH09042006이기인001).

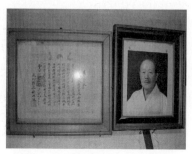

〈그림 X-3〉 1대 한약업사 김희원(작고, 복원당한약방) 초상과 표창장 : 그는 의술에도 밝았지만, 현풍 향교 전교로 재임하면서 향교 발전을 위한 위한 공로로 성균관 표창까지 받았다.

약에 본격 입문했다. 이들의 한약 계승과정을 선대의 약업 활동과 관련 지워 살펴보자.

김종식의 부친(고 金熙源)은 1904년생으로서 26세부터 달성군 구지면 평촌의 한 한약방에서 일을 거들며 한약을 배우기 시작했다. 일제 강점기에는 년 3회 정도 응시 기회가 있어 한약종상 시험에 아홉 번씩이나 도전하여 마침내 성공했다. 그는 일본으로 가서 10년간 한약업을 하다가 광복 후 귀국하여 고향인 달성 현풍에서 한약방을 재개했다. 그는 유학자로서 한학을 많이 공부했기 때문에 현풍향교 전교典敎를 4년간 2차례에 걸쳐 역임했다. 평소 남에게 베푸는 자세로 살았으며, 의술에도 밝아 손님들이 줄지어 기다렸을 정도였다. 그는 단 2제의 한약 처방으로 지역 명문가의 불임 여성에게 아들을 낳게 해주어 명성이 더욱 자자했다.

그는 의학서적을 통해 연구를 많이 했으며, 임상경험을 대단히 중시하여 기록으로 남겨두었다. 그가 활용하던 의서나 비방전秘方箋 등의 자료들이 아직까지 잘 보존되어 있다. 그는 특히 불임증이나 중풍 등 만성, 난치성 질병을 잘 고쳤다.

김종식은 2남3녀 중 막내로서 1976년 무렵부터 부친의 약방으로 들어가 10년 정도 본격적으로 한약을 배웠다. 하지만 1983년 마지막으로 실시된 한약업사 시험에 실패한 상태에서 1987년 부친마저 사망하자, 그는 한약방의 존폐를 두고 많은 갈등을 했다. 고심 끝에 그는 부친 곁에서 10년 동안 익힌 한약 지식과 경력을 바탕으로 원로 한약업사를 고용하는 방법으로 한약업을 지속하기로 결심했다. 그는 당시의 심경을 다음과 같이 토로했다.

> 내가 한약 기술이 전혀 없었다면 선택의 여지가 없었겠지요. 부친이
> 돌아가실 때만 해도 내가 10년 동안 한약방에 종사하며 나름대로 한약
> 기술을 익혔기 때문에 약방을 이어나갈 생각을 한 거지요. 만일 내가
> 아버지 밑에서 전혀 약을 배우지 않았다면 사람들이 우리 집에 오겠어
> 요? 안 옵니다. 우선 내가 약을 모른다고 생각할 것인데 누굴 보고 오겠
> 어요. 그래도 사람들이 내가 아버지 밑에서 상당 기간 동안 약을 배웠
> 다는 사실을 알기 때문에 그걸 믿고 오는 거지요.[6]

한 가지 희망적인 사실은 그의 아들(32세)이 3수 끝에 경희대 한의과
대학에 들어가 공부한 후 현재 부속 한방병원에서 수련의 과정을 밟고
있다. 이는 한방으로 대를 이어나갈 기틀을 마련했다는 점에서 오랜 숙
원의 성취이자 한방 가의 정체성 수호를 위한 초석의 구축이기도 하다.
그의 부친은 임종 10일 전쯤 당시 10세가량의 손자를 불러놓고 손을 잡
으며, "앞으로 네가 대를 이어나가야 할 것이다"라면서 가업 계승에 대
한 염원을 간절히 전했었다.

이에 비해 박유홍은 3대째 한약방을 계승해 왔지만, 후대 계승의 기
반을 다지지 못함으로써 그의 사후 더 이상 이어지기 어려울 전망이다.
그의 조부는 일제 강점기 한약종상 자격을 취득한 후 경남 남해군 설천
면 비란 마을에서 한약업을 계속하다가 1955년 경 별세했다.

그의 어릴 때 기억에 의하면, 조부는 한약 처방은 물론 침鍼도 놓고,
침 모양의 수술용 칼을 이용하여 종기 환자들을 수술하기도 했다. 당
시 조부가 사용하던 침은 길이가 10cm 정도나 될 만큼 컸는데, 종기
환자가 오면 먼저 침 칼로 환부를 찔러 고름을 짜낸 후 약방에서 제조
한 고약膏藥으로 치료했다. 신기하게도 그렇게 하면 환부가 말끔히 낫
곤 했다.

---

6) 김종식(1942년생, 복원당한약방) 제보. 2006년 5월 11일(3 – 05LH11052006김종식001).

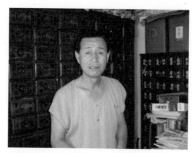

〈그림 X-4〉 3대 계승자 박유홍, 1942년생,
보생당한약방.

그는 당시 조부가 사용했던 고약 처방과 제조법을 기록 혹은 체득의 방법으로 전승하지 못함을 상당히 아쉬워한다. 하지만 가업을 계승한 부친은 의료법의 영향 등으로 침구 시술 및 침 칼을 이용한 수술에 관심을 두지 않아 조부의 고약 처방과 제조법을 전수받지 못했다. 조부의 약업을 물려 받은 2대 한약 계승자인 그의 부친은 육지(사천, 당시 삼천포시)로 나와 '광신당 廣信堂' 옥호로 약업을 계속다가 1988년 타계했다.

박유홍은 어릴 때부터 선대의 약업을 보아왔지만, 젊은 시절에는 곧바로 부친의 약업을 이어야겠다는 생각보다는 다른 데 더 큰 가치를 두었다. 그래서 학교를 마친 후 한동안 객지생활을 했다. 하지만 차츰 장남으로서 가업을 계승해야겠다는 생각이 들어 27~28세 때 객지생활을 청산한 후 부친의 한약방으로 들어와 본격적으로 한약을 배우기 시작했다. 그는 약재를 썰며 외형 관찰은 물론 맛보고, 냄새를 맡아보고, 촉감을 느껴보는 등 오감을 통해 각종 약재의 성상과 기미를 체득했다. 당시 워낙 약 써는 일을 많이 해서 약작두를 잡는 오른쪽 어깨가 위로 올라가 양복을 맞출 때는 왼쪽 어깨에다 '뽕'을 2개나 넣어야 비로소 높이 균형을 맞출 수 있을 정도였다.

그는 한동안 부친 밑에서 약방 일을 도우며 어느 정도 공부를 한 후 좀 더 넓은 세계를 체험하고자 지역의 유명한 한의사나 한약업사들을 찾아 나섰다. 이 시기에는 월급 개념도 없이 명절에 그저 용돈 조금하고 신발 한 켤레 얻어 신는 정도였다. 그는 이름난 선생들 밑에 일하면서 돈을 번다는 생각보다는 이들이 가지고 있는 비방을 공부해서 전수받는 데 목적을 두었다.

그는 이런 방법으로 28세부터 15년가량 갈고닦은 지식을 바탕으로 1983년도에 실시된 한약업사 시험에 응시했으나 불운하게도 떨어졌다. 그는 응시자가 적을 것으로 예상하고 산골인 경남 하동군 악양면에 지원했는데, 모두 같은 생각을 했음인지 무려 18명이나 지원했다. 경쟁률이 18대 1이었다.

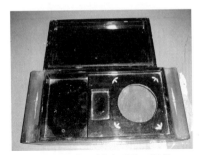

〈그림 X-4〉 조부의 약방 벼루함, 보생당한약방.

무의촌 1명 선발을 원칙으로 했기 때문에 아무리 높은 성적이더라도 최고 득점자 외는 모두 떨어졌다.

이후 한약업사 시험이 계속 실시되었더라면 그는 2차, 3차라도 응시하여 꼭 자격을 취득했을 것이나, 전국 어떤 지역에서도 더 이상 실시되지 않았다. 이런 상황에서 그의 부친이 1988년 타계했다. 위의 김종식 사례와 같이, 그 또한 한약업의 지속 여부를 두고 갈등하지 않을 수 없었다. 고육지책으로 시골에 은퇴해 있던 원로 한약업사를 채용하는 방법으로 가업을 이어 나왔다. 수년 전부터는 아흔에 가까운 이모부(정도일)를 모시고 있으나, 벌이가 시원찮아 조만간 폐업을 고려 중이다.[7]

3) 유년기 가업 계승 : 홍준희와 조우현의 사례

이상의 사례들과는 달리, 한약업사 홍준희(1919년생, 상고당한약방)와 조우현(1923년생, 일제한약방)은 아주 어려서부터 선대의 한약방에 들어가 한약을 배운 후 이를 계승했다. 이들은 한약의 의미를 알지도 못하고 가업 계승에 대한 사명감도 없는 상태에서 선대의 의지에 의해 계승자로

7) 박유홍(1942년생, 보생당한약방) 제보. 2006년 9월 2일.

낙점되었다. 홍준희는 어른들이 반일의식으로 자녀들을 뒤늦게 학교에 보냈기 때문에, 17세(1935년)에 보통학교를 마치고 부친의 약방에 수종隨從하며 본격적으로 한약공부를 할 수 있었다. 위로 2명의 형이 있었으나, 막내인 그가 총명했을 뿐만 아니라 어른들의 말에 순종적이었기 때문에 계승자로 낙점되었다.

일제 강점기 당시 대구에만 해도 도립병원이나 남산병원 외에는 병원이 없었다. 그렇기 때문에 특히 촌락의 경우에는 병이 나면 대부분 한약방으로 갔다. 당시 그의 집안은 경제적으로 윤택했고 어른들도 학자였으므로 소위 '유의'에 해당되었다. 특별한 간판은 내걸지 않았지만, 조부 때부터 남의 병을 돌봐 왔으므로 지역에서는 보통 '홍가洪家 한약방' 혹은 '홍약방'으로 통했다. 예전에는 농작農作[8]보다는 산에서 채약한 산약이 더 많았다. 소매 위주의 이른바 '첩약방'에서는 채취한 산약을 비롯하여 도매 건재약방으로부터 구입한 건재 약을 썰고 법제하는 등으로 정제한 후 사용했다.

그도 어릴 때부터 약을 썰며 맛과 모양, 약성을 익히고 또 처방을 내고 환자의 병을 알아내는 법을 배웠다. 문진이나 촉진, 맥진 등을 통해 환자를 집증한 후 처방(화제)을 냈다. 이론 지식을 쌓기 위해서는 『동의보감』이나 『의학입문』, 『방약합편』 등의 한의약 서적을 공부했다. 항시 부친 곁에서 보고 들었으며, 모르는 것은 물어가며 공부했다.

그는 이런 방법으로 한약 공부를 해서 해방 직후 스물여덟 무렵 경북도청에서 주관한 한약종상 시험에 응시했다. 면허를 취득한 후에는 곧바로 독립해 나와 대구시 중구 동인동 동사무소 근처에다 처음으로 '활헌한약방活軒韓藥房'을 열었다. 당시에만 해도 그는 한복을 입고 온 돌구조의 사랑방에 앉아 한약을 지었다. 아직까지 이른바 '한문시대'였던 만큼 약방 천장에는 약 이름을 적은 약봉지를 꽤약하여 보관했다.[9]

---

8) 재배.

9) 홍준희(1919년생, 상고당한약방) 제보. 2006년 3월 25일(3-05LH25032006홍준희001).

조우현은 홍준희보다도 더 어린 11세(1930년대 중반)부터 조부의 약방
으로 들어가 한약을 배우며 계승 수업을 받았다. 그는 김천(당시 금릉군)
에서 보통학교 2학년 재학 중 등창 치료를 위해 조부의 한약방에 들렀
던 것이 평생 한약의 길로 들어선 계기가 되었다. 그의 조부(조진환)는 일
제 강점 당시 지금의 대구 서문교회 입구에서 오래 동안 '남강약방(南崗
藥房)'을 운영 중이었다. 다음은 당시를 회고하는 그의 이야기다.

> 1923년 대정大正 12년에 태어났어요. 경북 김천시 지자동, 그때는 금
> 릉군이지요. 거기서 3남2녀 중 차남으로 태어나 열 살까지 살았어요.
> 열한 살부터는 대구에서 한약방을 하던 조부한테로 와서 일을 도우며
> 한약을 익혔지요. 김천보통학교 1학년을 마치자마자, 등에 종기가 나서
> 학교를 쉬면서 치료를 했지요. 그 때는 병원도 드물어서 주로 약방에서
> 침을 맞고 약물로 치료했어요. 등창 치료 때문에 2학년을 채 마치지도
> 못하고 조부님 약방으로 오게 된 것이지요. 그 길로 그냥 눌러앉아 조
> 부님 밑에 내내 수종했지요.[10]

그는 약을 썰고 짓기도 하고, 중량을 달고 또 심부름도 하면서 자연
적으로 약명과 약성, 기미, 성상 등을 체득해 나갔다. 낮에는 약방 일
을 하고, 밤에는 이웃 서당을 다니며 한문공부를 했다. 처방 공부는
『방약합편』 등의 한의약 서적을 보기도 했지만, 조부의 약방 일을 오
래 동안 돕는 과정에서 자연적으로 배우게 되었다. 그의 조부는 모르
는 약명이나 약성을 설명도 해주고, 한자와 처방도 가르쳐 주었다. 한
동안은 대구시내 인근의 서당을 다니며 한문 공부를 했다. 그는 약방
일을 하기 싫어 15~16세 무렵 일본 유학 등 다른 방도를 모색해보기
도 했지만, 조부의 뜻에 눌려 그렇게 할 수 없었다. 그는 이런 심경을
다음과 같이 표현한다.

---

10) 조우현(1923년생, 일제한약방) 제보. 2006년 3월 24일(3-05LH24032006조우현001).

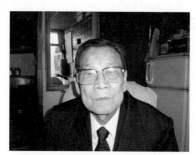

어른들 층층시하에 어떻게 할 수도 없었지요. 열한 살 때 한약에 처음 입문할 때는 어린 나이에 한약공부를 해야겠다는 판단이 어디 섰겠어요? 아무런 판단도 없었지요. 그저 하라고 하니까 따라서 했던 거지요. 그런 것이 평생 직업이 되어 이렇게까지 왔어요.[11]

〈그림 X-5〉한약업사 조우현, 1923년생,
일제한약방.

그가 한약수업을 10년쯤 해오던 무렵, 광복을 전후한 시기에 조부가 타계했다. 이때부터 그는 조부의 한약방 일을 도맡아 처리해 나갔다. 그러다가 광복된 3년 후이던 26세에 한약종상 시험을 쳤다. 경상북도에서 주관했던 첫 시험이었으므로, 그는 생존해 있는 몇 안 되는 '한약 1기생'에 속한다. 조부의 한약방에 수종한 지 꼬박 15년째 되던 해였다. 이때부터 그는 조부의 약방을 '있는 그대로' 물러 받아 본격적으로 한약업을 해나갔다.

4) 한약중상 출신의 양명주 사례

이상의 한약업인들은 모두 한약업사였던 선대로부터 약업을 계승한 반면, 양명주(1926년생, 춘원당한약방) 사례는 선대의 채약과 중상 경험이 한약을 계승토록 하는 추동력이 되었다. 양명주는 대구 범어동에서 태어나 평생 이곳에서 한약업에 종사하며 살아온 전형적인 붙박이 토종에 속한다.

양명주 가家는 조부 때부터 대대로 채약을 해서 약령시 등지에다 내다 팔아왔고, 그의 부친은 이러한 분위기에서 한약을 수집해서 판매하

---

11) 조우현(1923년생, 일제한약방) 제보. 2006년 3월 24일(3−05LH24032006조우현001).

는 중상 일을 했다. 그 또한 젊어서 부친을 따라 녹용을 비롯한 한약 중
상을 했다. 이를테면, 천궁川芎 생산지였던 경북 청송을 비롯한 여러 산
지를 다니며 약재를 대량으로 구입한 후 서울, 부산 등지의 건재상에
도매하는 형식이었다. 다음은 그를 23년간 수종하며 한약 수업을 쌓고
있는 며느리(1957년생, 박정순)의 이야기다.

> 시아버지가 한약업에 입문하게 된 동기 중의 하나는 웃대 시조모님
> 이 시어머니와 함께 [대구시] 수성구 지산동에 살면서 인근 야산을 다
> 니며 각종 약초를 캐다가 약전골목 등에 내다 팔았던 일과 관계가 있지
> 요. 또 시아버지는 일찍부터 유학 관련 공부를 하면서 한약업 쪽으로
> 방향을 바꾼 것 같아요. 약재 거래를 하는 과정에서 거래 루터도 잘 알
> 게 되었겠지요. 또 시아버지가 젊었을 때 한동안은 녹용 판매업에도 종
> 사한 적이 있었던 것 같아요. 그러니까 여러모로 한약에 대해 관심을
> 가질 수 있는 환경이 된 것 같습니다. 이래가지고 한약업사 시험을 봐
> 서 본격 시작했다고 봐야지요.[12]

양명주는 이처럼 한약을 만져온 가정 분위기에서 자라나 부친과 함
께 중상을 하면서 자연적으로 한약을 익힐 수 있었다. 그러면서 2년 정
도는 대구 약전골목에 있던 동양의약전문학원에 다니며 한의약 전반에
대한 이론 공부를 했다. 이리하여 그는 1962년 고향인 대구시 수성구
범어동을 응시지역으로 택해 한약업사 시험을 쳤다. 동일 지역 응시자
중 최고 득점자 한 사람만 합격시켰으므로 경쟁률이 낮은 곳을 택하기
위해 눈치를 보느라 마감일 저녁이 되어서야 비로소 원서를 냈다. 한약
업사 시험 합격 후부터는 줄곧 지금의 장소에서 45년간 한약방을 운영
하고 있다.[13]

---

12) 박정순(1957년생, 춘원당한약방) 제보. 2006년 4월 15일(3-05LH15042006박정순001).
13) 양명주(1926년생, 춘원당한약방) 제보. 2006년 10월 14일(3-05LH14102006양명주001).

특이하게도 춘원당한약방에는 둘째 며느리가 23년째 수종하며 한약을 계승하고 있다. 며느리 박정순은 한약에 대한 호기심 외에도 법대출신 남편의 사법시험 뒷바라지를 위해 결혼 직후부터 시아버지의 한약방 일을 거들기 시작했다. 그녀는 대학생인 아들이 유치원생이던 30대 초반 무렵 한때는 한의과대학 입시공부를 한 적도 있지만, 남편의 반대로 그만두게 되었다. 그녀는 당시 공부를 계속했으면 벌써 무엇인가 결과가 있었을 것이라고 하면서, 그때 그만둔 것이 가장 큰 후회가 된다고 말했다.

그녀는 약재를 만지며 법제도 하고, 모르는 약은 시아버지한테 묻기도 하면서 한의약서를 독습하는 등으로 한약 지식을 쌓았다. 그래서 이제는 내방 환자를 상대로 기본적인 약은 지을 정도가 되었다. 그녀는 아침부터 늦은 시간까지 약방일과 시부모님 수발까지 들다보면 때로는 고달프고 '갇힌 몸의 신세'처럼 갑갑증도 느끼곤 했지만, 매일처럼 마음을 다스리며 생활해왔다.

이상의 내용처럼, 한약업사의 가업 계승 경로와 양상은 계승자의 의지나 자각, 능력, 가업에 대한 가치인식, 피계승자의 결심과 태도 등에 따라 다양성을 나타낸다. 제보자인 원로 한약업사들은 대부분 선대로부터는 한약 쪽으로 계승한 반면, 후세대로는 한의 쪽으로 계승시킨다. 이들은 가업 계승에 대한 강한 책임의식과 자각을 통해 다른 길을 가던 중에도 되돌아와 선대의 약업을 계승했다. 하지만 한약업사 시험 중단과 한의과대학 진입 실패로 인해 가업을 계승시키려는 강한 의지에도 불구하고 계승이 어려운 경우가 많다.

제보자 중 한약 계승 희망자 박유홍과 김종식, 박정순 등은 전자의 이유로 본인이 가업 계승에 어려움을 겪고 있으며, 진영원과 조한제 등은 후자의 원인으로 후대 가업 계승에 제동이 걸렸다. 특히 조한제는 막내아들로 하여금 다니던 직장까지 그만두게 한 후 한의과대학 입학 준비를 다시 하게 하는 등의 노력을 다했지만, 끝내 뜻을 이루지 못했다. 류경희와 최종만, 이시호, 김종식 등은 후대에 모두 한의사로 가업을 이어줄 수 있게 되었다. 특히 김종식은 아들에게 3수까지 시키는 집념으로 한의학을 공부할 수 있게 함으로써 '한약→한의'로 가업이 이어지는 뜻을 이루었다.

3. 현실인식과 한약 전통의 단절

근대적 의미의 한약전문인 1세대라고 할 수 있는 원로 한약업사들의 한약업계 현실에 대한 인식의 지평은 대단히 부정적이고도 회의적이다. 원로 한약업사 김희정의 아래 구술은 한약업계가 처한 현실과 정부의 한약정책 및 경쟁 업권의 행태에 대한 한약업사들의 감정구조를 잘 반영하고 있다.

옛날에는 촌에 병원, 약국도 없었으므로 한약업사들이 침도 놓고, 뜸도 뜨고, 약도 짓고 … 아픈 사람 찾아오는데 모두 해야지요. 그러므로 법대로만 할 수 있나요? 의사가 있나? 한의사가 있나? … 이놈의 나라가 … 한약업사들이 그 과정에서 나라를 위해 공을 세운 사람들임을 모르고 그냥 … 세력이란 게 … 딴 거는 … 돈벌이 하는 거야 모르지만, 의약 이거는 사람을 구하는 업인데, 이걸 [못하도록] 그렇게 했으니 … 참! … 왜정시대에는 한약업사들이 침을 놓기도 하고, 아이 이름도 짓고, 사람 죽으면 풍수쟁이도 하지, 의원 노릇도 하지. 세상이 이렇게 정권도 변했지만, 이걸 몰라주는 기라. 세력에 밀려 … 이제는 이게 끝인 기라.[14]

---

14) 김희정(1926년생, 천일당한약방) 제보. 2006년 8월 17일(3-05LH17082006김희정001).

원로 한약업사들은 1980년대 중반 한약도매법이 생겨나기 전까지만
해도 '건재한약방' 형태로 건재 도매와 첩약 소매 기능을 모두 가지고
있었다. 아울러서 과거 의료 인력과 시설 부족으로 의료의 사각지대에
서 개업하고 있던 한약업사들은 침구 시술과 한약 판매 외에 출생아의
작명作名에다 사주와 택일까지 해주는 등 이른바 '북 치고 장구 치고'
다했다. 이러한 사실은 한약업사들의 의료·사회적 역할의 중대성과 기
득권의 광범성을 동시에 말해준다. 한약업사 역할의 수용 여부에 따라
전자처럼 긍정적으로 혹은 후자처럼 부정적으로 인식할 수도 있다.

현대의약과 마찬가지로 한의약 부분도 전문화 추세 속에서 과거 통
합되어 있던 고유 기능들이 한의와 한약, 약재의 도매와 소매, 치료 시
술과 판매·가공 등의 영역으로 차츰 분화되어 왔다. 여기에다 '동서의
학논쟁'이나 '의료일원화 논쟁', '의약분쟁', '한약분쟁' 등으로 사회적
인 관심을 불러일으켰듯이, 경쟁 업권 간의 격화된 권리 경쟁은 전통의
폄하 시류와 세력의 열세에 더하여 의료정책의 의사결정 구조로부터 배
제되어온 한약업계에 악영향을 미쳐왔다. 특히 한약분쟁은 양약업계의
이른바 '한약조제권' 설정으로 한약업사들의 고유 업권을 상당 부분 잠
식했다. 한의약계 내에서조차도 공생과 협력보다는 경쟁 업권 간의 권
리 확대를 위한 갈등과 분쟁으로 한약업사의 권리와 지위가 상당 부분
격하되었다.

이로써 보건대, 한약업계는 넓게는 현대의약과 전통의약, 좁게는 한
의계와 한약계의 다중적 경쟁과 갈등구조 모두에서 상당히 불리한 상태
에 놓여있다. 한약계의 입지를 약화시킨 요인은 일제 강점기 '한약종상'
으로의 지위 격하로부터 한약업사 허가제에 의한 업소 이전 금지, 한약
업사 시험 중단, 한약대학 혹은 한약학과 개설의 어려움, 혼합 판매에
제한된 기능 축소, 양약계의 한약조제권 설정 등에 이르기까지 다양하
다. 이로 인해 지금의 한약업사들은 업권 축소에 더하여 인력 충원의
어려움으로 대부분이 고령인데다 숫자마저 해마다 감소하고 있어 존립

마저 위태로운 지경이다.[15] 이와 같은 현실을 두고 많은 한약업사들은 '우리가 죽으면 한약도 끝'이라고 입을 모은다.

> 이제 이 업을 많이 못할 것 같아요. 내 죽으면 약방문을 닫아야지요. 6남매(4남2녀)의 자녀가 났지만, 아무도 한방을 계승하지 않아요.[16]

> 우리가 조금만 잘못하면 자꾸 고발하잖아요. 약자를 조금씩 도와야 하는데 … 그런데 약자를 자꾸만 죽일라고 하지요. 이제 우리가 끝이에요. [후배가] 이제 더 이상 나오지 않아요.[17]

이와 같은 사정에서 한약업사들은 제도권 의료계 내에서도 가장 열세인데다 소외감과 자괴심마저 느끼고 있다. 동시에 과거 업권 투쟁 과정에서 침윤된 경쟁 업권에 대한 감정상의 앙금과 더불어 정부의 불합리한 약사 행정에 대해서도 격앙된 감정구조를 지닌다. 한약업사들의 업권 투쟁 과정과 의약정책 및 경쟁 업권에 대한 이들의 인식에 대한 고찰은 의약정책을 포함한 관련 제도와 구조의 거시적 맥락에서 한약업사들의 약업 생활과 삶을 교차시켜 이해할 수 있도록 해준다.

한약업사들의 입을 통해 드러나는 비판적 인식의 구조는 차별적인 한약업사 명칭과 허가제로 인한 약방 이전 금지 문제, 한약조제권 설정, 환자 집중 금지, 혼합 판매에 한정된 기능 축소, 한약업사 시험 중단, 채약 감독을 비롯한 한약재 유통정책 부재 등과 관련된다. 이를 한약업사의 시각과 인식의 지평에서 상술하면 다음과 같다.

첫째, 한약업사 명칭 문제를 들 수 있다. 이전에는 한의약 전문인이

---

15) 2005년 11월 현재 한약업사 평균연령은 67세에 이른다. 60~69세의 한약업사들이 744명으로서 전체의 절반 수준인 42%에 달하고 있음은 이를 뒷받침해준다. 전체 인원은 1,761명으로 1969년의 3,500명에 비하면 현재 약 절반 정도로 줄어들었다. <대한한약신문> 107호(1면), 2006년 2월 25일.

16) 조우현(1923년생, 일제한약방) 제보. 2006년 3월 24일(3-05LH24032006조우현001).

17) 조덕식(1922년생, 장수당한약방) 제보. 2006년 9월 9일(3-04LH09092006조덕식001)

'주부'나 '봉사' 등 유사 전문 관료의 명칭으로 일컬어짐으로써 개인적인 자긍심은 물론 사회적으로도 존경의 대상이 되었다. 그러다가 일제강점기에는 이른바 '위생 통제'와 '의료의 질 관리' 목적으로 의료 전반에 대한 지배가 본격화되면서 한약업사는 '한약종상'으로 고착화되었다. 이는 한의사를 의술 견습생 수준으로 인식하는 '의생' 명칭과 마찬가지로 약재를 거래하는 단순한 상인 수준으로 지위가 격하된 것인데, 식민통치 일환으로 활용한 서양의료 체계의 '의사'나 '약제사' 명칭과 대비된다. 광복 이후에도 상당 기간 한약종상으로 계속 불리다가 한약업계의 끈질긴 요구로 1971년에야 비로소 '한약업사'로 변경되었다.

당초 한약업사들은 제도권 의료인에 속하는 '한의사', '의사', '치과의사', '약사' 등의 명칭에 견주어 '한약사' 명칭을 요구했다. 하지만 정규 고등교육을 이수하지 않았을 뿐만 아니라, 전문성 또한 부족하다는 경쟁 업권의 반대논리로 인해 이를 관철시킬 수 없었다.

이러한 명칭의 문제는 한약업사에 대한 경쟁 업권의 인식과 시선의 문제와도 관련되는 사안으로서, 이후 업권의 권리와 역할을 규정하는 약사법규의 제정과정에도 큰 영향을 미쳤다. 이에 대해 한약업사들은 한약 지식 습득과 전승의 특수성에 대한 몰이해와 공교육 시스템을 구비할 수 없도록 만든 경쟁 업권의 이기주의와 이에 편승한 정부의 기회주의 태도를 비판한다.

> 한의사도 신의사처럼 스승 '사師' 자를 붙여 부르지요. 한약업사들도 스승 '사' 자를 요구했지만, 이전처럼 약을 주로 판매하는 업종이라는 성격 때문에 결국 '사師' 자가 아닌 선비 '사士' 자를 붙였어요. 양의사, 양약사, 한의사는 공식적으로 교육을 받는다고 그런대요. 이거는 업권 간의 권력 문제와도 많은 관련이 있다고 봐요. 보건복지 관련 부서의 고위 관료들이 모두 양방洋方 출신이었잖아요? 일제시대부터 불러오던 한약종상 명칭도 해방 후 한참 동안 계속 그렇게 부르다가 1971년도에 비로소 '한약업사'로 바뀌었지요.[18)

한약업사들의 말대로 실제로 경쟁 업권에서는 '4년 혹은 6년의 공식적인 학교 교육를 받은 사람과 그렇지 않은 사람을 동일하게 취급할 수 없다'는 생각이 팽배하다. 따라서 동일한 스승 '사' 자를 명칭에 대등하게 붙일 수 없다고 인식한다. 이와 같은 차별의 논리는 단순한 명칭 구분의 차원을 넘어 한약업사의 법적 기능과 역할 규정의 문제로까지 연결된다.

후술되겠지만, 한약업사의 기성 처방에 한정된 '혼합 판매' 기능은 한약 처방의 전문성과 처방 행위에 동반되는 환자 집중의 권리까지 제약한다. 이로 인해 한약업사들은 실제 영업과정에서 가해진 경쟁 업권의 '법률 저촉' 공세에 상당한 애로를 겪어 왔다. 한약업사들은 '한약의 특성상 반드시 고등의 공교육을 받아야만 한약 지식이 탁월하다고 할 수 있는가?'라는 논리로 대응했다. 하지만 경쟁 업권의 '구별 짓기'는 상징적 차원을 넘어 현실적인 권리 규정에까지 큰 영향을 미쳐왔다.

1986년에는 '한漢' 자가 '한韓'으로 전면 수정 표기됨에 따라 '한약업사韓藥業士' 명칭으로 바뀌어 지금에 이른다. 최근 한약업계에서는 한약업사 지위 향상과 업권 신장 노력의 일환으로 6가지 요구사항[19]을 정부 기관에 청원해놓았다. 그 중 한 가지는 한약업사 명칭을 '전통한약사'로 변경시키는 문제이다. 이는 한약사로의 사회적 지위 향상과 운용 가능 처방이 100개로 제한되는 신규 한약사의 기능 확대를 통해 향후 이들로 하여금 기존 한약업사의 업무 영역을 이어받을 수 있도록 하기 위함이다.[20]

둘째, 한약업사 허가제도와 약방 이전 금지 문제이다. 한약업사의 존

---

18) 홍준희(1919년생, 상고당한약방) 제보. 2006년 3월 25일(3-05LH25032006홍준희001).
19) 이는 '전통한약사' 명칭 변경을 포함하여 자격제도의 면허제 변경, 기존 한지한의사에 준하는 자격의 부여, 영업소 이전 금지 제도의 완전 폐지, 한약업사 허가제의 한약방 허가제 변경, '혼합 판매' 기능을 '기성 처방 조제' 기능으로 변경하는 문제 등이다. 42쪽, 주 27) 참조.
20) 박기택(1925년생, 온화당한약방) 제보. 2006년 5월 10일(3-05LH10052006박기택001).

립 근거이자 주요 역할은 무의면의 의료 업무를 보완하는 데에 있다. 따라서 한약업사 시험 과정에서부터 향후 영업을 해나갈 근무지를 미리 정해야 하고, 합격 후에는 다른 곳으로의 이동이 허락되지 않았다. 한약 업사 배출을 위한 시험도 지방의 사정에 따라 특별시장·도지사 주관으로 간헐적으로 실시되었다. 동일한 제도권 의료영역임에도 불구하고, 자격 부여의 주체도 상이하여 한약업사는 지방장관인 특별시장·도지사 인데 비해 한의사, 의사, 치과의사, 약사 등은 모두 중앙부처 보건복지 가정부장관으로 되어 있다. 한약업사들은 이를 두고 '지역구 대 전국구' 의 차이라고 인식한다.

이러한 차이는 영업지역 허가제와 맞물려 한약업사의 법적, 사회적 지위를 상당히 저하시켰다. 1983년 이후 한약업사 시험이 더 이상 실시 되지 않는 조건으로 영업 허가 규정이 다소 완화되기는 했지만, 이전까 지는 면·동 단위의 당초 영업지역을 절대 벗어날 수 없었다. 지금도 시·도간의 이전 시에는 전입 희망지역의 사정을 고려한 허락이 있어야 가능하다.

　　예전에는 한약업사들의 영업소 이전이 불가능했어요. 대구시에서도 약전골목으로 자유롭게 들어갈 수 없었어요. 1986년도인가 약사법 개정 으로 비로소 이동이 좀 자유롭게 되었어요.[21]

　　한약업사는 지역 내에서 이동하는 데도 당국의 허가가 필요합니다. 예를 들면, 대구지역에서 군이나 지방 중소도시로 나가는 데는 마음대로 하지 못해요. 저 쪽에서 허가가 있어야 가능해요. 대구시내 지역에서는 비교적 자유로이 이동 가능하지만요. 작은 땅덩어리 안에서 자격 가지고 있는 사람들은 어디든지 자유롭게 장사할 수 있도록 되어야 되는데 … 서울은 또 못 들어가게 되어 있어요. 그러니까 문제가 있지요. 우리가 한약업사 시험을 치고 한참 지나서야 지역간 이동이 조금 완화되었어요. 그 이전에는 면허지역이 정해지면 절대 다른 곳으로 옮길 수 없었어요.

---

21) 홍준희(1919년생, 상고당한약방) 제보. 2006년 3월 25일(3-05LH25032006홍준희001).

면 단위, 동 단위로 인원이 지정되었어요. 한의사들은 신고만 하면 어디
든지 영업할 수 있어요. 한의사와 한약업사 간에는 차별이 많아요.[22]

이에 대해 일부 한약업사들은 '민주화된 시대에 아직까지 이 분야에
선 이처럼 비민주적인 행태가 계속되고 있다'고 비판한다. 같은 제도권
영역 중에서도 한의사의 경우는 영업지역에 제한 없이 전국 어디서든
자격만 있으면 개업이 가능하지만, 한약업사는 그렇지 못하므로 이 또
한 심각한 차별구조의 하나로 인식된다.

최근 한약업계에서는 하나의 대안으로서 '한약업사 허가제'를 '한약
방 허가제'로 바꾸어야 한다고 주장한다.[23] 이렇게 되면 허가제에서 면
허제로 자동 환원됨과 더불어 양약국처럼 한약국으로 명칭 변경이 가능
해짐으로써 영업지역에 구애됨이 없이 마음대로 이전이 가능해질 수 있
기 때문이다.

현재대로라면 질병이나 장기 외유 및 기타 불가피한 사유 등으로 영
업 허가 취득 이후 90일이 지나도록 개업하지 않을 경우 한약업사의 법
적지위 자체가 소멸되어 버린다. 실제로 과거 영업 허가 취득 후 부득
이한 여건상 기한 내에 약방을 개업하지 않아 애써 취득한 한약업사 허
가 자체가 소멸된 사례도 적지 않다. 따라서 '한약방 허가제'로 전환되
면, 만일의 경우 한약방 허가가 소멸되더라도 한약업사의 법적지위는
유지할 수 있다.[24]

셋째, 양약계의 '한약조제권' 설정으로 한약업사의 업권이 상당 부분
잠식되었음을 지적할 수 있다. 양약계는 '한약도 약'이라는 논리 아래
한약조제에 대한 권리를 주장하기 시작함으로써 1990년대 초 '한약분
쟁'을 유발시켰다. 상당한 진통 끝에 세력을 앞세운 양약계는 이른바

---

22) 박기택(1925년생, 온화당한약방) 제보. 2006년 5월 10일(3－05LH10052006박기택001).
23) 273쪽, 주 19) 참조.
24) 박기택(1925년생, 온화당한약방) 제보. 2006년 5월 10일(3－05LH10052006박기택001).

'한약조제권'을 설정함으로써 100가지 처방으로 제한되긴 하지만, 한약을 판매할 수 있는 권리를 확보했다. 그 과정에서 한의계와 양약계의 타협의 산물로서 그동안 허용되지 않던 한약학과가 전국 3개 대학에 개설되어 2000년부터 신규 전문 '한약사'가 배출되고 있다.

약사들의 한약조제권은 한방계로서는 커다란 충격이자 동시에 업권의 상당 부분을 잠식당한 결과로 인식된다. 한약업사들은 이에 대해 '세를 앞세운 업권 침탈' 내지는 '상식에 어긋난 처사'라고 비판한다. 아울러서 한약은 오랜 임상경험과 약성에 대한 전문적인 지식이 필요하다는 '전문성'의 논리로 양약계의 행태를 비판한다.

수입약과 재배약의 증가 및 사람의 체질 변화와 같은 다양한 환경 변화로 인해 기성 처방만으로는 원하는 약효를 내기가 어렵다. 따라서 병을 낫게 하기 위해서는 한의약서 처방 내용만으로는 부족하므로 약성 변화의 흐름을 비롯한 약재 배합과 약성 유도의 원리까지 소상하게 알아야 한다. 한약업사들은 대부분의 양약사들이 이와 같은 전문성을 결여하고 있으므로 한약의 질을 저하시킨다고 본다. 일부 한약조제약사들이 약국 내에 한약전문가를 별도로 고용함은 이를 반증한다. 다음은 이에 대한 원로 한약업사 류경희의 구술이다.

> 신약은 자기들이 잘 짓지만, 한약은 전문가가 해야 옳지요. 원칙적으로는 한약은 자기들이 못 지었잖아요? 그랬는데 약사들이 요새 힘이 세므로 대결해가지고 빼앗아갔잖아요. 그렇지만 실제로는 옳게 [한약을] 짓지 못해요. 갈근탕 있잖아요? 그런 기본적인 거 대학에서 몇 가지 배워가지고 한약을 자기네들이 취급하도록 그렇게 만들었잖아요. 상식적으로도 한약은 한약 전문가 하고, 신약은 신약 전문가가 하는 게 맞지요. 한약 짓는 거는 『방약합편』이라든가 책을 보고 하면 되지만요. 하지만 옳게 하자면요. 아픈 곳으로 약성을 유도하는 약도 있는데, 그런 것까지 잘 고려해서 약을 지어야 해요. 그런 거는 보통으로 배워가지고는 안 되거든요. 보통 20여년 정도는 임상 경험이 있어야 되지요. 아무리 약을 잘 지어도 위(胃)를 놓치면 안 되거든요. 아무리 위장에 병이 없

고 딴 데 병이 있더라도 위를 중심으로 약을 지어야 돼요. 그러므로 생
강, 대추는 모든 약 기운을 위에 집중시키는, 유도하는 것이지요. 위가
손상되는 것을 막고 약 기운을 더 원활하게 전신으로 혹은 환부로 보내
기 위함이지요. 신약사들은 배운대로 하지요. 책만 보고 하는 사람도 있
고, 또 전문가들한테 배워서 하기도 해요. 또 어떤 약국에서는 한약전문
가를 고용해서 하는 경우도 있어요. 모르는 사람들은 책에 있는 대로
하니까 약이 잘 듣지 않는 거지요.[25]

넷째, 한약업사들은 한의업계가 맥진을 비롯한 진료권의 방어 차원에
서 한약업사의 관행과 최소한의 권리까지 박탈하려는 데 대해 비판한
다. 한약 처방을 내기 위해서는 먼저 환자와의 상담을 통해 병증의 정
도는 물론 질병 이환과 치료경로, 체질 특성 등에 대한 사실들을 소상
하게 파악해야 한다. 따라서 한방업계에서 문진問診과 문진聞診, 망진, 절
진 등 4진을 종합한 집증은 필수적이고, 그러한 능력을 기르기 위한 이
론과 임상공부를 중요시한다.

업권의 기능이 세분화되기 이전에는 한의사 혹은 한약업사의 지위
구별보다는 어떻게 하면 환자의 병을 잘 낫게 할 것인가에 초점을 맞추
어 상호 협력하고 또 경쟁했다. 따라서 한약업사들도 맥진을 비롯한 다
양한 집증 방법을 동원하여 환자의 병을 살펴왔다. 때로는 한약업사들
이 치료를 위해 침구 시술하거나 환부를 칼로 찢어 고약을 붙이는 간단
한 수술까지 했다. 하지만 업권 기능의 세분화와 업권간 경쟁이 가열되
면서 차츰 한약업사들의 이른바 유사 '치료' 내지 '진료' 행위는 경쟁
업권의 견제대상이 되었다. '의사'의 지위와 기능 및 역할에 대한 법적
규정은 '법치'와 '합리성'의 논리 아래 한약업사의 일상생활을 제약하는
현실적 강제력으로 작용해 왔다.

실제로 현행법상 한의사는 진료와 치료가 가능한 '의사'로 규정되지
만, 한약업사는 기성 한의약서 처방과 한의사의 처방전에 의해 약재를

---

25) 류경희(1924년생, 인산한약방) 제보. 2006년 8월 21일(3-05LH21082006류경희001).

단순 '혼합 판매'하도록 되어 있다. 이로 인해 일부 한약업사들은 한의
사 집단으로부터 진료 및 치료 시술, 즉 불법 의료행위 건으로 고발당
하기도 했다. 침구시술을 비롯한 한약업사들의 유사 의료행위는 사라진
지 오래되었으며, 집중 또한 망진과 문진 위주로 하면서도 맥진을 병행
하는 정도이다.

      예전에는 한의와 한약이 차이가 없었어요. 한약업사들이 한약방에서
    진맥도 하고, 약도 짓고, 침까지 놓았지만 이후 한의사가 배출되면서 한
    약업사들의 침구시술 행위를 '의료행위'라 하여 법적으로 못하게 만들
    었어요. 의료법이 생긴 이후로 못하게 했지요.26)

      옛날에는 한약방에서 맥진도 하고, 환부를 만져보는 촉진도 하곤 했
    는데 … 이후 한의사가 생기고, 한의원이 생긴 뒤에는 이걸 하지마라
    하니까 치워버렸지요. 옛날에는 그렇게 했지요. 이젠 문진이나 망진 정
    도로 해요. 아픈 곳이나 그 정도를 물어보거나, 육안으로 봐가지고 대충
    판단하는 거지요. 우리는 약방이므로 의료행위는 할 수 없기 때문에, 맥
    진도 이에 준하는 것이라 하여 의료법상 할 수 없도록 되어 있어요.27)

  이와 같은 현실에서 한약업사들은 기성 처방과 한의사의 처방전에 의
한 '혼합 판매'를 규정한 현행법의 비합리성에 대해서도 비판한다. 양의
약계처럼 의약분업의 논리대로 하자면 한의사는 한약을 팔지 말아야 마
땅하지만, 그렇게 하지 않는 것은 침구와 한약 판매 등 한방의 모든 것
을 한의사 집단이 장악하기 위한 이기주의 행태일 뿐이라고 인식한다.

      한약업사는 진료를 절대 못한다고 하지요. 자기네들 처방 받아와서
    약 지으라고 이거지요. 진료, 생각해 보세요. 내가 진료하면 내가 처방
    을 내야지, 그걸 다른 사람한테 가서 처방을 받아와서 하면 그게 무슨

---

26) 진영원(1925년생, 진가한약방) 제보. 2006년 2월 10일(3-05LH10022006진영원001).
27) 박기택(1925년생, 온화당한약방) 제보. 2006년 5월 10일(3-05LH10052006박기택001).

> … 양의약은 의사가 진료하고 약사가 약 지어주는 게 맞아요. 하지만
> 한약은 맞지 않아요. 언제 한의사가 처방해가지고 우리 보고 약 지어주
> 라고 하겠어요? 자기네들이 모두 다 하지요. 그러면 우리가 아무 것도
> 못하잖아요?[28]

한의계에 대한 한약업사들의 이와 같은 비판은 한의와 한약의 '뿌리
논쟁' 혹은 '정체성 논쟁'으로까지 이어진다. 한약업사들은 과거 6.25전
쟁의 와중에도 부산에서 사설 교육기관을 설립, 운영했던 노력으로 한
의과대학을 만들어 오늘날의 한의사가 태동될 수 있는 기틀을 만들었다
고 말한다. 이러한 사실로 볼 때, 엄밀히 따진다면 한약업사가 분명 '선
배'가 되는데도 한의사들은 이를 도외시한 채 오히려 '배은망덕'한 행
위를 해왔다고 본다.

> 지금은 세상이 잘못되어 가지고 … 옛날에 한의과대학 약물학 선생
> 으로는 전부 한약종상들이 가서 가르치고 했거든요. 그런데 그게 요즘
> 은 거꾸로 되어가지고요. 약물 같은 거는 저거가 잘 알 수가 없지요. 한
> 약종상 아니면 천지(전혀) 저거가 알 수가 없는 데도요. 원래는 한약업사
> 가 일제 때부터 있었는데 … 한의사는 해방 뒤에 서울에 있던 동양의약
> 대학 나온 사람에 한해 자격을 주었어요. 하는 업종(기능)은 한의사나 한
> 약업사나 똑 같았어요. 그때는 한약업사도 침을 놓을 수 있었어요. 그
> 뒤에 한의사제도가 생겨가지고는 침도 못 놓게 하고요. 결국 업을 해나
> 가는 데 자꾸 제재를 가해 나왔지요. 이 시점은 6.25 후와 5.16 군사혁
> 명 전쯤이에요. 의료법이 제정되면서 그렇게 되었어요. 초창기에는 대
> 구한의대 학생들도 한약업사가 가르쳤어요.[29]

다섯째, '혼합 판매'에 제한된 업권 기능은 한약업사의 역할이 갖는
역사성과 한약의 특수성을 무시한 채 양의약적 기준에 의거한 '단순 판
매' 위주로 규정함으로써 전문성과 지위를 훼손하였다. 한약업사의 법

---

28) 조덕식(1922년생, 장수당한약방) 제보. 2006년 9월 9일(3-04LH09092006조덕식001).
29) 박기택(1925년생, 온화당한약방) 제보. 2006년 5월 10일(3-05LH10052006박기택001).

적 기능이자 업무 범위이기도 하는 '혼합 판매'는 여러 가지 약재를 섞어 파는 단순 판매의 의미가 강하다. 이는 집중권과 처방전 기재, 비방의 생산 및 활용행위 등과 맞물리는 문제로서 병증에 따른 가미나 가감 등 한약업사 개인의 한약 전문성을 인정하지 않겠다는 의미이다. 하지만 한약 처방은 기성 처방에 의거하더라도 사람의 체질과 병증의 정도 등 여러 변수에 따라 가감이나 가미 등 한약업사의 상당한 재량을 요한다. 약성과 체질 변화로 인해 기성 처방대로는 높은 치료효과를 기대할 없는 현실에서는 더욱 그러하다.

한약업사들이 이구동성으로 '법대로 한다면 아마도 약 한 첩 팔기 어려울 것'이라는 말은 이를 두고 하는 이야기다. 따라서 최근 한약계에서는 이처럼 변화된 환경에 부응하고 한약업사 업무의 전문성과 지식 집약적 측면을 부각시키기 위해 '혼합 판매' 기능을 '기성 처방 조제'로 바꾸어야 한다고 주장한다.30)

> 한약재의 단순 '혼합 판매'는 한약업사의 지적 능력과 전문성을 인정하지 않겠다는 것이지요. 이는 일제시대 민족의약을 폄하시키기 위해 일제가 '한약종상'이라고 취급하던 것과 다를 바 없습니다. 현재 한약업사는 11종의 기성 한의약서에 수재된 모든 처방을 사용할 수 있습니다. 이에 비해 한약사나 한약조제약사는 고작 100여개 밖에 할 수 없습니다. 한약업사와 이들 간에는 분명 전문성과 한약 지식을 운용할 수 있는 정도의 차이가 큽니다. 그런데도 한약업사의 경우 한약을 단순 판매하는 개념으로 업권의 기능을 정의한다는 것은 분명 문제가 있지요. 따라서 한약업사들의 업무영역이 전문성과 지식 집약적 행위라는 점을 관철시키기 위해서라도 이렇게 바꾸어야 합니다.31)

약재의 '혼합 판매' 규정은 집증과 처방의 권리를 한약업사로부터 완전히 분리, 제거함으로써 단순한 상인 수준으로 지위를 격하시키려는

---

30) 273쪽, 주 19) 참조.
31) 박기택(1925년생, 온화당한약방) 제보. 2006년 5월 10일(3-05LH10052006박기택001).

의미로도 해석될 수 있다. 필자가 연구를 위해 처방전 열람 및 이의 수집을 요청했음에도 불구하고, 한약업사들이 이구동성으로 처방전 기재 행위가 위법이라면서 공개에 난색을 표했음은 이 때문이다. 하지만 동일한 처방이더라도 체질과 병증에 따라 가미 내용에 차이가 나므로 실제로는 투약 내용이 모두 다르다. 역으로 환자 열 명이 같은 병이라도 처방이 모두 다를 수도 있다.32)

따라서 처방 내용을 기록해둔다면, 동일 환자가 재방문할 경우 기존의 처방전을 기초로 훨씬 더 진전된 후속 처방을 낼 수 있다. 이는 유사 병증의 환자를 처방하는 데도 참고자료로 활용가능하다. 이를 위해 일부 한약업사들은 별도의 노트에다 내방객의 처방 내용을 기재해 두거나 혹은 주요 처방전을 별도로 보관, 관리한다. 다음은 한약 처방전에 대한 어느 한약업사의 인식이다.

　　원칙적으로 한약업사는 처방전을 못 쓰게 되어 있습니다. 기성 처방 혹은 한의사가 낸 처방전에 의해서거나 환자의 요구에 의해 '혼합 판매'할 수 있도록 되어 있어요. [한약업사인] 내가 진맥, 진찰해 가지고 알아서 [약을] 짓도록 되어 있지 않습니다. 그러면 의료법에 위반이 되거든요. 만일 보건소에서 단속이라도 나오면 처방전을 없애야 합니다. 놔두면 안 되거든요. '혼합 판매'라는 것은 여러 가지 약재를 섞어 판매하는 것인데, 환자가 예를 들어 처방전을 가져오면 그대로 지을 수 있고, 환자가 '십전대보탕 지어주소' 할 때 거기다가 위장이 나쁘다고 하면 '해당 약을 가미해서 드릴까요?' 해서 '해 돌라'고 할 때 그렇게 해 드리는 것이지요. 내 임의대로 그렇게는 못 합니다. 그런데 사람의 체질에 따라 [약이] 모두 다르므로 가미가 틀리지요. 환자 열 명이 같은 병이라도 처방이 다 틀리거든요. [처방 내용을] 적어 놓으면 유사 환자거나 동일 환자의 경우 기존의 처방전을 들추어 본 후 가감하기가 대단히 편리하지요. 이처럼 필요하긴 하지만, 의료행위이므로 한의사의 경우는 가능하지만 한약업사는 못하게 되어 있어요. (자신의 처방전 기록 노트

---

32) 이를 한의약에서는 '동병이치同病異治, 이병동치異病同治'로 표현한다.

를 가리키며)지금까지 저기 검은색 노트에 많이 적어 놓았어요. 법적으로 못하게 되어 있어요.[33]

　여섯째, 한약업사 시험 중단과 한약대학(혹은 한약학과) 개설의 어려움으로 인해 한약업사 인력 충원이 불가능함에 대한 한약업계의 비판적 인식을 지적할 수 있다. 한약업사들은 그동안 줄기차게 한약대학 혹은 한약학과 개설을 정부 당국에 요구해 왔다. 하지만 약업계와 한의계의 집요한 반대에 부딪혀 이른바 '한약분쟁'이 촉발되기 전까지는 실현되기 어려웠다. 한약업사 시험이 1983년 이후로 중단됨으로써 한약업사 인력을 충원할 수 있는 길이 막혀 한약 전통 계승에 적신호가 켜졌다. 이러한 현실에 대해 한약업사들은 이구동성으로 경쟁 업권을 겨냥하여 '한약업계를 죽이고 자기네들이 나눠가지기 위한 처사'라고 비판한다.

　한때 한약업계에서는 양약업계의 반대에도 불구하고 한약대학 설립을 강력하게 추진하기도 했다. 그 과정에서 한의계의 지원을 바랐지만, 한의계는 그렇게 될 경우 향후 '밥그릇'을 두고 경쟁하는 관계가 설정될 것을 염려하여 소극적인 태도를 보였었다. 한약대학 설립을 위한 준비자금까지 구비한 상태에서 정부의 인가를 받기 위한 노력을 다했지만, 힘의 열세로 한약대학 설립은 결국 무산되었다.[34]

　"한의사들과 만나면 눈에서 악이 받쳐 바싹바싹했다"는 어느 한약업사의 말은 당시 업권을 두고 한방업계 내에서도 한의업계와 한약업계가 얼마나 치열하게 대립했는지를 엿볼 수 있다. 한약단체 임원을 역임한 어느 한약업사의 다음 이야기는 이와 같은 사실을 함의한다.

　　한의사, 한약업사 하고 다툴 게 뭐 있나? 그 사람들이 한약을 조진(잘

---

33) 최종만(1928년생, 향일한약방) 제보. 2006년 8월 24일(3-05LH24082006최종만001).
34) 자세한 내용은 약령시부활추진위원회, 앞의 책, 257~261쪽, 289~291쪽 ; 대한한약협회, 앞의 책, 2006, 434~435쪽 참조.

못 되게) 기라. 내가 한약협회 수석부회장 8년 했어요. 민관식이 [약사회장] 할 때도 [한의사가] 한약업사 도와가지고 같이 싸워주어야 할 게 아닌가요? 그래 막아주어야 할 게 아닌가요? 그래서 우리가 보사부와 한의사협회에다 진정을 했어요. 약대 안에다가 한방과韓方科와 양방과洋方科 두 개를 하라. 그래도 안 된다 카는 기라. [한의계에서] 다 먹을라고 하는 기라. 그때쯤 손을 잡고 같이 했으면 할 낀데 … 당시 부산지역에서 한의사들과 만나면 눈에서 악이 받쳐 바싹바싹했지요. 무허가업자들이 침도 놓고, 맥도 짚고 한다면서 말이지요.[35]

한약업사들은 양약업계와 한의업계의 한약대학 설립 제지 행태를 궁극적으로는 업권 투쟁과정으로 이해하고 있다. 한약업사들은 특히 동종 영역에 속하는 한의업계에 대해 한의과대학을 만들어 키워준 은혜에 대한 '배은망덕'하고도 '윤리에 어긋난' 처사로 못마땅해 한다. 한편으로는 좀 더 강한 결집력과 역량을 발휘하지 못한 한약업계 내부의 자성의 목소리도 적지 않다.

한방계의 현 상황은 자식이 아버지 뺨을 때리는 격입니다. 이치가 그렇다는 거지요. 제국시대부터 한약방과 한약종상이 있어왔는데, 현재 이렇게 허세하게 해놓다니 말이 됩니까? 부산에 정부가 있을 때부터 한약업사들이 힘을 합쳐 한의과대학 만들었잖아요? 원리와 순서를 대한민국에서는 막 무너뜨려 버렸잖아요? 지금 꽃나무를 키운다고 할 때 정성 있게 키워 열매가 맺도록 하면 사람 심정이 얼마나 좋겠어요. 그런데 막 부러뜨려가지고 없애버리려 하는 거예요. 이거는 나라 망치게 하는 거 하고 같은 거예요.[36]

[한의약이] 좀 재미가 있다고 할까요? 하고 싶어 하는 사람이 있으니, 그 사람들이 좀 더 크게 해가지고 한의과대학을 설립해서 후배를 양성하려고 만들었지요. 예전에 경력이 많은 한약업사들이 약을 잘 파니까, [한의과대학 졸업한 사람들이] 이걸 이제 막 까물테(짓눌러 기운을

---

35) 김희정(1926년생, 천일당한약방) 제보. 2006년 8월 17일(3-04LH17082006김희정001).
36) 양명주(1926년생, 춘원당한약방) 제보. 2006년 4월 15일(3-05LH15042006양명주001).

못 쓰게 해)버리는 기라. 자기네들이 '이제는 의사다' 이렇게 하면서 '한
약방 하는 사람들은 그 사람들끼리 공부해 가지고 하는 것뿐이고, 우리
가 진찰권도 있고 …' 이렇게 하면서 막 누질러 재키는 기라. 그래도
일반 사람들은 자기 이득을 보기 위해 병 나술라 카는 기지, 그런 제도
를 모르거든. [한의과대학] 만들어가지고 한의사 후배들이 정식으로 생
기는 것은 좋은 거라고 이렇게 생각하는 거지요. 한약업사들이 다음에
는 한약대학을 만들려고 했어요. 하지만 한의사 외에 양약대학 계통에
서도 반대해서 못했지요. … 이게 모두 업권 투쟁인 기라요.[37]

일곱째, 한약업사들은 약재 생산과 관리, 유통을 비롯한 인력 양상과
업권 설정 등 정부의 총체적 의료정책이 근시안적일 뿐만 아니라, 의약
계의 세력에 부화뇌동함으로써 원리원칙에 입각한 한방정책을 추진하
지 못한 정부 당국의 처사에 대해 비판적이다. 한약업사들은 과학화와
세계화, 산업화가 더딘 한방계의 현실, 나아가서는 한약업계의 열악한
사정을 초래한 데는 정부 당국의 책임이 크다고 본다.

우선 민족의약인 한의약의 가치를 제대로 평가하지 않은 채 자유방
임적인 의료정책을 추진한 점을 들 수 있다. 일제 강점기 의료정책은
'서양의료 우대와 전통의료 폄하정책'으로 규정된다. 광복 이후에는 한
동안 불균형한 기존의 의료체계를 온존시키는 이른바 '자유방임정책'이
추진되어 왔다.[38] 아울러서 정부는 의약분쟁이나 한약분쟁을 비롯한 크
고 작은 의료계 내의 갈등 및 분쟁과정에서 의약계의 세력에 부화뇌동
한 채 원리원칙에 기초한 정책을 추진하지 못했다. 정부 의료정책 부서
의 수장을 비롯한 정책결정자들 대부분이 양의약계 출신인 점도 이러한
결과를 초래한 커다란 이유 중의 하나였다.

이에 대해 한약업사들은 이구동성으로 '원칙도 없이 힘이 지배하는

---

37) 박경열(1928년생, 동광한약방) 제보. 2006년 11월 11일(3 – 05LH11112006박경열001).
38) 이현지, "한의학의 전문화 과정에 관한 연구", 계명대학교 대학원 박사학
    위논문, 2000, 27~32쪽 참조.

세상' 내지는 '자식이 조상 뺨 때리는 격'이라고 분개해 한다. 이는 힘에 의해 민족의약의 맥脈과 원칙이 무너지도록 방기한 책임이 정부에 있음을 의미한다. 정부의 한약정책에 대한 한약업사들의 비판은 약재 관리를 비롯한 한약 유통정책에까지 이른다. 약재 채취를 예로 들면, 채취시기가 약성 유지에 상당한 영향을 미치는 사안임에도 불구하고, 이에 대한 정부의 관리감독 부실로 인해 마구잡이식으로 채취, 유통된다는 것이다. 의료정책을 관장하는 보건사회부(현 보건복지가족부)의 한약유통 정책에 대한 어느 한약업사의 다음과 같은 비판은 이러한 사실을 함의한다.

> 과거가 그렇다면 지금의 보사부는 무엇 하는 것입니까? 과거에 우리도 [약]망태 둘러메고 약 캐러 다니면서 실물 조사를 많이 해보았어요. 약 캐서 팔려고 우리 집에 수십 명씩이나 오기도 했어요. 그런데 이제는 중국약이 있어야 처방을 낼 지경입니다. 중국 약은 금은화 1근에 1,800원인데, 국산 약은 3,200원입니다. 하지만 나는 여태 중국 약을 써 본 적이 없어요. 지금은 약을 많이 재배하잖아요? 입동 '전3일 후3일' 되는 시기에 채취해야 약성이 제대로 나는데 맘 대로입니다. 보사부에서는 무엇 하는지 모르겠어요. 이런 것을 관리, 감독해주어야지요. 재배 농가에 대해 정부에서 채취시기를 엄격하게 지도해야 하는데, 그렇게 하지 않아요. 약재는 가을에 캐야 알이 차게 돼요.[39)

실제로 약재는 추채秋採의 경우 입동 '전3일 후3일' 무렵에 채취해야 가장 좋은 약성을 유지할 수 있다. 그런데도 약재 공급 부족으로 가격이 좀 오른다 싶으면 여름에도 채취해서 유통시킨다. 제 때 채취하지 않은 약재는 제대로 영글지 않아 건조 시 '할마이 배짝처럼 쪼글쪼글하게' 되어 대번에 차이가 난다. 이로 인해 약성이 현저히 떨어지고, 궁극적으로는 처방약의 효과가 저하됨으로써 한방업계 전체의 경쟁력을 약

---

39) 양명주(1926년생, 춘원당한약방) 제보. 2006년 4월 15일(3－05LH15042006양명주001).

화시킨다. 일부 한약업사들은 연간 1~2회씩 한약방 점검을 나오는 관할 보건소 직원들에게 이 문제를 따져보기도 하지만, '손길이 미치지 못한다'는 말만 들을 뿐이다.

> 우리나라에는 요새 돈밖에 없는 것 같아요. 여름에 약이 좀 비싸면 약성에 관계없이 마구 캐서 내다 팔아요. (약장의 작약을 꺼내어 만져보며)가을에 캔 약을 만져보면 자글자글하면서 윤기가 흐르고 딱딱하지만, 여름 약은 건조 시 오그라들어 버리므로 만져보면 가을 약재와 완연히 차이가 납니다. 보건소에서 검사 나올 때 "여름에 약을 못 캐도록 감독해야 되지 않느냐?"고 물어보면 "상부의 지시대로 이런 조사만 하라고 하니 그런 데까지는 손이 못 미친다"고 대답해요. 의료보험도 실시되고 있는 상태에서 한약이 뒤떨어진 원인이 바로 여기에 있습니다. 하지만 물건이 없으니 여름에 캐낸 약이라도 사놓을 수밖에 없어요. 이렇게 되면 약을 써도 약효가 떨어져 병이 낫지 않아요. 따라서 신약 의료보험 나온 후 한약이 타격을 받기 마련입니다. 봄이나 여름에 작약이나 목단을 캐면 늙은 할마이 배짝처럼 쪼글쪼글하게 됩니다. 가을에 캐면 알이 들어 따글따글해져요. 보사부장관이라면 이런 사실을 알고 보건소에 지시하여 단속이 되도록 해야 합니다. 달여 먹어보면 여름과 겨울 것이 감미甘味가 천지차입니다.[40]

위의 구술처럼, 제대로 된 약성을 유지하기 위해서는 약재 재배와 채취를 비롯한 건조와 저장, 절단과 법제 등 중간가공에 이르기까지 한약재 전반에 대한 엄밀한 관리가 중요하다. 아무리 훌륭한 한의사와 한약업사가 있다 하더라도, 질병 치료의 근본인 약재가 부실하면 소용이 없기 때문이다.

한 가지 방안은 약성이 뛰어난 국산 약재의 생산기반을 확충하는 일이다. 하지만 현실은 정반대여서 활용 중인 많은 약재가 중국 등지로부터 수입되는 외국산 약재로 충당된다. 실제로 한약업계 현실은 중국약

---

40) 양명주(1926년생, 춘원당한약방) 제보. 2006년 4월 15일(3-05LH15042006양명주001).

재가 없으면 처방이 불가능할 정도이다. 수입약재의 규모나 국산약재와 의 가격 차이 등은 경제논리를 따를 수밖에 없다고도 하지만, 국산약재 의 생산기반 구축은 양질의 약재 확보 및 국산약재의 경제자원화에 나 아가 종자 및 지적 자산의 보존과 축적을 위해 불요불급한 사안이다. 한약업사들은 한약을 살리기 위해서도 이는 꼭 필요하다고 말한다.

> 여름에 약을 캐서 무슨 놈의 약이 되겠어요? 중국약이 없다면 … 특 히 원지遠志나 용안육 등의 약이 없으니 아예 처방이 안 되는 경우도 있어요. 약 캐는 인부가 없다면, 약 재배단지를 만들든지 개인이 하든지 여름에 약을 빼지 않도록 해서 가을에 입동 전 3일, 입동 후 3일 좌우 로 열흘 안팎으로 캐도록 해주어야 합니다. 그래야 한약의 기운이 성하 게 올라가도록 할 수 있지요. 이대로 놔두면 자꾸 한약이 말살되어 버 려요. [한약업사] 시험을 백날 쳐봐도 약이 시원찮으면 무슨 병을 고치 겠어요. 그리고 한의사가 1년에 몇 백 명씩 나와 봐도 무슨 소용 있겠 어요? 약이 시원찮은데 어떻게 병을 고치겠어요. 의약서에 있는 처방대 로 해도 안 되지요. 여름에 캐가지고 나오는 약을 쓰니 무슨 병이 고쳐 지겠어요? 그러니 한약이 자꾸 말살되는 기라요. 우예끼나(사정이야 어떻 든) 약이 좀 되도록 만들어주어야 할 긴데, 국민들에게 [약]효과가 있도 록 해야지요. 약이 맞도록 해야 목이 빠지도록 가르치는 효과가 있지 않겠어요. 이렇게 된 이유는 약을 아무 때나 캐도록 하기 때문입니다. 재배든 개인이 하든지 약을 제 때 캐도록 엄격히 [입동] 전3일 후3일 이 되어야 캐도록 … 절대 여름이나 봄에 약을 못 캐도록 해야 돼요.[41]

이상의 사실을 통해 볼 때, 한약에 대한 한약업사들의 현실 인식은 대단히 부정적이다. 이는 기득권의 점진적인 박탈에 나아가 한약 전통 을 계승할 수 있는 인력 충원이 불가능한 데 따른 박탈감 때문이다. 한 약업사 평균연령이 70세에 달하는 현실에서 사망과 폐업 등으로 회원 수는 해마다 상당한 폭으로 감소하고 있다.

2000년부터 3개 대학에서 배출되는 한약사는 25년의 오랜 공백과 정

---

41) 양명주(1926년생, 춘원당한약방) 제보. 2006년 4월 15일(3-05LH15042006양명주001).

체성 약화, 100개 처방에 제한된 기능 축소, 한약분쟁의 태생적 한계 등으로 한약 전통을 원활히 계승하기 어렵다. 후대 가업 계승이 순조롭지 못한 상태에서, 그나마 계승 한약방의 경우에도 대부분 한의로 이어지고 있다. 이로써 보건대, 현존의 한약업사들이 자연 소멸되고 나면 머잖아 한약방 전통은 단절될 전망이다. 아울러서 한의 영역을 보완해 줄 수 있는 한방의 한 축이 취약해짐으로써 궁극적으로는 한의약의 발전을 가로막고 국민건강을 돌보는 데도 바람직하지 못하다.

오랜 한약 전통의 소멸은 한약업사라는 하나의 직종을 잃게 되는 단순한 문제가 아니라, 전통의약과 관련한 우리 민족의 소중한 의료문화의 한 부분이 단절됨을 의미한다. 예컨대, 약성의 정도와 약재의 품질, 진위, 원산지 등을 오랜 경륜에 기초한 오감으로 준별해내는 탁월한 한약 전문가가 더 이상 존재하지 않음으로써 궁극적으로는 민족의약의 귀중한 지적 유산을 잃어버릴 수도 있다.

한약업사 시험 중단으로 이제는 한약방에 수종하며 한약을 힘써 배우려는 사람들을 더 이상 찾아보기 어렵다. 이로 인해 원로 한약업사들은 대부분(16개 중 10개소) 혼자서 한약방을 지키고 있다. 종사원이 있는 경우에도 한약 전승에 힘쓰기보다는 직업인으로서 단순 기능을 조력할 뿐이다. 도제식의 한약 전승 시스템의 소멸에 나아가 평생 동안 한약업에 종사함으로써 축적된 문화적 사상事象과 지적 자산 및 관련되는 소장 자료(물증·문서·사진) 또한 사람의 인멸과 함께 차츰 사라지고 있다.

제 XI 장 결 론

　한약업사는 기성 한의약서에 수재된 처방과 한의사가 발급한 처방전에 따라 각종 생약재를 혼합 판매하는 한약 전문인을 의미한다. 이들은 의약 발달이 미비하던 전통사회에서 약재의 효율적인 매집과 유통을 통해 국민보건 향상에 상당한 기여를 했다. 아울러서 이들은 누대에 걸쳐 한약을 가업으로 계승해오면서 한방문화 전통을 전승해 옴은 물론 일제 강점기에는 약령시를 중심으로 독립자금 조달과 연락의 거점 역할을 함으로써 국권회복 운동에 직·간접적으로 참여하기도 했다.

　하지만 이들은 근대사회로의 이행과정에서 양의약 중심의 의료생활화와 정책 추진 및 전통의 폄하 시류와 경쟁 집단의 업권 잠식 등에 의해 차츰 존립기반이 약화되어 왔다. 특히 1983년 이후의 한약업사 시험 중단은 이들의 법적, 사회적 지위의 재생산 장치를 완전히 와해시키는 결과를 낳아 한약 전통의 계승에 심각한 걸림돌이 되고 있다. 이른바 '한약분쟁'의 산물로 최근 생겨난 한약사 제도는 태생적인 한계로 인해 오래도록 단절된 한약의 맥을 잇기에는 역부족이다. 누대에 걸친 가업 계승으로 전승되던 가정 비약秘藥이나 비방 등의 민간의료 지식과 한약 정제, 보관, 법제, 제조 기술을 비롯하여 한평생을 약업에 종사하며 간직해온 소중한 생활경험의 기억과 지식 및 관련 자료들(문서·물증·사진)이 동시에 인멸되어가고 있다. 생존해 있는 한약업사들이 빠른 속도로 자연 사멸함에 따라 머잖아 조상들의 소중한 의료생활문화의 한 부분이 사라지고 말 것이다.

이러한 사정에서 이 연구는 전통의약, 그 중에서도 한약방과 한약업사의 생활문화를 조사하여 기록으로 남겨두고자 계획되었다. 민중생활의 다른 분야와 마찬가지로, 전통의료 분야 또한 생활문화에 대한 사료가 희소하여 개인의 생활경험과 소장 문서나 물건, 사진 등에 산재할 뿐이다. 필자는 80대 이상의 원로 한약업사를 찾아나서는 '발로 뛰는' 현지조사를 통해 약업 생애사를 채록하고 소장 문서나 사진, 물증 등의 자료들을 수집·분석하였다. 평생을 한약업에 종사해오면서 간직해온 삶의 소중한 경험들을 구술 채록에 의한 '기억의 재현'(representation of memories)을 통해 현재화하고, 이를 바탕으로 전통의료문화를 이해하려고 했다.

이런 점에서 구술 생애사 방법은 연구의 목적을 달성하기 위한 핵심적 자료수집 전략이기도 하다. 따라서 이 책은 전통의료의 한 축을 지탱해온 한약방과 한약업사의 생활문화 민속지(ethnography) 구성을 통한 한국 근·현대 전통의약의 지속과 변화에 대한 보고서인 셈이다. 나아가 근·현대 한국 민중생활의 기록과 해석의 과정이자 민중생활사를 재구성하는 작은 노력이기도 하다.

한약업사들은 전통사회에서는 한약지식을 바탕으로 국가의 미진한 의료복지를 민간에서 보완하는 역할을 수행해 왔다. 한약업사들은 의약이 제도적으로 미분화된 상황에서 '주부' 혹은 '봉사' 등 유사관직으로 일컬어지며 전문성을 사회적으로 인정받았다. 그러다가 근대국가의 기틀을 다지려는 대한제국 시기에 들어와서 최초로 한약전문인의 지위로서 국가적인 관리의 대상이 되었다. 하지만 일제의 국권 침탈과정에서는 식민통치 일환으로 전통의료가 폄하되는 가운데, 한약업사는 한약을 매매하는 단순한 상인 수준으로 지위가 격하되었다. 양의약 중심의 의료정책이 추진된 광복 이후에도 전통의약은 여전히 주변화되는 가운데, 특히 한약 부분은 한약업사 시험 중단과 한약대학 설치 지연, 한약조제

약사의 대량 배출 등으로 인해 이제는 존립마저 위태롭게 되었다.

한약업사의 자격을 공인하는 약사법시행령의 '한약업사 허가규정'은 한약업사의 법적 지위를 불안하게 만든 대단히 전근대적이고 비민주적인 요소를 지녔다. 의료 인력이 절대적으로 부족한 상황에서 한약업사의 무의면 배치를 통한 의료복지의 확충이라는 입법취지 자체가 상당한 의미를 갖는 것임에도 불구하고, 한편으로는 국가 의료보건 정책을 단순히 보완하는 '보조자'로서의 역할만을 암묵적으로 강제하기 때문이다. 아울러서 무의면 1인 인원 제한과 영업소 이전 금지 조처들은 국가 의료복지 수준이 향상되기까지 한시적으로만 한약업사들의 존립을 규정함에 다름 아니다. 1983년 이후의 한약업사 시험 중단을 비롯한 일련의 정책적 조처들은 한약업사가 갖는 법적, 사회적 지위의 이와 같은 부정적 측면들이 종합적으로 표면화되는 과정이었다.

따라서 한약업사 지위를 재생산하기 위해 간헐적, 한시적으로 실시되어 온 한약업사 시험제도는 결과적으로 한약업사의 법적, 사회적 지위를 강제하는 장치가 되었다. 기득권의 점진적인 박탈과 화원수의 급격한 감소는 한약업사들로 하여금 존립의 위기의식까지 느끼게 함으로써 한약에 대한 현실인식을 대단히 부정적으로 만들었다.

한약업사들의 입을 통해 드러나는 비판적 인식의 구조는 한약업사 명칭과 허가제로 인한 약방 이전 금지 문제, 한약조제약사 설정, 환자 집중 금지, 혼합 판매의 업권 제한, 인력 양성 금지, 약재 채취 감독을 비롯한 한약재 유통정책 부재 등과 관련된다. 특히 한약업사들은 자격시험 중단과 한약대학(혹은 한약학과) 개설이 불가능함으로써 인력 충원이 어렵게 된 현실에 대해 경쟁 업권을 겨냥하여 '한약업계를 죽이고 자기네들이 나눠가지기 위한 처사'라고 비판한다.

현재 평균 연령이 70세를 넘고 인력이 더 이상 충원되지 않음으로써 한약업사 수가 매년 급속도로 감소하고 있다. 오랜 한약 전통의 소멸은 한약업사라는 하나의 직종을 잃게 되는 단순한 문제가 아니라, 전통의약과 관련한 우리 민족의 소중한 지식 기반과 문화 사상事象의 단절을 의미한다. 이 연구를 통해 필자가 접했던 16개 업소 중 5개를 제외한 11개 한약방(69%)이 직계 친인척 범주 내에서 한약을 가업으로 계승해 나왔다. 하지만 이 중 5개 업소만 한의계 쪽으로 후대에 이어질 뿐이어서 앞선 세대로부터 누대에 걸쳐 한약 지식과 기능이 전승되던 한약방 전통은 계승 인력의 부재로 머지않아 단절될 것이 분명하다. 온고지신 溫故知新의 지혜를 배우려는 현대 사회에서 한약 전통이 경쟁 업권의 이해관계에 의해 소멸되도록 방치함은 바람직한 태도가 아니다. 의약업계 종사자의 대승적 판단과 정부와 사회가 나서서 이의 계승방안을 마련할 필요가 있다.

필자는 이를 위한 방안으로 다음과 같은 몇 가지를 제안하고자 한다. 첫째, 한약업사 시험을 재개하되, 일정 수준 이상의 정원제를 마련하여 인력 충원의 지속성을 보장한다. 둘째, 2000년부터 배출되는 신규 한약사들로 하여금 태생적 한계를 극복하고 한약 전통을 실질적으로 계승해 나갈 수 있는 제도적 기반을 구축한다. 셋째, '전통한약사' 제도를 통한 한약생활문화의 보존 및 전승방안을 강구한다.

의와 약의 조화된 성장을 통해 한의약계 전체의 경쟁력을 도모해 나가기 위해서라도 한약 전통을 계승할 수 있는 특단의 조처가 필요하다. 한약의 특수성을 충분히 수용·유지하면서 그 맥을 이어나가기 위한 국민적 합의와 노력이 절실하다.

참고문헌 및 구술자료

『承政院日記』十五册
「藥事法」
「藥事法 施行規則」
「醫療法 施行規則」
「醫士規則」, 大韓帝國 內部令 第二七號.
「朝鮮日報」, 2006년 12월 5일.
「大韓韓藥新聞」107호, 2006년 2월 25일.
柳得恭, 『京都雜誌』

강석만 외, 『진실과 사랑-한의사 10인의 사랑-』, 서울 : 대한매일신보사, 1999.
고삼숙·이병기, "서울시 한의·약종상 거리의 형성과정-종로 4·5·6가와 경
　　　　동시장을 중심으로-" 「지리논총」 제7집, 경희대학교 지리학과,
　　　　1979, 35~43쪽.
공동철, 『한약은 죽었다 : 한약분쟁 해결과 한의학의 도약을 위한 제언』,
　　　　서울 : 학민사, 1993.
국립문화재연구소, 『民間醫藥』, 한국민속종합조사보고서 26, 1996.
권병탁, 『正統大邱藥令市』, 경산 : 성암출판사, 1992.
권병탁·윤일홍, 『대구약령시론』, 경산 : 영남대학교출판부, 1986.
김광일, "한국 샤머니즘의 정신분석학적 고찰" 「신경정신의학」 제11집 제2
　　　　호, 1972.
김대원, "18세기 민간의료의 성장" 「한국사론」 제39집, 1998, 186~238쪽.
김대희, "한국 한의사의 수요 및 공급추계" 「한국사회학대회 발표논문」, 한
　　　　국사회학회, 1997.
김덕문, 『한국의 名한의사』, 서울 : 우연기획, 1994.
김두종, "근세조선의 의녀제도에 관한 연구" 「아세아여성연구소」 제1호, 숙명
　　　　여대아세아여성문제연구소, 1962 : 『한국의학사』, 서울 : 탐구당, 1966.
김미엽, "고려인들은 어떤 의료혜택을 받았나" 『고려시대 사람들은 어떻게

살았을까』, 서울 : 청년사, 2000, 131~144쪽.

김성균, "韓國醫女制度創設略考"「백산학보」 제3집, 1967.

김성례, "한국농촌의 전통의료문화와 그 변화의 수용 : 농촌 육아과정의 의
　　　료인류학적 고찰"「인류학논집」 제4집, 서울대학교 인류학연구회,
　　　1978, 3~57쪽.

김성수, 『디지털시대를 사는 허준의 후예들』, 서울 : 태일출판사, 2000.

김성수, "16세기 향촌의료실태와 사족의 대응"「韓國史硏究」 113호, 2001,
　　　29~56쪽.

김순미, "질병의 담론과 경험간의 괴리와 매개-당뇨병 관리를 위한 자조모임
　　　을 중심으로-" 경북대학교 대학원 고고인류학과 석사학위논문, 1995.

김종덕 외, 『이제마』, 서울 : 한국방송출판, 2002.

김완주, "한약조제권에 관한 한의사·약사간의 한약분쟁 연구-정책논증모형
　　　의 적용-", 성균관대학교 행정학과 박사학위논문, 1996.

김준권, "홧병을 통해본 민속의료관념과 관행-경상북도 금릉군 대덕면 덕
　　　산리의 사례를 중심으로-", 경북대학교 대학원 고고인류학과 석사
　　　논문, 1994.

김 준, "조선 후기 醫官 연구-18세기 醫科榜目을 중심으로-", 고려대학교
　　　교육대학원 석사학위논문, 1990.

김태곤, "민간의료의 실태와 원리-신앙치료를 중심으로-"「정신건강연구」
　　　제1집, 한양대학교 정신건강연구소, 1983, 51~61쪽.

김형주, "민간주술요법과 그 형태 연구-부안 지방의 자료를 중심으로-"「비
　　　교민속학」 제13집, 1996, 366~382쪽.

김호, "18세기 후반 京居士族의 의생과 의료-「欽英」을 중심으로-"「서울학
　　　연구」 제11집, 1998, 113~143쪽 : "약국과 의원"「조선시대생활사2」,
　　　서울 : 역사비평사, 2000, 263~283쪽. : "16세기 후반 京·鄕의 의료
　　　환경-『眉巖日記』를 중심으로-"「大邱史學」 64집, 2001, 127~160쪽.

대한한약협회, 『2004회원명부』, 2004 : 『大韓韓藥協會百年史』, 2006.

맹웅재·이기남·김종인·원석조, 『한방의료정책의 기본 방향과 발전방안에
　　　대한 연구』, 한국한의학연구소, 1999.

문성희, "조선후기 의녀의 활동과 사회적 지위", 숙명여자대학교 석사학위
　　　논문, 1997.

문화공보부 문화재관리국, "민간의료"「한국민속종합조사보고서-경남편-」, 1972.

문화공보부 문화재관리국, "민간의료 및 금기"「한국민속종합조사보고서
　　-경북편-」, 1974.

문화공보부 문화재관리국, "민간의료 및 금기"「한국민속종합조사보고서
　　-충청남도편-」, 1975.

문화공보부 문화재관리국, "민간의료 및 금기"「한국민속종합조사보고서
　　-충청북도편-」, 1976.

문화공보부 문화재관리국, "민간의료 및 금기"「한국민속종합조사보고서
　　-강원도편-」, 1977.

문화공보부 문화재관리국, "민간의료 및 금기"「한국민속종합조사보고서
　　-경기도편-」, 1978.

문화공보부 문화재관리국, "민간의료 및 금기"「한국민속종합조사보고서
　　-황해·평안남북도편-」, 1980.

문화공보부 문화재관리국, "민간의료 및 금기"「한국민속종합조사보고서
　　-함경남북도편-」, 1981.

박경용, "대구약령시 기능과 역할, 활성화 방안"「人類學硏究」9집, 1999,
　　11~31쪽 : "대구약령시의 문화사적 의의와 가치"「향토문화」16
　　집, 대구향토문화연구소, 2001, 1~42쪽 : "구술 생애사를 통해 본
　　대구 섬유노동자들의 노동생활과 여가"「향토문화」19집, 대구향
　　토문화연구소, 2004, 41~82쪽 : "대구약령시 업권業權과 전통의약
　　의 생활문화"「韓國民族文化」제27집, 부산대학교 한국민족문화
　　연구소, 2006, 309~344쪽.

박경용 외,『大邱藥令市 韓方文化 硏究』, 대구 : 약령시보존위원회, 2001.

박선미, "조선시대 의녀교육 연구", 중앙대학교 박사학위논문, 1994.

박성용, "치매에 대한 의료지식의 문화적 구성-청도 노인 치매요양원의 환자
　　가족을 중심으로-"「한국노년학회」제27집, 한국노년학회, 2007a. :
　　"치매노인에 대한 수발과 제어행동-청도 A치매노인 요양시설의 사
　　례-"「민족문화논총」제36집, 영남대학교 민족문화연구소, 2007b.

박순기, "정책분쟁에 있어서 이익집단의 역할에 관한 연구-한약조제권 분
　　쟁사례를 중심으로-" 경희대학교 행정대학원 석사학위논문, 1994.

박용신, "전문 한의제도에 대한 한의사 의식조사 및 도입방법에 관한 연
　　구", 원광대학교 석사학위논문, 1996.

박정석, "열성풍토병 환자의 의료이용과정에 관한 연구-의료인류학적 접

근—", 경북대학교 대학원 고고인류학과 석사학위논문, 1991.

배병일, "한약업사에 대한 법령 및 판례상의 지위" 「영남법학」 10집 1호, 영남대학교 법학연구소, 2004, 111~146쪽.

성현제·최선미, "한약의 품질관리(2)" 「한방과 건강」 통권 114호, 2000.

손홍렬, "조선시대의 의료제도(Ⅱ)—鮮初의 의학교육을 중심으로—" 「歷史敎育」 제33집, 1983 : "조선시대의 의료제도(Ⅲ)—鮮初 의녀교육과 의학 교과서를 중심으로—" 「籃史鄭再覺博士古稀記念東洋史論叢」, 1984 : "조선 전기 의관의 임용과 그 사회적 지위" 「史叢」 제30집, 1986 : "조선 전기 의관의 試取" 「崔永禧先生華甲記念史學論叢」, 1987a : 『한국 중세의 의료제도 연구』, 서울 : 수서원, 1987b.

송진욱, "한의사의 전문직업성 연구", 서울대학교 보건대학원 석사학위논문, 1994.

신동원, "1930년대 한의의 근대성 : 과학성 논쟁" 「논쟁으로 본 한국사회 100년」, 역사비평사 편집위원회 편, 1996 : "일본 의료보건의 근대화과정" 「과학사상」 제32호, 2000 : "한국 의료사에서 본 민중의료" 「사회비평」 제29집, 2001a : 『조선사람 허준』 서울 : 한겨레신문사, 2001b : "1910년대 일제의 보건의료정책 : 한의약 정책을 중심으로" 「한국문화」 제30집, 2002, "조선총독부의 한의학 정책—1930년대 이후의 변화를 중심으로—" 「대한의사학회지」 제12권 2호, 2003, 110~128쪽 : "조선 후기의 서양의학, 한의학에 도전하다" 「호열자, 조선을 습격하다」, 서울 : 김영사, 2004a, 294~311쪽 : "조선 후기 의원의 존재 양태" 「한국과학사학회지」 제26집 2호, 2004b, 197~246쪽 : "조선 후기 의약생활의 변화—선물경제에서 시장경제로—" 「역사비평」 75집, 역사비평사, 2006a, 344~391쪽 : "조선시대 지방의료의 성장 : 관 주도에서 사족 주도로, 사족 주도에서 시장주도로—강릉 약계(1603-1482)의 조직과 해소를 중심으로—", 「韓國史硏究」 135집, 한국사연구회, 2006b, 1~29쪽.

신동원·여인석·김남일, 『한권으로 읽는 동의보감』, 서울 : 도서출판 들녘, 1999.

신순식, "해방 후의 한의약학(1945-1994)" 「한국 한의학사 재정립」, 한국한의학연구소, 1995, 204~306쪽.

신전휘, "한약계 발전과 대구약령시의 미래—대구 약전골목의 기능과 역할—" 『대구약령시와 한의약 발전방안』, 대구 : 약령시보존위원회, 2000,

93~123쪽.

안덕균·유경수, "한약의 修治에 관한 조사연구(1)-炒에 대하여-"「생약학
　　회지」 제5집 2호, 1974.

약령시보존위원회, 『대구약령시와 한의약 발전방안』, 대구 : 경북인쇄소, 2000.

약령시부활추진위원회, 『大邱藥令市』, 대구 : 경북인쇄소, 1984.

윤순영, "현대의료와 한국 농촌의 의료문화 : 의료인류학적 고찰", 이화여
　　대 의료원 보건위원회, 1978.

이규근, "조선 후기 내의원 의관 연구-「內醫先生案」의 분석을 중심으로-"
　　「조선근대사논집」 제3호, 1998 : "조선시대 의료기구와 의관-중앙
　　의료 기구를 중심으로-"「동방학지」 제104집, 1999.

李揆大, "朝鮮時代 藥局契의 一考察"「又仁金龍德博士停年紀念史學論叢」,
　　1988.

이규대, "영동지방의 향약·동계"『한국의 향약·동계』, 향촌사회사연구회,
　　서울 : 동화인쇄공사, 1996, 55~63쪽.

이덕일·이희근, "조선의 무당은 왜 의사 역할까지 했을까"『우리 문화의
　　수수께기②』, 서울 : 김영사, 1999, 197~204쪽.

이상협, "의원들의 생활과 환자 진료"『조선시대 서울사람들은 어떻게 살
　　았을까?』, (사)서울문화사학회, 2001, 3~11쪽.

이영희, "한의사와 약사집단간 갈등의 원인과 관리방안에 관한 연구 : 한약
　　조제권 분쟁을 중심으로", 숙명여자대학교 산업대학원 석사학위논
　　문, 1994.

이종형, "일제시대의 한의학"「한국 한의학사 재정립」, 한국한의학연구소,
　　1995, 152~203쪽.

이종찬, 『동아시아 의학의 전통과 근대』, 서울 : 문학과 지성사, 2004.

이충렬, "한의계 입장에서 본 한약분쟁", 이종찬 엮음, 『한국의료 대논쟁』,
　　서울 : 소나무. 1993, 208~231쪽.

이현지, "한의학의 전문화 과정에 관한 연구", 계명대학교 대학원 사회학과
　　박사학위논문, 2000.

이현지·홍승표, "대구지역 한의학의 전문화 과정에 대한 연구-제한의료원
　　을 중심으로-"「동의생리병리학회지」 제19집, 2005, 52~60쪽.

임병묵, "조선시대 한의학 부흥논쟁", 서울대학교 보건대학원 석사학위논
　　문, 1996.

임수진, "한약분쟁에 대한 경제학적 고찰", 연세대학교 석사학위논문, 1995.

전경수, "서남해 도서지역의 풍토병: 의료인류학적 접근" 「한국문화인류학」 제15집, 1983, 275~280쪽.

정근식, "일제하 서양의료체계의 헤게모니 형성과 동서의학논쟁" 「한국사회사학회」 제50집, 1996, 290~305쪽.

정민성, 『우리 의약의 역사』, 서울 : 학민사, 1990.

정현철, "한의약 갈등에 관한 조정방안의 연구" 「지역발전연구」 제97집, 조선대학교 지역발전연구소, 1997, 209~234쪽.

조병희, "한약분쟁의 사회학", 이종찬 엮음, 『한국의료 대논쟁』, 서울 : 소나무, 1993, 262~283쪽.

조용헌, "대구약령시의 지리학적 고찰-남성로 한약종상을 중심으로-", 경북대학교 교육대학원 석사학위논문, 1985.

조헌영 외, 『韓醫學의 批判과 解說』, 서울 : 소나무, 1997.

조형근, "일제시대 한국에서 의료체계의 변화와 그 사회적 성격", 서울대학교 석사학위논문, 1997.

지옥표, "끝날 수 없는 한약분쟁", 이종찬 엮음, 『한국의료 대논쟁』, 서울 : 소나무, 1993, 232~261쪽.

최길성, "샤머니즘의 입장에서 본 정신건강의 개념" 「정신건강연구」 제2집, 1984, 1~11쪽.

최영숙, "대구약령시 연구-갑오경장 이후의 변천-", 숙명여자대학교 대학원(경제학과) 석사학위논문, 1976.

최환영, "한의사 인력수급과 공중보건의의 활용" 「한의약정보」 제3집, 1990, 46~60쪽.

하헌용·안병용, 『한약학개론』, 서울 : 정문각, 2005.

한국한의학연구소, 『한국한의학사재정립「상」』, 1995a : 『한국한의학사재정립「하」』, 1995b.

한상복, "한국인-그들의 생활원리와 민간의료-" 「의맥」 제11집, 1977, 16~24쪽.

허재혜, "18세기 의관의 경제적 활동 양상" 「한국사연구」 제 71집, 1990, 85~127쪽.

혼마 규스케(최혜주 역주), 『조선잡기』, 김영사, 2008.

홍서여·이승희 엮음, 『한방의 명의』, 서울 : 서지원, 1999.

홍승표, "근대화 과정에서의 전통의료제도(한방)에 대한 태도 연구"「사회연구」제1집, 1991, 81~94쪽.

黃度淵 原著, 『對譯 證脈·方藥合編』, 서울 : 南山堂, 2000(1978).

黃度淵 原著(裵元植 監修), 『對譯 證脈·方藥合編－辨證增補版－』, 서울 : 南山堂, 2002(1978).

大塚恭南, 『東洋醫學』, 東京 : 岩波書店, 1998.(이광준 옮김, 『일본의 동양의학』, 서울 : 소화, 2000)

文定昌, 『朝鮮の市場』, 東京, 1941 : 日本評論社.

白石保成, 『朝鮮衛生要義』, 1918.

三木榮, "朝鮮醫教育史"「朝鮮學報」第14輯, 1959 :『朝鮮醫學史及疾病史』, 思朝社, 1963.

佐藤剛臟, "朝鮮醫育史"「朝鮮學報」第1輯, 1951.

Bruner, E., Experience and Its Expressions, in V. Turner and E. Bruner, eds., The Anthropology of Experience, Urbana : University of Ililonois Press, 1986.

Digby, Anne, Making a Medical Living －Doctors and Patients in the English Market for Medicine, 1720-1911, Cambridge University Press, 1994.

Dunaway, David K. and Willa K. Baum, eds., Oral History : An Interdisciplinary Anthology, AASLH, 1984.

Geiger, Susan, Women's Life Histories : Method and Content, Review Essay, Signs, Winter, 1986.

Jun Jing, The Temples of Memories : History, Power, and Morality in a Chinese Village, Stanford, California : Stanford University Press, 1996.

Popular Memory Group, Popular Memory : Theory, Politics, Method, in R. Johnson et al. eds., Making Histories, Minneapolis : University of Minnesota Press, 1982.

Rojeck, C., Capital and Leisure Theories1985 (김문겸 역, 『자본주의와 여가이론』, 서울 : 일신사, 2000)

Starr, Paul, The Social Transformation of American Medicine, New york : Basic Books, 1982.

Vansina, Jan, Memory and Oral Tradition, in J. Miller, ed., The African Past Speaks, Dawson : Archon, 1980.

Wachtel, Nathan, Introduction, M. Bourguet, L. Valensi, and N. Wachtel, eds., Between Memory and History, New york : Harwod Academic Publishers, 1990.

[제보자 구술자료]

김종식(1948년생, 복원당한약방) 제보. 2006년 5월 11일.(3－05LH11052006
　　김종식001)

김희정(1926년생, 천일당한약방) 제보. 2006년 8월 17일.(3－05LH17082006
　　김희정001)

류경희(1924년생, 인산한약방) 제보. 2006년 3월 25일.(3－05LH25032006류
　　경희001

류경희(1924년생, 인산한약방) 제보 2006년 8월 16일.(3－05LH16082006류
　　경희001)

류경희(1924년생, 인산한약방) 제보. 2006년 8월 21일.(3－05LH21082006류
　　경희001)

박경열(1928년생, 동광한약방) 제보. 2006년 8월 25일.(3－05LH25082006박
　　경열001)

박경열(1928년생, 동광한약방) 제보. 2006년 10월 25일.(3－05LH25102006
　　박경열001)

박기택(1925년생, 온화당한약방) 제보. 2006년 3월 27일.(3－05LH27032006
　　박기택001)

박기택(1928년생, 온화당한약방) 제보. 2006년 5월 10일.(3－05LH10052006
　　박기택001)

박정순(1957년생, 춘원당한약방) 제보, 2006년 4월 15일.(3－05LH15042006
　　박정순001)

박유홍(1942년생, 보생당한약방) 제보. 2006년 9월 2일 면담.

신전희(1943년생, 백초당한약방) 제보. 2006년 8월 10일 면담.

양명주(1926년생, 춘원당한약방) 제보. 2006년 4월 15일.(3－05LH15042006
　　양명주001)

양명주(1926년생, 춘원당한약방)제보 2006년 10월 17일.(3－05LH17102006
　　양명주001)

오대준(1921년생, 천수당한약방) 제보. 2006년 9월 2일.(3－04LH02092006
　　오대준001)

이기인(1919년생, 선인장한약방) 제보. 2006년 4월 9일.(3－05LH09042006

이기인001)

이기인(1919년생, 선인장한약방) 제보 2006년 5월 5일.(3-05LH05052006이
　　기인001)

이시호(1927년생, 동강당한약방) 제보. 2006년 9월 2일.(3-04LH02092006
　　이시호001)

조덕식(1922년생, 장수당한약방) 제보. 2006년 9월 2일.(3-04LH02092006
　　조덕식001)

조우현(1923년생, 일제한약방) 제보. 2006년 3월 24일.(3-05LH24032006조
　　우현001)

조한제(1928년생, 강민당한약방) 제보. 2006년 9월 20일 면담.

진영원(1925년생, 진가한약방) 제보. 2006년 2월 4일.(3-05LH04022006진
　　영원001)

진영원(1925년생, 진가한약방) 제보. 2006년 2월 10일.(3-05LH10022006진
　　영원001)

진영원(1925년생, 진가한약방) 제보. 2006년 2월 21일.(3-05LH21022006진
　　영원001)

진영원(1925년생, 진가한약방) 제보. 2006년 2월 22일.(3-05LH22022006진
　　영원001)

진영원(1925년생, 진가한약방) 제보. 2006년 3월 18일.(3-05LH18032006진
　　영원001)

최종만(1928년생, 향일한약방) 제보. 2006년 3월 18일.(3-05LH18032006최
　　종만001)

최종만(1928년생, 향일한약방) 제보 2006년 6월 20일.(3-05LH20062006최
　　종만001)

최종만(1928년생, 향일한약방) 제보. 2006년 8월 24일.(3-05LH24082006최
　　종만001)

홍준희(1919년생, 상고당한약방) 제보. 2006년 3월 25일.(3-05LH25032006
　　홍준희001)

찾아보기

박 경 용朴敬庸

경남 남해군 창선도 출생
경북대학교 고고인류학과 및 대학원 고고인류학과 졸업(인류학 전공, 석사)
영남대학교 대학원 문화인류학과 졸업(사회인류학 전공, 박사)
영남대학교 인문과학연구소 연구교수 역임
영남대학교 민족문화연구소 연구교수 역임
현재 영남대학교 민족문화연구소 연구원

◇ **著 書**

『한국민중구술열전①-이두이 1925년 12월 25일생-』
『20세기 한국 민중의 구술자서전 4. 노동자 편-굽은 어깨, 거칠어진 손-』(공저)
외 다수

◇ **論 文**

「채약(採藥) 민속과 민간의료-대구·경북지역 채약인의 경험과 인식을 중심으로-」,「전통 침구의 단절과 침구사의 존립 양상-원로 침구사의 경험과 인식을 중심으로-」,「원로 한의사의 의료적 실천과 문화적 함의」,「민중의술의 존재양상과 대중화 운동-'민중의술 살리기 국민운동'과 관련하여-」,「대구약령시 업권(業權)과 전통의약의 생활문화」외 다수

한국 전통의료의 민속지 I
- 원로 한약업사의 삶과 약업 생활문화 -   값 : 22,000원

2009년 10월 17일	초판 인쇄
2009년 10월 24일	초판 발행

저　　자 : 박 경 용
발 행 인 : 한 정 희
발 행 처 : 경인문화사
편　　집 : 안 상 준, 정 연 규
서울특별시 마포구 마포동 324-3
전화 : 718-4831~2, 팩스 : 703-9711
e-mail : kyunginp@chol.com
homepage : http://www.kyunginp.co.kr
　　　　 : 한국학서적.kr
등록번호 : 제10-18호(1973. 11. 8)

ISBN : 978-89-499-0666-9 94510
ⓒ 2009, Kyung-in Publishing Co, Printed in Korea